经络养生保健

主　编　项　鑫　梁　宏　李慧璟

副主编　权　龙　治丁铭　李晓明　田　巍
　　　　朱素亭

编　委（按姓氏笔画排序）

马诗棋　卢　琦　曲鹏翰　刘松林

刘国超　闫　雪　宋道群　张立娜

陈金凤　苗晓辉　钟　祯　姜　涛

姜　斌　姜文君　姜海威　曹　阳

薛福宇

全国百佳图书出版单位

中国中医药出版社

·北　京·

图书在版编目（CIP）数据

经络养生保健 / 项鑫，梁宏，李慧璟主编 . —— 北京：中国中医药出版社，2024.1
ISBN 978 – 7 – 5132 – 8574 – 2

Ⅰ.①经…　Ⅱ.①项…②梁…③李…　Ⅲ.①经络—养生（中医）—中医学院—教材　Ⅳ.① R224.1

中国国家版本馆 CIP 数据核字（2023）第 224632 号

中国中医药出版社出版

北京经济技术开发区科创十三街 31 号院二区 8 号楼
邮政编码　100176
传真　010-64405721
山东华立印务有限公司印刷
各地新华书店经销

开本 787×1092　1/16　印张 13.5　字数 299 千字
2024 年 1 月第 1 版　2024 年 1 月第 1 次印刷
书号　ISBN 978 – 7 – 5132 – 8574 – 2

定价　76.00 元
网址　www.cptcm.com

服 务 热 线　010-64405510
购 书 热 线　010-89535836
维 权 打 假　010-64405753

微信服务号　zgzyycbs
微商城网址　https://kdt.im/LIdUGr
官 方 微 博　http://e.weibo.com/cptcm
天猫旗舰店网址　https://zgzyycbs.tmall.com

如有印装质量问题请与本社出版部联系（010-64405510）

编写说明

　　经络养生保健是通过人体经络系统，给予外界干预和自身调节，起到联系脏腑、沟通内外，运行气血、营养全身，抗御病邪、保卫机体的作用，达到养生的目的。

　　《黄帝内经》指出，人体五脏六腑之所以能保持相对协调与统一，完成正常的生理活动，是依靠经络系统的联络沟通而实现的。人体的经络纵横交织，出表入里，通脏达腑，紧密联系着人体的阴阳表里，形成一个有机的整体。十二经脉中的每条经脉，都有隶属和联络的脏腑。所谓经络，即指人体内气血运行通路的主干和分支，包括经脉和络脉两部分，其中纵行的干线称为经脉，由经脉延伸的分支称为络脉。经络的生理功能主要表现在沟通表里上下，联系脏腑器官；运行气血，濡养脏腑组织；感应传导；调节脏腑器官的功能活动四个方面。经络的作用有联系脏腑，沟通内外；运行气血，营养全身；抗御病邪，保卫机体。

　　本教材立足于继承与创新相结合，与时俱进，突出中医养生保健特色，保持经络养生保健的系统性和完整性，全面反映经络养生保健的基本知识、基础理论、养生方法和应用，有利于老师教学，亦有利于学生系统掌握经络养生保健的内容，能够满足新时代社会人才培养的需要，充分体现科学性、先进性、实用性、系统性。本教材适用于中医药院校教学使用及广大中医经络养生保健爱好者学习参考。

　　本教材由绪论，上、中、下三篇和附篇组成。上篇为基础篇，包括第一章至第三章，主要介绍了经络总论、腧穴总论、经络腧穴各论。中篇为技法篇，包括第四章至第十章，主要介绍了经络推拿、经络刮痧、经络艾灸、经络拔罐、经络导引、五音疗法、经络养生保健操基本养生保健方法。下篇为治疗篇，包括第十一章至第十七章，主要介绍了常见病证的经络养生保健方法。附篇主要介绍了子午流注时辰经络养生。

　　本教材编写分工如下：绪论由项鑫、梁宏、李慧璟编写；第一章由项鑫、曲鹏翰编写；第二章由张立娜、朱素亭、刘松林编写；第三章由钟祯、马诗棋、刘国超、闫雪编写；第四章由张立娜、陈金凤、姜文君编写；第五章由张立娜、曹阳、姜海威编写；第六章由张立娜、姜涛编写；第七章由治丁铭、姜斌编写；第八章由治丁铭、权龙、李晓明编写；第九章由项鑫、钟祯、卢琦、马诗棋编写；第十章由治丁铭、宋道群编写；第十一章至第十四章由卢琦、薛福宇、田巍编写；第十五章至第十七章由薛福宇、卢琦、苗晓辉编写；附篇由项鑫、李慧璟编写。

在编写的过程中，我们注重强化"精品意识""质量意识"，精心编写，反复修改，层层把关，但由于水平和时间有限，不足之处希望广大师生和中医经络养生保健爱好者提出宝贵意见，以便再版时修订提高。

《经络养生保健》编委会
2023 年 10 月

目 录

绪　论

　　"健康与长寿"不仅是医学研究和卫生事业的主旋律，而且是人人关心的热点之一。从秦至明清有古代医籍传世，并有生卒年或年寿记载的大医家 40 人中，年过百岁的有 2 人，年过九旬的有 2 人，80～89 岁的有 15 人，70～79 岁的有 14 人，60～69 岁的有 4 人，50～59 岁的有 3 人；年过古稀者有 33 人，占 83%；他们的平均寿命为 79 岁。究其原因，中医工作者多数熟知《黄帝内经》中摄生养性的道理，能遵医道严格掌握饮食起居，明白"僻邪不至，长生久视"(《灵枢·本神》)，并能运用"不治已病治未病"的预防观点来达到不病延寿的目的。他们特别注重内因与情志的变化，顺自然四时阴阳的变化，而经络在治未病和养生方面起到了重要作用。经络作为中华民族的瑰宝，我们应该加以传承和利用，为解决广大人民的病痛发挥更大的作用。

一、经络养生保健的概念

　　养生一词，最早见于《庄子》，其有《养生主》一篇专论养生。古人称之为摄生、道生、卫生、保生、养性、治身等。养，即保养、调养、补养、护养之意；生，即生命、生存、生长之意。养生是指合理选用养精神、调饮食、练形体、慎房事的保健技术和方法。简言之，养生可以达到保养身体、减少疾病、增进健康、延年益寿的目的。养生活动贯穿于人类生、长、壮、老、已的全过程。

　　经络作为人体中内属脏腑、外络肢节、运行气血、联系全身的通路，可以决生死、除百病、调虚实，对于人体健康有着非常重要的作用。经络学也是针灸和按摩的基础，是中医学的重要组成部分。经络学说是中医学基础理论的核心之一，源于远古，服务当今。经络主导体内气血运行。气血是人体生命活动的物质基础，其作用是濡润全身脏腑组织器官，使人体完成正常的生理功能。经络是人体气血运行的通道，气血只有通过经络系统才能被输送到周身，从而将营养物质提供给全身各脏腑组织，使其得到濡养。经络可以抵御外邪。由于经络系统的作用是运行气血，可以使营卫之气密布周身，更是随着散布于全身的络脉运行。卫气是一种具有保卫机体功能的物质，能够抵御外邪的入侵。外邪侵犯人体往往由表及里，先从皮毛开始，当外邪侵犯机体时，卫气就会首当其冲地发挥抵御外邪、保卫机体的作用。同时，经络是运行气血、联系脏腑和体表，以及全身各部位的通道，是人体功能的调控系统，分布在人体头面、四肢、躯干、内脏各个部位。经络由经脉和络脉组成，经脉包括十二经脉和奇经八脉，以及附属于十二经脉的经别、经筋、皮部；络脉包括十五络脉、浮络、孙络。

经络养生保健是运用针刺、艾灸、按摩等方法，刺激经络、腧穴，以激发精气，达到调和气血、旺盛代谢、疏通经络、增进人体健康等目的的一种养生保健方法。针刺是以毫针刺激人体的经络腧穴，通过提、插、捻、转等不同手法，起到调整脏腑、疏通经络的作用。艾灸是借助艾条或艾炷燃烧的热力，灸灼、熏熨腧穴和特定部位，以达到温通经络、调养脏腑的效果。按摩是用手法对人体经络腧穴进行按、拿、点、推、揉、拍等，起到运行气血、健身祛病的作用。3 种方法各有特长，既可单独应用，又可按需综合施行，只要操作得法，一般对人体无损伤与副作用，如能持之以恒，不失为简单、易行、实用、有效的养生祛病良法。

二、经络养生保健的特点

在数千年的发展过程中，经过长期的经验积累、理论升华和实践验证，经络养生保健逐渐成为一门既富有鲜明养生保健特色，又涉及多领域的实用性学科。其特点体现如下几个方面。

1. 以中医理论为指导　经络养生保健是中医学的一个学科分支，其理论的产生和实践方法的设计与运用，均以中医理论为指导，体现出鲜明的中医学特点。中医理论体系的主要特点，一是整体观念，二是辨证论治。从整体出发，经络养生保健以"天人相应""形神统一"为其学术核心，强调人体自身的整体性和人与自然、社会环境的统一性。经络养生保健在整体观念思想的指导下，认为人类必须掌握和了解四时六气的变化规律与不同自然环境的特点，顺应自然界的变化，保持人体与外界环境的协调统一，才能达到养生防病的目的，即所谓"人与天地相参也，与日月相应也"（《灵枢·岁露论》）。中医学认为，人之形体与精神活动是相互统一的，养生防病必须形神共养，以保"精气不散，神守不分"（《素问·刺法论》），"形与神俱，而尽终其天年"（《素问·上古天真论》）。以辨证论治为诊疗特色，经络养生保健强调辨证施养。由于每个人禀赋不同，体质有胖瘦、强弱、阴阳、寒热之分，加上性别、工作性质、社会地位、经济状况、生活环境、情趣爱好、个人习惯等方面的差异，因而对养生方法的采用有着不同的要求，不能套用同一种养生模式。即使同一个人，在不同的年龄段及不同的生活、学习、工作等环境中，也要灵活选择适宜的养生方法。应当依据时间、地点、环境、年龄的不同，具体分析，区别对待，做到因人而异，辨证施养。

2. 综合调养　人类的生命活动是纷繁复杂的，不同阶段人体的功能状态在不断变化，影响人体健康的各种因素也在不断地发生着变化。因此，养生活动必须结合人体功能状态和所处环境的具体情况，采取多种有效的调养方法进行综合调摄。古今养生学家在漫长的养生保健实践过程中，总结了不少有益的强身健体方法。从大的方面讲有情志养生、饮食养生、起居养生、房事养生、环境养生、药物养生、运动养生、推拿养生、针灸养生、刮痧养生、整脊养生、音乐养生、沐浴养生、旅游养生、舞蹈养生、书画养生、弈棋养生、垂钓养生、色彩养生等。在每种方法当中又包含若干内容，如起居养生，有睡帐、衣着、作息、劳逸等内容。每种养生方法各有特色，但又有局限性和片面性，不能偏执其一，必须在上述各种养生方法中各取所需，实施综合调养，并持之以恒，方能做到外调内养、扶正祛邪、补偏救弊、平衡阴阳，以达到延年益寿的最佳效果。

3. 预防为主　《素问·四气调神大论》曰："是故圣人不治已病治未病，不治已乱治未乱，此之谓也。夫病已成而后药之，乱已成而后治之，譬犹渴而穿井，斗而铸锥，不亦晚乎！"这段话充分体现出防重于治、未老养生的预防理念。疾病是影响人类健康长寿的主要因素，预防疾病是经络养生保健的重要目的之一，防止疾病发生、发展及复发，是经络养生保健的核心内容。要健康长寿就须做到未病先防、既病防变和病愈防复，这一"治未病"思想是经络养生保健的最高境界。古今养生家在预防为主的思想指导下，总结出各种养生保健措施和方法，使之达到增强体质、延年益寿的目的。

4. 中和有度　"中和"指平衡，"度"指适度。任何事物都有一个适度的概念，超过一定的"度"，就会适得其反，这主要体现在阴阳平衡的调节中。人体健康的基本标志就是阴阳平衡，因此，协调阴阳使之平衡自然成为养生保健的宗旨。《素问·经脉别论》云"生病起于过用"，说明人在生活、工作和学习中，都需要保持适度。比如情志调和、饮食适量、劳逸结合等，都体现了适度的特征。晋代养生家葛洪提出"养生以不伤为本"的观点。"不伤"的关键就是遵循自然及生命过程的变化规律，掌握适度，注意调和，维持经络、气血等功能的相对稳定协调，达到"阴平阳秘"的生理状态，才可健康长寿。所以，重适度和调节也同样为中医养生保健的宗旨。

5. 持之以恒　养生保健不仅要方法得当，运用得体，而且要坚持不懈，持之以恒，才能终身受益。首先，要将养生保健理念融入自己的生活中。在日常生活中有意识地进行养生保健锻炼，日久天长就会起到强身健体的效果。其次，要树立终身养生保健的理念，在不同的成长时期，选择合适的养生保健方法，日积月累便可达到预防疾病、延缓衰老的目的。

三、经络养生保健的基本原则

1. 运用经络养生保健方法，首先要分辨病证的虚实寒热，认识十二经脉的阴阳属性和主治病证的差别。十二经脉分别对应身体内部的各个脏腑，脏腑病变可以通过经络显示出来，反之也可以依据这些征象来判断哪里出现了问题，然后通过所属的经络进行调整。

一般而言，哪个脏腑的病变首选所属的经络进行治疗。比如心脏的病变首选心经、心包经，呼吸系统的病证首选肺经，腰部疼痛首选膀胱经。另外，可以结合相为表里的经络进行治疗。比如胃肠功能紊乱可以选择与胃相表里的脾经，胆经的病变不但可以"敲胆经"，也可以"敲肝经"。

2. 经络养生保健方法注重人体气机的调整。阳经腧穴多具有发散、升提气机的作用，如果气机不升，出现乏困无力，精神倦怠，胃、子宫等内脏下垂等时，就要通过阳经进行治疗；阴经腧穴多具有滋阴、敛降的作用，如果出现面红目赤、头晕耳鸣、失眠多梦等症，就要通过阴经进行治疗。心、腹、妇科病变属于阴虚的较多，可以通过任脉进行治疗；颈椎、腰椎的病变，性功能障碍等属于阳虚的较多，可以通过督脉来治疗。但是，经络养生保健绝不是简单的"头痛医头""脚痛医脚"，病在下可取之上，如脱肛、便血、月经量多可以按摩头顶的百会穴来升阳举陷；病在上可取之下，如头晕耳鸣、口舌生疮可以按摩足心的涌泉穴来引火下行。

四、经络养生保健发展简史

经络的记载详见于《黄帝内经》和《难经》，此前则有长沙马王堆汉墓出土的《十一脉灸经》，此后则有历代经络与腧穴相结合的多种著述。养生一词最早见于《庄子·养生主》中的"得养生焉"。研究表明，早在先秦时期就有许多养生相关的学术流派及学术著作，将经络与养生联系起来阐述则最早见于《黄帝内经》，此后历代的众多医学著作都有相关记载。

（一）先秦及汉

现存的经络文献原以《黄帝内经》为最早，近代发现长沙马王堆汉墓出土的古帛书和竹简中都记载有《十一脉灸经》，为《脉书》的主要内容，这一名称与《史记·扁鹊仓公列传》所说的仓公淳于意受其师阳庆传授"黄帝、扁鹊之脉书"之说相符合。"脉书"有属于黄帝，有属于扁鹊，可知有不同的本子。长沙马王堆汉墓出土的帛书就有几种文本：一种内容较简，按先"足三阳三阴脉"后"臂三阴三阳脉"排列，故称为"足臂本"（《足臂十一脉灸经》）；另一种内容较详，按先六阳脉后五阴脉次序排列，故称为"阴阳本"（《阴阳十一脉灸经》）。后者在帛书中有甲乙两写本；又有江陵张家山汉墓出土的简本。可见其传抄较多，影响更广。与帛书一同出土的还有帛画《导引图》，其上描绘各种运动姿势，经考古人员考证后确认其为流行于秦汉时期的导引健身方法。导引法是采用调身、调息、调神的方法，进行炼精、炼气、炼神的修炼，达到祛病、强身、益寿的目的。关于导引法，华佗曾提出："人体欲得劳动，但不当使极耳。动摇则谷气得消，血脉流通，病不得生，譬犹户枢，终不朽也。"说明导引法是通过适当的运动来消耗多余的能量，引导体内气血流通，达到未病先防的状态。同时也说明其与经络理论息息相关。

《黄帝内经》包括现存的《灵枢经》和《素问》。其写作时间当是《灵枢经》在先，《素问》在后，关于经络的记载以《灵枢经》为最详，如《经脉》《经别》《经筋》《脉度》《根结》等篇；《素问》则是在此基础上做进一步的阐发和讨论，如《脉解》《皮部论》《经络论》《骨空论》《太阴阳明论》《阳明脉解》等。但《素问》所引古文献并不完全与现存的《灵枢经》相同，如《脉解》所载经脉文字不同于《灵枢·经脉》，却接近于帛书记载，这当是古"脉书"的另一传本。凡名为"解"者自然是晚于原书的解释性著述。而在《黄帝内经》中关于经络与人体健康的关系有着诸多描述，如《灵枢·经脉》中"经脉者，所以能决死生，处百病，调虚实，不可不通"；以及《素问·灵兰秘典论》"使道闭塞而不通，形乃大伤"；《素问·示从容论》"经气不为使，真脏坏决"。这说明在当时人们就已经对于经络养生有了明确的认识。

《难经》原称《八十一难》，是对《黄帝内经》等提出的各种问题进行解答。有关经络的问题特别注重寸口脉诊、原气、奇经八脉及对"是动""所生病"的解释；十二经脉原文于循行路线之后分"是动则病"和"是主某所生病"的叙述，在《难经》中将此解释为"是动者，气也，所生病者，血也"，又说"气留而不行者，为气先病也，血壅而不濡者，为血后病也"。虽然《难经》用气血、先后解释经脉病候并不符合《黄帝内经》的原意，但却给经络养生保健提供了许多新的理论和方向，同时对后来温病学派创用卫、气、营、血辨证具有启发意义。关于针刺原则方面，《难经》注重取阴养阳、取阳养阴，结合天人相应理论，即"春夏各致一阴，秋冬各致一阳"，强调经气应该同四时阴阳升降相应，通过针灸引导人体阴气、阳气，达到人体内阴阳平衡的目的。

东汉末年，张仲景撰用《素问》《九卷》《八十一难》等书著成《伤寒杂病论》（后世分为《伤寒论》《金匮要略》），所称《九卷》即指后来所称的《灵枢经》。《伤寒论》一书以六经辨证，是对《黄帝内经》《难经》理论的继承和发展，也是对经络理论的灵活运用，为后人树立典范。通过《伤寒论》六经辨证，我们也能了解到许多养生知识。如"阳明之为病，胃家实是也"，就告诉我们维护阳明正常运作的关键在于防止"胃家实"，在日常生活中应该注意饮食有节。

（二）魏、晋及隋、唐

现存的腧穴专著以魏晋时期皇甫谧编集的《针灸甲乙经》为最早，此书全名《黄帝三部针灸甲乙经》，是汇集《素问》《九卷》（又称《针经》，即今《灵枢经》）及《明堂孔穴针灸治要》三部书分类整理而成。《明堂孔穴针灸治要》又称《黄帝明堂经》，原有书有图，自写入《针灸甲乙经》后，原书渐趋散佚。其书是《黄帝内经》之后的腧穴专著，约成书于东汉时期。现在只能从《针灸甲乙经》间接了解其内容。经络所属穴和交会穴均详见于该书，所载各经穴名共 349 个，其中有交会关系者 84 穴。穴之属于某经者称所属穴，为几条经所交会者称交会穴。从交会穴可以看出各经之间的重合关系。经络循行和经络图的绘制自然离不开所属穴和交会穴。同时，《针灸甲乙经》按部位划分经络区域，如头部分为正中，两侧再分 5 条线与脑后穴位；颈肩部、面部、耳部分区；胸腹及腰背部分为中线及两侧穴位；四肢部分为三阴、三阳。本书阐述之间部位明确，关系清晰，有利于学习和临床运用，对现代的分部按摩导引具有重要的指导意义，如耳穴按摩操、眼保健操等，延伸到后世的全息疗法，奠定了面部全息、手掌全息、足疗全息等养生保健与治病的基础。《针灸甲乙经》还对晋以前的针灸医学文献进行了比较全面的整理，为后世经络养生保健提供了充足的理论依据。

东晋葛洪所著的《抱朴子》和《肘后备急方》中提到《明堂流注偃侧图》，是关于腧穴的前、侧、后图形，简称"明堂图"。在《隋书·经籍志》中还记载《明堂流注》《明堂孔穴》《明堂孔穴图》等书名，可知当时有多种传本。隋唐时期的甄权、杨玄操、杨上善等医家先后修订"明堂图"，孙思邈《备急千金要方》和《千金翼方》所载即采自甄权；王焘《外台秘要》所载还参考杨玄操的编著；杨上善除撰注《黄帝内经太素》之外，又将《黄帝内经》与《明堂孔穴》的内容汇合编成《黄帝内经明堂类成》十三卷，十二经脉各一卷，奇经八脉合一卷，现仅存第一卷。《备急千金要方》《外台秘要》

原附有"三人图"和"十一人图"（督脉合足太阳，任脉合足少阴），现仅存文字而无图。原图虽已不存，但据孙思邈所述"旧明堂图，年代久远，传写错误，不足指南，今一依甄权等新撰为定云耳……其十二经脉，五色作之；奇经八脉，以绿色为之"，说明原图是用色彩标线的，大概是按脏腑所属而分五色描绘。同时，孙思邈提出适当的体育锻炼有助于身心健康，创立"养生六字诀"，即"吹、呼、嘻、呵、嘘、呬"。通过呼吸吐纳调动气机，提高脏腑的功能，从而强身健体，延年益寿。唐代王冰注《黄帝内经素问》时还引用《中诰孔穴图经》，所载孔穴数较《针灸甲乙经》略有增加。原经已不存，《素问》王冰注文也为后人所重视。由此可见，在此期间，腧穴的增删，医家对经络分区的重视，以及脏腑与经络之间的联系的加强，使外部的经络养生保健对内在脏腑调理的理论有了进一步发展。

（三）宋、元、明、清

宋代对经络腧穴的整理研究甚为重视，早期组织编写的《太平圣惠方》中第九十九卷有《针经序》，第一百卷有《明堂序》，列有"十二人形"经穴图。天圣四年（1026年），王惟一编成《铜人腧穴针灸图经》三卷，共载 354 个腧穴；次年铸成"铜人"孔穴模型两座，并以图经刻石，对统一腧穴定位影响甚广。宋代后期组织编写的《圣济总录》记载了经络导引法具有整体的保养效果，涉及部位从头面到四肢、脏腑，而且对于时间的要求也有独特的观点，如晨起时舒展活动身体，饭后不可直接入睡，须先散步和按摩两胁、肾区。这些观点对后世养生功法具有深远影响，如今仍有指导意义。

宋、金时期，关于奇经八脉出现了新的内容，提出在四肢部有"八脉交会穴"，原称"交经八穴"和"流注八穴"，初见于窦汉卿《针经指南》中，据说为"少室隐者"所传。这实际是四肢部八个常用穴，可能因其能治疗有关奇经八脉的病证，故称"八脉交会穴"。其实际意义与原有的交会穴不同，原来的交会穴表明经与经的重合，而这是指八穴与八脉相通。此外，《针经指南》的针刺原则体现了中医整体观念、辨证论治、天人合一的重要思想，对于后世经络养生保健的相关理论进行了高度阐释。

宋、金时期还将古代"候气而刺""顺时而刺"的思想发展为具体的子午流注针法。金代何若愚写成《流注指微针赋》一篇，阎明广加以注解，并收集有关资料扩展成为《子午流注针经》一书，是子午流注法的初期著作。明代徐凤《针灸大全》又将其改编成《子午流注逐日按时定穴歌》十首，各书加以转载，影响遂广。此法的特点就是按时选用十二经的井、荥、输、原、经、合穴。其后又有将八脉交会穴也结合日时干支来选用，初见于元代王国瑞的《扁鹊神应针灸玉龙经》，称为"飞腾八法"或"灵龟八法"。从灵龟八法的理论背景可知，其充分考虑了导致和治疗疾病的时间因素、空间因素，更能完整地体现"天人相应"的整体观和宇宙生物观，从更高的层次看待疾病的发生、发展。因此，运用灵龟八法调节人体，对于经络养生保健具有重要的意义。

宋、金以来，对经络还提出了一些新概念。何若愚的《流注指微论》说："诸阳之经，行于脉外；诸阳之络，行于脉内。诸阴之经，行于脉内；诸阴之络，行于脉外。"他把经、络与脉做了区分，而且认为经与络是有深、有浅的。明代钱雷《人镜经附录全书》说："十二经生十五络，十五经络生一百八十系络，系络生一百八十缠络，缠络生三万四千孙络。"这一说法为后世医家喻嘉言等引用。此外，书中同时将经络与先天相联系，指出怀孕后各经逐月滋养胎元，孕期应特别重视孕妇的心性修养及饮食调理、起居调摄，对现代孕妇围生期保健具有重要指导意义。

元代滑伯仁在忽泰必烈《金兰循经取穴图解》的基础上编著而成《十四经发挥》，以后谈论经络者多以此书为主要参考，如明代夏英以滑氏注解配合经脉原文编成《灵枢·经脉翼》，高武的《针灸聚英》也依照此书流注次序排列绘图。

正经之脉隆盛则溢于奇经，奇经在养生保健方面发挥着更加重要的作用。养生重视奇经八脉，需了解奇经八脉无表里配合，并不拘制于十二正经的特点，即所谓"正经犹夫沟渠，奇经犹夫湖泽"之理。明代李时珍对奇经八脉文献进行汇集和考证，著成《奇经八脉考》。书中不仅系统叙述了八脉分布的路线，还结合八脉所主病证及各家的论述，完善了奇经八脉的辨证论治。同时期的沈子禄编辑《经络分野》，徐师曾为之删订，又补辑《经络枢要》，总成《经络全书》，后清代尤乘又加以重辑。马莳《黄帝内经灵枢注证发微》对《灵枢·经脉》的注释，则是以《十四经发挥》为主要参考，其后又为张景岳《类经》所依据。杨继洲《针灸大成》为《针灸聚英》之后的针灸专书，内载经络腧穴资料更为丰富，共载腧穴 359 个。杨氏重视五脏和任、督二脉的导引，将此看作经络理论在养生保健与预防疾病中的运用。此后有张三锡《经络考》、翟良《经络汇编》等。严振《循经考穴编》原系写本，可能也成书于明末。

在清代，除了注释《黄帝内经》和针灸书中的经络内容外，经络专书较少。《医宗金鉴·刺灸心法要诀》中有经穴歌诀、分绘经脉图和经穴图。李学川《针灸逢源》共载腧穴 361 个，是对腧穴的又一次总结。陈惠畴所编《经脉图考》一书，在其去世后才刊行，书中图文并重，是有益的参考。在清代，药物归经和运用方面有所发展，严西亭等人的《得配本草》、赵术堂的《医学指归》、姚澜的《本草分经》，都将经络学说与药物结合起来，认为"何经之病，宜用何经之药"，是掌握药物性能的要领。温病学派的叶天士等人注重分经辨证用药，于十二经之外更重视奇经，为经络理论在方药方面的运用作出贡献。

（四）民国至现代

清初至民国时期，针灸医学由兴盛逐渐走向衰退。清代医者多重药轻针，清王朝以"针刺火灸，究非奉君之所宜"为由而废除太医院的针灸科。民国时期政府曾下令废止中医。但针灸疗法仍受到广大民众的喜爱，在民间广为应用而得以流传。以承淡安为代表的许多有识之士为保存和发展针灸学这一祖国医学的瑰宝，成立了针灸学社，编印针灸书刊，开展针灸函授教育等，为振兴针灸学作出了贡献。而传统养生保健只在小范围内流传，养生著作也寥寥无几，这一时期较重要的养生书籍有任廷芳的《延寿新书》、胡宣明的《摄生论》等。

中华人民共和国成立以来，针灸学得到前所未有的普及和提高，在医疗、教学、科研等方面取得了显著的发展，针灸学的对外传播也得以促进。20 世纪 50 年代末至 60 年代初，我国开始系统研究现代老年病学，之后又成立了老年研究室。近年来部分科研单位成立了中医养生研究室，全面研究养生保健的理论和方法，有效地指导人们的健康保健活动，中国传统养生保健的理论和方法因此得到了广泛的应用。2006 年，我国颁布了新的国家标准《腧穴名称与定位》（GB/T12346—2006），规定了人体腧穴体表定位的方法，362 个经穴、46 个经外奇穴的名称与定位。2010 年，中医针灸被联合国教科文组织列为人类非物质文化遗产代表作名录。该名录的设立是在保护非物质文化遗产的存续，提升对其重要性的认识，中医针灸申遗成功，标志着国际社会对中国作为针灸起源国地位的正式确立，意味着世界对中国传统医学文化的认可，对中国针灸的传承保护和发展具有重要意义。针灸医学在大力发展的同时，中医养生学也因之得到较大的发展。近年来，随着医学模式的转变，医学科学研究的重点已开始从临床医学逐渐转向预防医学和康复医学，传统的养生保健得到更加迅速的发展，出现了蓬勃向上的局面。中医养生学既有系统的理论，又有独特的方法和宝贵的临床经验，如养神、动形、食养、药饵、气功、针灸、推拿等。随着中医药学宝库的进一步挖掘，将为我国及全人类的保健事业作出更大的贡献。

五、经络养生保健的学习方法

1. 以教材为纲，掌握养生理论要点 经络养生保健内容十分丰富，学习时要以教材为纲，深入理解和掌握养生保健的基本理论、基本知识和基本技能，较全面地了解中医养生保健的理论体系和特点，特别要掌握理论要点，加深理解，为今后充实和完善自己的养生保健知识与技能打下坚实基础。

2. 前后呼应，融会贯通 本教材上篇为养生保健基础理论，中篇为养生保健方法，下篇养生保健应用。理论来源于实践，又服务于实践，因此，养生保健理论、方法和实践，三者相互依存、相互促进。掌握养生保健方法并勤于实践，有助于深刻理解养生保健理论；通晓养生保健理论，可以择优养生保健方法并正确应用。因此，学习时，要前后呼应，相互佐证，相互支持，理解并牢固掌握教材的内容。

3. 自学自练，深刻理解 经络养生保健涉及多个领域的知识，要学好经络养生保健课程，应结合相关学科的学习，对于了解各种养生流派的思想精华，弄通本义，启发思路，深化认识，都大有裨益。另外，学好经络养生保健要加强基本技能的训练，经过勤学苦练，熟练掌握动作要领和要求，也有助于对养生保健理论的深刻理解。

4. 学以致用，身体力行 经络养生保健的理论与方法，可以指导人们的生活实践，提高健康水平。因此，学者应学以致用，身体力行，将所学理论运用于日常的养生保健实践。通过不断实践，进一步理解和感悟养生保健理论的内涵，从而更好地指导自己和他人的养生保健实践活动。

上篇 基础篇

第一章 经络总论

第一节 经络概述

经络是运行气血、联系脏腑和体表，以及全身各部的通道，包括经脉和络脉。"经"，有径路的含义，为直行的主干；"络"有网络的含义，为经脉所分出的支脉。《灵枢·脉度》说："经脉为里，支而横者为络，络之别者为孙。"

经络学说是阐述人体经络的循行分布、生理功能、病理变化及其与脏腑相互关系的理论体系，是针灸学的基础，也是中医基础理论的重要组成部分。经络学说贯穿于中医的生理、病理、诊断和治疗等各个方面，对中医各科的临床实践有重要指导意义。

经络理论的形成经历了一个漫长的历史过程。经络概念的产生源于古代医家对气血运行现象的认识及长期的医疗实践。《灵枢·经脉》说："人始生，先成精，精成而脑髓生，骨为干，脉为营，筋为刚，肉为墙，皮肤坚而毛发长。谷入于胃，脉道以通，血气乃行。""血气"一词，除《黄帝内经》外，在春秋战国时期的不少非医学著作中也有提到，说明当时对血气的概念已有较普遍的认识。如《论语·季氏》曰："少之时，血气未定……及其壮也，血气方刚……及其老也，血气既衰。"《管子·水地》说："水者地之血气，如筋脉之通流者也。"认为"血气"如自然界的水流一样，是在"筋脉"中流通的。脉，本义指血管，《说文解字》解释为"血理分邪（斜）行体者"。气血运行现象，既有血流现象，更有复杂多样的气行现象，大大超出了血管的范围。"经络"一词首见于《汉书·艺文志》，其曰："医经者，原人血脉、经络、骨髓、阴阳、表里，以起百病之本……"经络是对"脉"的进一步认识。经，原意是"纵丝"，有路径的含义，就是直行主线的意思，是经络系统中的主干，深而在里，贯通上下，沟通内外；络，有网络的含义，是经脉别出的分支，入里达表，纵横交错，遍布全身。据文献资料分析，经络概念的产生，可能与以下几方面有关。

一、针灸、推拿等感传现象的观察

针刺时会产生酸、麻、胀、重等感应，这种针感有时沿着一定路线向远部传导。温和灸有时也会有热感由施术部位向远处扩散；推拿在按压的过程中也能出现气行现象。古代医家经过长期观察这种向远处传导与扩散的现象，逐步认识到人体各部存在着复杂而又有一定规律的联系通路，从而提出经络循行分布的轮廓。

二、气功的"行气"

气功，古称导引、行气。《灵枢·官能》说："缓节柔筋而心和调者，可使导引、行气。"在导引、行气过程中，随着呼吸的调整、心神的内守、肢体的舒缓，常能感觉到"气"在体内有规律地流行，这种感觉反复出现，对认识经气、发现经络是有益的。

三、腧穴主治功效的总结

通过长期的针灸临床观察，发现腧穴不仅能治疗局部病证，还能治疗有关的远隔部位的病证。主治范围相似的腧穴往往有规律地排列在一条路线上，如分布于上肢外侧前缘的腧穴都能治疗头面病证；分布于上肢内侧前缘的腧穴，虽然与上述腧穴距离很近，但却以治疗喉、胸、肺病证为主；而同一路线上所出现的病候又同该条路线的腧穴主治基本一致。古代医家把功效相近的穴位归纳分类，逐步形成了经络的连线。

四、体表病理现象的推理

在临床实践中，有时发现某一脏腑发生病变，在体表相应部位可有压痛、结节、皮疹、色泽改变等异常反应。对体表部位病理现象的观察分析，也是发现经络的依据之一。

五、解剖生理知识的启发

古代医学家通过解剖直接观察，对人体的血脉、筋肉、骨骼和内脏的位置、形状及某些生理功能等都有一定程度的了解。《灵枢·经水》说："若夫八尺之士，皮肉在此，外可度量切循而得之，其死可解剖而视之。其脏之坚脆，腑之大小，谷之多少，脉之长短，血之清浊，气之多少……皆有大数。"这些观察对认识经络有一定的启发。

经络现象的发现途径是多方面的，各种认识又可相互启发，相互佐证，相互补充，从而使人们对经络的认识更加深入。经络理论的形成，还受到当时盛行的阴阳五行学说和天人相应思想的影响。如《灵枢·脉度》言："气之不得无行也，如水之流，如日月之行不休。"《灵枢·五乱》言："经脉十二者，以应十二月。"

第二节　经络系统基本组成

经络系统包括十二经脉、奇经八脉、十二经别、十五络脉、十二经筋和十二皮部。

十二经脉是经络系统的主干，"内属于腑脏，外络于肢节"（《灵枢·海论》），将人体内外联系成一个有机的整体。十二经别，是十二经脉在胸、腹及头部的内行支脉。十五络脉，是十二经脉在四肢部及躯干前、后、侧三部的外行支脉。奇经八脉，是具有特殊分布和作用的经脉。此外，经络的外部筋肉也受经络支配分为十二经筋；皮部也按经络的分布分为十二皮部。

一、十二经脉

十二经脉按其流注次序分别为手太阴肺经、手阳明大肠经、足阳明胃经、足太阴脾经、手少阴心经、手太阳小肠经、足太阳膀胱经、足少阴肾经、手厥阴心包经、手少阳三焦经、足少阳胆经和足厥阴肝经。十二经脉是经络系统的主体，故又被称为"正经"。

（一）十二经脉的名称

十二经脉的名称由手足、阴阳和脏腑三部分组成。手足，表示经脉在上、下肢分布的不同，手经表示其外行路线分布于上肢，足经表示其外行路线分布于下肢。脏腑，表示经脉的脏腑属性，如肺经表示该经脉属肺脏，胃经表示该经脉属胃腑。阴阳表示经脉的阴阳属性及阴阳气的多寡。一阴一阳衍化为三阴三阳，以区分阴阳气的盛衰（多少）：阴气最盛为太阴，其次为少阴，再次为厥阴；阳气最盛为阳明，其次为太阳，再次为少阳。《素问·至真要大论》说："愿闻阴阳之三也，何谓？岐伯曰：气有多少，异用也。"又说："阳明何谓也？岐伯曰：两阳合明也。""厥阴何也？岐伯曰：两阴交尽也。"根据阴阳气的多少，三阴三阳之间组成对应的表里相合关系。三阴三阳的名称广泛应用于经络的命名，经别、络脉、经筋也是如此。

三阴三阳表里相合之对应关系：太阴——阳明；少阴——太阳；厥阴——少阳。

（二）十二经脉的分布

《灵枢·海论》概括地指出了十二经脉的分布特点。其曰："夫十二经脉者，内属于腑脏，外络于肢节。"在内部，十二经脉隶属于脏腑；在外部，分布于四肢、头和躯干。

1. 外行部分 十二经脉"外络于肢节"。这里的"肢节"，可理解为经脉在四肢及头和躯干这些体表部位的分支和穴位，其"有穴通路"是经脉的主要循行路线，一般腧穴图和腧穴模型都表示这些内容。

（1）四肢部：四肢内侧面为阴，外侧面为阳。手足阴经分布于四肢的内侧，手足阳经分布于四肢的外侧。以大指向前、小指向后的体位描述，手三阴经分布于上肢的内侧，其中，上肢内侧面前缘及大指桡侧端为手太阴肺经，上肢内侧面中间及中指桡侧端为手厥阴心包经，上肢内侧面后缘及小指桡侧端为手少阴心经；手三阳经分布于上肢的外侧，其中，分布于食指桡侧端至上肢外侧面前缘为手阳明大肠经，无名指尺侧端至上肢外侧面中间为手少阳三焦经，小指尺侧端至上肢外侧后缘为手太阳小肠经。足三阳经分布于下肢的外侧，其中，下肢外侧面前缘及第2趾外侧端为足阳明胃经，下肢外侧面中间及第4趾外侧端为足少阳胆经，下肢外侧面后缘及小趾外侧端为足太阳膀胱经；足三阴经分布于下肢的内侧，其中，大趾内侧端及下肢内侧面中间转至（内踝上 8 寸处）前缘为足太阴脾经，大趾外侧端及下肢内侧面前缘转至（内踝上 8 寸处）中间为足厥阴肝经，小趾下经足心至下肢内侧面后缘为足少阴肾经。

十二经脉在四肢的分布规律：太阴、阳明经在前，厥阴、少阳经在中（侧），少阴、太阳经在后。在小腿下半部及足部，足厥阴经有例外的曲折、交叉情况，即排列于足太阴经之前，至内踝上 8 寸处再交叉到足太阴之后而循行于足太阴和足少阴之间。

（2）头和躯干部：十二经脉在头和躯干部的分布，大致是手三阴经联系胸；足三阴经联系腹及胸；手足三阳经联系头。阳经在头和躯干部的分布较广泛，大致情况是阳明行于身前，少阳行于身侧，太阳行于身后，在头部也是如此。

2. 内行部分　十二经脉"内属于腑脏"，即指其内行部分。脏为阴，腑为阳。阴经属于脏，手三阴经联系胸部，内属于肺、心包、心；足三阴经联系腹部，内属于脾、肝、肾。这就是所谓的"阴脉营于五脏"。阳经属于腑，足三阳经内属于胃、胆、膀胱；手三阳经内属于大肠、三焦、小肠，这就是所谓的"阳脉营于六腑"。

（三）十二经脉的表里属络

脏腑有表里相合关系，十二经脉内属于脏腑，亦有相应的表里相合关系。阴经为里，属于脏，阳经为表，属于腑。互为表里的阴经与阳经在体内有属络关系，阴经属脏络腑，阳经属腑络脏，如手太阴肺经属肺络大肠，手阳明大肠经属大肠络肺。

十二经脉构成六对表里属络关系：手太阴肺经与手阳明大肠经，手厥阴心包经与手少阳三焦经，手少阴心经与手太阳小肠经，足太阴脾经与足阳明胃经，足厥阴肝经与足少阳胆经，足少阴肾经与足太阳膀胱经。经脉的表里关系，除经脉一阴一阳的互相衔接、脏与腑的互相属络外，还通过经别和络脉的表里沟通而得到进一步的加强。

（四）十二经脉的走向

十二经脉的循行有一定的方向，或上行，或下行，形成"脉行之逆顺"。其走向规律：手三阴经从胸走手，手三阳经从手走头，足三阳经从头走足，足三阴经从足走腹（胸）。这种"脉行之逆顺"，后来称为"流注"。有了逆顺，十二经脉之间就可连贯起来，构成"如环无端"的气血流注关系。十二经脉主运行气血，营气行于脉中，卫气行于脉外。营气的运行顺序也就是十二经脉的顺序，而且与前后正中的督脉和任脉也相通。

（五）十二经脉的交接规律

十二经脉正常的流注，除需逆顺之走向外，各经脉尚需相互衔接。十二经脉之间的连接，除了两经直接相连外，有的是通过分支相互连接的，手、足阴阳经通过以下 3 种形式相互衔接。

1. 阴经与阳经（表里经）在手足部衔接　手太阴肺经在食指与手阳明大肠经交接；手少阴心经在小指与手太阳小肠经连接；手厥阴心包经在无名指与手少阳三焦经衔接；

足阳明胃经在足大趾（内侧）与足太阴脾经相接；足太阳膀胱经在足小趾与足少阴肾经相连；足少阳胆经在足大趾（外侧）与足厥阴肝经连接。

2. 阳经与阳经（同名阳经）在头面部衔接　手阳明大肠经和足阳明胃经在鼻旁连接；手太阳小肠经与足太阳膀胱经在目内眦交接；手少阳三焦经和足少阳胆经在目外眦衔接。

3. 阴经与阴经（手足三阴经）在胸部衔接　足太阴脾经与手少阴心经交接于心中；足少阴肾经与手厥阴心包经交接于胸中；足厥阴肝经与手太阴肺经交接于肺中。

《十一脉灸经》记载十一脉的走行，绝大多数是从四肢部开始，各脉之间并非互相衔接。《灵枢·逆顺肥瘦》提出脉有顺逆不同的走行方向，手足各经脉之间互相连接，说明气血运行是"阴阳相贯，如环无端"（《灵枢·营卫生会》）。

二、奇经八脉

奇经八脉包括督脉、任脉、冲脉、带脉、阳跷脉和阴跷脉、阳维脉和阴维脉。与十二正经不同，它们既不直属脏腑，又无表里配合关系，"别道奇行"，是具有特殊作用的经脉，对其余经络起统率联络和调节气血盛衰的作用。奇经八脉的分布与十二经脉纵横交互。督脉行于后正中线，任脉行于前正中线，任、督脉各有本经所属穴位，故与十二经相提并论，合称为"十四经"。其余的冲、带、阴跷、阳跷、阴维、阳维六脉的穴位均交会于十二经和任脉、督脉之中。冲脉行于腹部第一侧线，交会足少阴肾经。任、督、冲三脉皆起于胞中，同出会阴而异行，称为"一源三歧"。带脉横斜地行于腰腹，交会足少阳胆经。阳跷脉行于下肢外侧及肩、头部，交会足太阳诸经穴。阴跷脉行于下肢内侧及眼，交会足少阴诸经穴。阳维脉行于下肢外侧、肩和头项，交会足少阳等经及督脉。阴维脉行于下肢内侧腹部第 3 侧线和颈部，交会足少阴等经及任脉。

三、十二经别

十二经别是从十二经脉另行分出，深入体腔以加强表里相合关系的支脉，又称"别行之正经"。十二经别一般多从四肢肘膝上下的正经分出，分布于胸腹腔和头部，其间有"离、入、出、合"的分布特点。从十二经脉分出称"离"；进入胸腹腔称"入"；在头颈部出来称"出"；出头颈部后，阳经经别合于原经脉，阴经经别合于相表里的阳经经脉称"合"，如手阳明经别合于手阳明经脉，手太阴经别也合于手阳明经脉。手足三阴、三阳经分别按阴阳表里关系组成六对，称为"六合"。经别通过"离、入、出、合"的分布沟通了表里两经，加强了经脉与脏腑的联系，突出了心和头的重要性，扩大了经脉的循行联系和腧穴的主治范围。

四、十五络脉

十二经脉在四肢部各分出一络，再加躯干前的任脉络、躯干后的督脉络及躯干侧的脾之大络，共十五条，称为"十五络脉"。十二络脉在四肢部从相应络穴分出后均走向相应表里经，躯干部三络则分别分布于身前、身后和身侧。四肢部的十二络，主要起沟通表里两经和补充经脉循行不足的作用；躯干部的三络起到渗灌气血的作用。络脉和经别都是经脉的分支，均有加强表里两经的作用，所不同的是，经别主内，无所属穴位，也无所主病证；络脉则主外，各有一络穴，并有所主病证。络脉按其形状、大小、深浅等的不同又有不同的名称，"浮络"为浮行于浅表部位的络脉，"孙络"是络脉中最细小的分支，"血络"则指细小的血管。

五、十二经筋

十二经筋是指与十二经脉相应的筋肉部分，其分布范围与十二经脉大体一致。"筋"，《说文解字》中解为"肉之力也"，意指能产生力量的肌肉；而"腱"是"筋之本"，是筋附着于骨骼的部分。全身筋肉按经络分布部位同样分成手足三阴、三阳，即十二经筋。经筋各起于四肢末端，结聚于骨骼和关节部，有的进入胸腹但不像经脉那样属络脏腑。手、足三阳之筋都到达头目，手三阴之筋到达胸膈，足三阴之筋到达阴部。经筋的作用是约束骨骼，活动关节，保持人体正常的运动功能，维持人体正常的体位姿势。

六、十二皮部

十二皮部是指与十二经脉相应的皮肤部分，属十二经脉及其络脉的散布部位。体表皮肤按手足三阴、三阳划分，即形成十二皮部。这是十二经脉功能活动于体表的反应部位，也是络脉之气散布之所在。由于皮部位于人体最外层，所以是机体的卫外屏障。《素问·皮部论》说："皮者脉之布也。邪客于皮则腠理开，开则邪入客于络脉，络脉满则注于经脉，经脉满则入舍于腑脏也。"这样，皮—络—经—腑—脏成为疾病传变的层次；脏腑、经络的病变也可反映到皮部。因此，通过外部的诊察和施治可推断和治疗内部的疾病。临床上的皮肤针刺络、敷贴等方法，就是皮部理论的应用。由上可知，皮部具有抗御外邪、保卫机体和反映病候、协助诊断的作用。在诊察或治疗疾病时还可将十二皮部合为"六经皮部"。又因督脉合于太阳，任脉合于少阴，所以不另有皮部。六经皮部各有专名，其名称分别以"关""阖（害）""枢"为首，三阳以太阳为"关"（或误作"开"），阳明为"阖"，少阳为"枢"；三阴以太阴为"关"，厥阴为"阖"，少阴为"枢"。皮部名称对于说明六经辨证的机制有重要意义。

第三节　经络的作用及经络理论的临床应用

经络学说不仅在中医基础理论中占有重要地位，经络的作用还体现在中医各科的临床应用中。经络理论与临床实践是相互结合、相互依存的。

一、经络的作用

《灵枢·经脉》指出："经脉者，所以决死生，处百病，调虚实，不可不通。"这句话概括地说明了经络系统在生理、病理和防治疾病等方面的重要性。其所以能决定人的生和死，是因为其具有联系人体内外和运行气血的作用；处治百病，是因其具有抗御病邪、反映证候的作用；调整虚实，是因其具有传导感应而起到补虚泻实的作用。

1. 沟通内外，网络全身 人体的五脏六腑、四肢百骸、五官九窍、皮肉筋骨等组织器官，虽有各自不同的生理功能，但又互相联系，互相配合，进行有机的整体活动，使人体内外、上下、前后、左右构成一个有机的整体，保持协调统一。人体的这种整体联系和整体活动主要是依靠经络系统的联络沟通而实现的。十二经脉及经别重在人体体表与脏腑，以及脏腑间的联系；十二经脉和十五络脉，重在体表与体表，以及体表与脏腑间的联系；十二经脉通过奇经八脉，加强了经与经之间的联系；十二经的标本、气街和四海，则加强了人体前后腹背和头身上下的分段联系。经络系统是以头身四海为总纲，以十二经脉为主体，分散为三百六十五络遍布全身，将人体各部位紧密地联系起来，使人体各部的活动保持着完整和统一。

2. 运行气血，协调阴阳 《灵枢·本脏》言经络"行血气而营阴阳，濡筋骨，利关节"，说明经络具有运行气血、濡养周身及协调阴阳的作用。气血是人体生命活动的物质基础。气血在全身各部的输布有赖于经络的运行。人体各个脏腑、组织、器官在气血的温养濡润后才能发挥正常的生理作用。无论是"宗气""原气""营气"还是"卫气"，必经过经络营运于周身内外，使得气血"内溉脏腑，外濡腠理"（《灵枢·脉度》），从而使体内的脏腑和体表的五官七窍、皮肉筋骨均能息息相通，协调一致。在经络的联系下，气血盛衰和功能动静保持相对平衡，使人体"阴平阳秘，精神乃治"（《素问·生气通天论》）。

3. 抗御病邪，反映证候 《素问·气穴论》说孙络能"以溢奇邪，以通营卫"。这是因为孙络分布范围广而浅表。因此，当病邪侵犯时，孙络和卫气发挥了重要的抗御作用。如果疾病发展，则可由表及里，从孙络、络脉、经脉……逐步深入，出现相应的证候反应。《素问·缪刺论》所说的"夫邪之客于形也，必先舍于皮毛，留而不去，入舍于孙脉，留而不去，入舍于络脉，留而不去，入舍于经脉，内连五脏，散于肠胃"，即是此意。温病学派运用"卫、气、营、血"概念分析热性病浅深发展变化，以及临床上发现的疾病体表反应点就是以经络的功能为理论依据的。经络反映证候，可以是局部的、一经的、数经的或是整体的。在临床上，经络的阴阳气血盛衰可出现寒热、虚实等多种证候表现，疾病由表及里，由三阳经传入三阴经的发展变化过程，体现了经络与经络之间、经络与脏腑之间，存在着相互间的联系。如太阳病可出现"热结膀胱"和小肠腑证；经络的阴气不足也会出现五心烦热、盗汗等阴虚内热的表现。

4. 传导感应，调整虚实 《灵枢·官能》说："审于调气，明于经隧。"这是说，应用针灸等治法要讲究"调气"，要明了经络的通路。针刺时的"得气"和"行气"现象是经络传导感应现象的表现。《灵枢·九针十二原》还说："刺之要，气至而有效。"要取得疗效，针刺时首先要"得气"，再"行气"，最后"气至"，亦即"气至病所"。得气、行气、气至是针刺传导感应的全过程，是针刺取得疗效的关键。可见，针刺调整虚实是通过传导感应而实现的，而针刺感应是在经络中传导的。经络在针或灸等的刺激下，可起到双向调节作用，使之向着有利于机体恢复的方向转化。临床及实验研究表明，经络对机体各个系统和器官都能发挥多方面、多环节、多途径的调整作用。如针刺健康人和患者的足三里穴时，对胃弛缓者可使收缩加强，而对胃紧张者则可使之和缓，这种影响对患者更为明显；针刺有关经络的穴位，对亢进者有抑制作用，对抑制者有兴奋作用。不同的经络穴位具有相对的特异性。如针刺心经和心包经的神门、曲泽、内关等穴治疗心律失常有较好的疗效，心电图检查显示心率调整、心肌损伤也有好转，而针刺脾经的三阴交、胃经的足三里和膀胱经的昆仑等穴，则效果较差。通过 X 线钡餐检查及胃静态摄影发现正常人胃蠕动较少者针刺足三里穴后胃蠕动增多，波幅增大，针刺非穴位则变化不明显，说明腧穴较非腧穴也有相对的特异性。经络就像是人体四通八达的网络，在正常情况下能运行气血，协调阴阳，传递信息到人体各部。当发生气血不和及阴阳失衡时，也是通过经络将疾病的信息反映出来。针灸等治法是通过激发经络本身的功能，疏通经气的传导，使机体阴阳处于平衡状态，即如《灵枢·刺节真邪》所言："泻其有余，补其不足，阴阳平复。"

二、经络理论的临床应用

经络理论可说明人体的生理现象和病理变化，其临床应用主要体现在诊断和治疗两个方面。诊断方面为经络诊法和分经辨证，是根据经络来切脉，诊察体表和辨别证候。治疗方面为循经取穴和分经用药，即根据经络来选取腧穴或选择不同治法及药物。

1. 经络诊法 《灵枢·经水》说："审、切、循、扪、按，视其寒温盛衰而调之。"这些都是就经络部位进行诊察的方法，如审查、指切、推循、扪摸、按压，以及对局部寒温和气血盛衰现象的观察。《素问·三部九候论》所说的"视其经络浮沉，以上下逆从循之"，亦即此意。"切循而得之"，本身就是检查经络的基本方法。在诊察某些疾病的过程中，常可发现在经络循行路线上或在经气聚集的某些腧穴部位有皮肤形态、色泽的变化，或有明显的结节、条索状物等阳性反应物，这些都有助于对疾病的诊断。近代又采用一些客观的检测方法，如以皮肤温度、皮肤电阻、红外热像等现象进行观察，使检查探测方法更趋于多样化、客观化和现代化。

分经切脉，原属于经络诊法的主要内容。例如《灵枢经》以寸口脉诊阴经病证的虚实，人迎脉诊阳经病证的虚实。又以阳明脉气最盛，其下部可诊冲阳（趺阳）脉，肾气盛衰则可诊太溪脉。

分部诊络则是指诊察皮部血络的色泽，以辨痛、痹、寒、热等。近人又有从皮疹辨证，也属于诊络法。压痛的检查对临床取穴尤为重要。《灵枢·背腧》说："按其处，应在中而痛解。"这既是以痛为腧，也是经络诊法之一。

2. 分经辨证 全身外至皮肉筋骨、内至五脏六腑，都以经络为纲，按经络来分析病证，即称为分经辨证。《素问·皮部论》说："皮有分部，脉有经纪，筋有结络，骨有度量，其所生病各异。"指出皮肤的分部筋肉的有起有结、骨骼的连属和长短，都是以经脉为纲纪，并以此来分析其所发生的不同病证。十二经脉各有"是动则病"和"是主某所生病"的记载，意指此经脉变动就出现有关的病证，此经脉腧穴能主治其所发生的病证，这就是经脉的主病。各经脉既有其循行所过部位的所称外经病（证），又有其有关的脏腑病（证）。此外，络脉、经筋也各有主病；皮部之病实则经络之病的综合反映，总分为六经病。奇经八脉与各经相交会，其所主病证又有其特殊性质。

分经辨证，主要是分十二经（合为六经）和奇经八脉，一般以十二经为正经，主疾病之常；奇经八脉为十二经的错综组合，主疾病之变。通过分经辨证对于经气虚实、经气厥逆，甚或经气终厥等证候的观察，可明确病位，了解疾病的性质、程度、发展和预后，对于疾病的诊断和治疗有重要意义。

3. 循经取穴 "经气"行于经络中，经气所表现出来的生命现象又称为"神气"，经络所属的腧穴就是"神气之所游行出入"（《灵枢·九针十二原》）之所在。经络各有所属腧穴，腧穴除有分经之外，还有不同的类别。腧穴以经络为纲，经络以腧穴为目，经络的分布既有纵向的分线（分行）关系，还有横向的分部（分段）关系，这种纵横关系结合有关腧穴，其意义更为明显。因而，按经络远道取穴是循经，按经络邻近取穴也是循经。《黄帝内经》所说的"治主病者"，就是指取用能主治该病证的腧穴。经脉的"是主某所生病"，说的就是这一经所属腧穴的主治症，这主要以四肢部腧穴为依据。作为特定类别的四肢腧穴就有井、荥、输、原、经、合、络、郄等穴。在头面、躯干部，则有处于分段关系的脏腑俞穴、募穴及众多的交会穴。对脏腑、五官说来，取用头面、躯干部的腧穴是近取法，取用四肢部的腧穴是远取法。循经远取和远近配合，在临床治疗中具有特殊的重要意义。《四总穴歌》所说的"肚腹三里留，腰背委中求，头项寻列缺，面口合谷收"，是典型的循经取穴方法的具体应用。

4. 药物归经 药物按其主治性能归入某经和某几经，简称药物归经。此说是在分经辨证的基础上发展起来的。因病证可以分经，主治某些病证的药物也就成为某经和某几经之药。宋、金时期以来，如医家张元素等发扬此说，为掌握药物主治性能提供方便。清代徐灵胎的《医学源流论》说："如柴胡治寒热往来，能愈少阳之病；桂枝治畏寒发热，能愈太阳之病；葛根治肢体大热，能愈阳明之病。盖其止寒热、已畏寒、除大热，此乃柴胡、桂枝、葛根专长之事。因其能治何经之病，后人即指为何经之药。"近代中药类书籍中多有归经的记载。

经络不仅在人体生理功能的调控上具有重要作用，而且是临床上说明人体病理变化，指导辨证归经和针灸治疗的重要理论依据，故《医学入门》说："医而不明经络，犹入夜行无烛。业者不可不熟。"

第二章　腧穴总论

腧穴是脏腑经络之气输注、出入的特殊部位，也是疾病的反应点和针灸等治法的刺激点。腧，又作"俞"，通"输"，有输注、转输之意；穴，即孔隙的意思。腧穴在《黄帝内经》中又有"节""会""气穴""气府""骨空"等名称；《针灸甲乙经》称为"孔穴"，《太平圣惠方》称为"穴道"，《铜人腧穴针灸图经》通称为"腧穴"，《神灸经纶》则称为"穴位"。

腧穴与经络有密切关系。《素问·气府论》将腧穴解释为"脉气所发"。《灵枢·九针十二原》说："节之交，三百六十五会……所言节者，神气之所游行出入也，非皮肉筋骨也。"《灵枢·小针解》做了解释，其云："节之交，三百六十五会者，络脉之渗灌诸节者也。"腧穴归于经络，经络属于脏腑，故腧穴与脏腑脉气相通。《素问·调经论》云："五脏之道，皆出于经隧，以行血气。"《灵枢·海论》云："夫十二经脉者，内属于腑脏，外络于肢节。"明确指出脏腑—经络—腧穴之间的关系。《千金翼方·针灸下》进一步指出："凡孔穴者，是经络所行往来处，引气远入抽病也。"说明如果在体表的腧穴上施以针或灸，就能够"引气远入"而治疗病证。脏腑病变又可从经络反映到相应的腧穴。《灵枢·九针十二原》说："五脏有疾也，应出十二原，而原各有所出，明知其原，睹其应，而知五脏之害矣。"

第一节　腧穴的分类和命名

一、腧穴的分类

腧穴的类别，一般将归属于十四经脉的称为"十四经穴"，未归入十四经脉的补充穴称为"经外奇穴"，有按压痛点或在其他反应点取穴的则称为"阿是穴"。

1. 十四经穴　凡归属于十二经脉和任、督脉的腧穴，亦即归属于十四经脉的腧穴，总称"十四经穴"。

十四经穴都有具体的名称和固定的位置，分布在十四经循行路线上，有明确的主治证。经络学说就是以这些腧穴为主要依据，就其主治规律、疾病证候等进行总结，使分散的腧穴系统化，并由早期的基本穴逐步发展到全部腧穴。《灵枢·本输》论列各经五输穴，《素问·气府论》论列各经"脉气所发"穴，《灵枢·经脉》论列各络穴，这是经络在四肢的基本穴，说明《黄帝内经》一书中已为腧穴的分经奠定了基础。《黄帝内经》多处提到"三百六十五穴"之数，但实际有腧穴名者约 160 个；晋代《针灸甲乙经》载

《明堂孔穴针灸治要》，共计腧穴 349 个（与《千金翼方》相同）；宋代《铜人腧穴针灸图经》中的腧穴数量有所增加，穴名达 354 个（与《十四经发挥》相同）；明代《针灸大成》载穴 359 个；至清代《针灸逢源》，腧穴总数达到 361 个。国家标准《腧穴名称与定位》（GB/T12346—2006）中载十四经穴的总数为 362 个。十四经穴有单穴和双穴之分，任脉、督脉位于正中，是一名一穴；十二经脉为左右对称分布，是一名双穴。

2. 经外奇穴　凡未归入十四经穴范围，而有具体的位置和名称的经验效穴，统称为"经外奇穴"，简称"奇穴"。奇穴是在"阿是穴"的基础上发展而来的，这类腧穴的主治范围比较单一，多数对某些病证有特殊疗效，如百劳穴治瘰疬、四缝穴治小儿疳积等。历代文献有关奇穴的记载很多，如《备急千金要方》载有奇穴 187 个，均散见于各类病证的治疗篇中。但当时没有"奇穴"这一名称，只因其取穴法不同于十四经穴，近人把它作为"奇穴"。明代《奇效良方》才专列"奇穴"，收集了 26 穴。《针灸大成》始列"经外奇穴"一门，载有 35 穴。《类经图翼》也专列"奇俞类集"一篇，载有 84 穴。《针灸集成》汇集了 144 穴。可见，历代医家对奇穴颇为重视。奇穴的分布较为分散，有的在十四经循行路线上；有的虽然不在十四经循行路线上，但却与经络系统有着密切联系；有的奇穴并不是指一个穴位，而是多个穴位的组合，如十宣、八邪、八风、华佗夹脊等；有些虽名为奇穴，但实际上就是经穴，如胞门、子户，实际上就是水道穴，四花就是胆俞、膈俞四穴，灸痨穴就是心俞二穴（据《针灸聚英》所说）。

3. 阿是穴　又称天应穴、不定穴等，通常是指该处既不是十四经穴，又不是奇穴，只是按压痛点取穴。这类腧穴既无具体名称，又无固定位置，而是以压痛或其他反应点作为刺灸的部位。阿是穴多位于病变附近，也可在与病变距离较远处。"阿是"之名见于唐代《备急千金要方·灸例》，其云："有阿是之法，言人有病痛，即令捏其上，若里当其处，不问孔穴，即得便快成痛处，即云阿是，灸刺皆验，故曰阿是穴也。"因其没有固定的部位，故《扁鹊神应针灸玉龙经》称为"不定穴"，《医学纲目》称为"天应穴"。其名虽异，意义则同。这种取穴法，实即出自《黄帝内经》所说之"以痛为腧"。《灵枢·五邪》说："以手疾按之，快然乃刺之。"《素问·缪刺论》也说："疾按之应手如痛，刺之……"《素问·骨空论》还说："……切之坚痛如筋者，灸之。"说明或痛，或快然，或特殊反应处，都有阿是之意。

取十四经穴或奇穴时也应注意压痛等反应。如《灵枢·背腧》云："……皆夹脊相去三寸所，则欲得而验之，按其处，应在中而痛解，乃其腧也。"又如奇穴中的阑尾穴、胆囊穴等，初时也是以所在部位的压痛或特殊反应作为取穴根据的。临床上对于压痛取穴，凡符合十四经穴或奇穴位置者，应称之以十四经穴或奇穴名，都不符合者才可称为"阿是穴"，用此名以补充十四经穴、奇穴的不足。

二、腧穴的命名

腧穴各有一定的部位和命名。《素问·阴阳应象大论》说："气穴所发，各有处名。"腧穴的名称都有一定的意义，故孙思邈《千金翼方》说："凡诸孔穴，名不徒设，皆有深意。"有关腧穴命名含义的解释在古代文献中早有记载。如《素问·骨空论》云："谚谵在背下夹脊旁三寸所，厌之令病者呼谵谵，谵谵应手。"故称谵谵穴。杨上善《黄帝内经太素》对十五络穴的穴名也有较完整的释义，如通里穴，"里，居处也，此穴乃是手少阴脉气别通，为络居处，故曰通里也"；内关穴，"手心主至此太阴、少阴之内，起于别络内通心包，入于少阳，故曰内关也"。王冰注《素问》时对鸠尾穴的释义："鸠尾，其正当心蔽骨之端，言其垂下，如鸠鸟尾形，故以为名也。"穴名意义常反映腧穴的部位和功用。

古人对腧穴的命名取义十分广泛，可谓上察天文，下观地理，中通人事，远取诸物，近取诸身，结合腧穴的分布特点、作用、主治等内容赋予一定的名称。清代程知述著《医经理解》，对腧穴命名的意义曾做以下概括："经曰：肉之大会为谷，小会为溪，谓经气会于孔穴，如水流之行而会于溪谷也。海，言其所归也。渊、泉，言其深也。狭者为沟、渎。浅者为池、渚也。市、府，言其所聚也。道、里，言其所由也。室、舍，言其所居也。门、户，言其所出入也。尊者为阙、堂。要会者为关、梁也。丘、陵，言其骨肉之高起者也，言其骨之空阔者也。俞，言其气之传输也。天以言乎其上，地以言乎其下也……"现将腧穴命名归纳介绍如下。

1. 根据天象地理命名　①以日月星辰命名：如日月、上星、璇玑、华盖、太乙、太白、天枢等。②以山、谷、丘、陵命名：如承山、合谷、大陵、梁丘、丘墟等。③以大小水流命名：如后溪、支沟、四渎、少海、尺泽、曲池、曲泉、经渠、太渊等。④以交通要冲命名：如气冲、水道、关冲、内关、风市等。

2. 根据人事物象命名　①以动植物名称命名：如鱼际、鸠尾、伏兔、犊鼻、攒竹等。②以建筑居处命名：如天井、玉堂、巨阙、曲垣、库房、府舍、天窗、地仓、梁门、紫宫、内庭、气户等。③以生活用具命名：如大杼、地机、阳辅、缺盆、天鼎、悬钟等。④以人事活动命名：如人迎、百会、归来等。

3. 根据形态功能命名　①以解剖部位命名：如腕骨、完骨、大椎、曲骨、京骨、巨骨等。②以脏腑功能命名：如脏腑背俞和神堂、魄户、魂门、意舍、志室等。③以经络阴阳命名：如三阴交、三阳络、阴都（腹）、阳纲（背）、阴陵泉、阳陵泉等。④以穴位作用命名：如承浆、承泣、听会、迎香、廉泉、劳宫、气海、血海、光明、水分等。

第二节　腧穴的作用及主治规律

一、腧穴的作用

腧穴作为脏腑经络气血输注、出入的特殊部位，其作用与脏腑、经络有着密切关系，主要体现在诊断和治疗两方面。

（一）诊断

腧穴有反映病证、协助诊断的作用。《灵枢·邪客》云："肺心有邪，其气留于两肘；肝有邪，其气流于两腋；脾有邪，其气留于两髀；肾有邪，其气留于两腘。"张景岳的《类经》注云："凡病邪久留不移者，必于四肢八溪之间有所结聚，故当于节之会处索而刺之。"可知，腧穴在病理状态下具有反映病候的作用，如有胃肠疾患的人常在足三里、地机等穴出现压痛或过敏，有时可在第5～8胸椎附近触到软性异物；患有肺脏疾患的人，常可以在肺俞、中府等穴处有压痛、过敏及皮下结节。因此，临床上常用指压背俞穴、募穴、郄穴、原穴的方法，察其压痛、过敏、肿胀、硬结、凉、热及局部肌肉的坚实虚软程度，并审其皮肤的色泽、瘀点、丘疹、脱屑及肌肉的隆起、凹陷等来协助诊断。这就是《灵枢·官能》"察其所痛，左右上下，知其寒温，何经所在"，以及《灵枢·刺节真邪》"用针者，必先察其经络之实虚，切而循之，按而弹之，视其应动者，乃后取之而下之"的具体应用。

近年来，应用声、光、电、磁、热等物理学方法，对腧穴进行探查以协助诊断又有了新的发展，如经络穴位测定仪、生命信息诊断仪等。通过仪器对腧穴的探测，可以在一定程度上反映经络、脏腑、组织器官的病变，为协助诊断增添了新的内容。

（二）治疗

腧穴有接受刺激、防治疾病的作用。《素问·五脏生成》说："人有大谷十二分，小溪三百五十四名，少十二俞，此皆卫气所留止，邪气之所客也，针石缘而去之。"这表明腧穴不仅是气血输注的部位，也是邪气所客之处所，又是针灸防治疾病的刺激点。通过针刺、艾灸等对腧穴的刺激以通其经脉，调其气血，使阴阳归于平衡，脏腑趋于和调。从而达到扶正祛邪的目的。腧穴的治疗作用特点有3个方面。

1. 近治作用　是十四经穴、奇穴和阿是穴所共有的主治作用特点，即腧穴都能治疗其所在部位及邻近部位的病证，如眼区的睛明、承泣、四白、球后各穴，均能治疗眼病；耳区的听宫、听会、翳风、耳门诸穴，均能治疗耳病；胃部的中脘、建里、梁门等穴，均能治疗胃病。近治作用还可包括较宽的范围，头和躯干部分段选穴，都属于腧穴的近治作用，又如脏腑俞募穴的应用等。

2. 远治作用　是经穴，尤其是十二经脉在四肢肘、膝关节以下腧穴的治疗作用特点。这些要穴不仅能治疗局部病证，而且能治疗本经循行所到达的远隔部位的病证。这就是常说的"经络所过，主治所及"。如合谷穴，不仅能治疗上肢病证，而且能治疗颈部和头面部病证；足三里穴不但能治疗下肢病证，而且能治胃肠及更高部位的病证等。近代的耳穴、头穴大有发展，这些在高部取穴的治法，也可归入远治作用的范围。

3. 特殊作用　除了上述近治和远治作用以外，腧穴还具有双向调整、整体调整和相对的特异治疗作用。不少腧穴具有双向调整作用，如泄泻时针刺天枢穴能止泻，便秘时针刺该穴则可通便。有些穴位还能调治全身性的病证，这在手、足阳明经穴和任、督脉腧穴中更为多见，如合谷、曲池、大椎可治外感发热；足三里、关元、膏肓作为强壮穴，具有提高人体防卫和免疫功能的作用。有些穴位的治疗作用还具有相对的特异性，如至阴穴可矫正胎位、阑尾穴可治疗阑尾炎等。

二、腧穴的主治规律

每个腧穴都有较广泛的主治范围，这与其所属经络和所在部位的不同有直接关系。无论腧穴的局部治疗作用，还是远隔部位的治疗作用，都是以经络学说为依据的，一句话就是"经络所过，主治所及"。腧穴的主治规律，一般可以从腧穴的分经、分部两方面进行归纳。

1. 分经主治规律　分经主治是指某一经脉所属的经穴均可治疗该经循行部位及其相应脏腑的病证。十二经脉在四肢部的五输、原、络、郄穴对于头身部及脏腑病证有特殊的治疗作用，这是腧穴分经主治的基础，也是古人所总结的"四根三结"主治规律的由来。四肢是经脉的"根"和"本"部，对于头身的"结"和"标"部有远治作用。各经有其主要治症（主病），邻近的经又有类似作用，或两经相同，或三经相同，这是"三阴""三阳"在治疗作用上的共性（表 2-1）。

表 2-1　十四经腧穴分经主治规律

十二经脉腧穴主治

经名		本经主治	二经相同主治	三经相同主治
手三阴经	手太阴经	肺、喉病		胸部病
	手厥阴经	心、胃病	神志病	
	手少阴经	心病		
手三阳经	手阳明经	前头、鼻、口齿病		眼、咽喉病，热病
	手少阳经	侧头、胁肋病	耳病	
	手太阳经	后头、肩胛病，神志病		
足三阳经	足阳明经	前头、口齿、咽喉、胃肠病		神志病，热病
	足少阳经	侧头、耳、项、胁肋、胆病	眼病	
	足太阳经	后头、项、背腰、肛肠病		
足三阴经	足太阴经	脾胃病		腹部病，妇科病
	足厥阴经	肝病	前阴病	
	足少阴经	肾、肺、咽喉病		

任、督二脉腧穴主治

经名	本经主治	二经相同主治
督脉	中风昏迷，热病，头面病	神志病，脏腑病，妇科病
任脉	中风脱证，虚寒证	

2. 分部主治规律　任脉、督脉行于头身前后正中，为手足阴阳经脉所交会，是各经的总纲。头身部从上而下分为头、胸、上下腹，各与背腰部前后对应，这就是四海和气街所在部位。胸和上下腹，又属三焦的分布，这是十二经脉的"结"和"标"部，对于

该部的脏腑、器官有近治作用。主要腧穴有脏腑俞募穴和任、督脉上的交会穴，"脏腑腹背，气相通应"（《难经本义》），这是分部主治的规律，体现经脉在纵行分经的基础上又有横行分部的关系。任、督脉由于地位的特殊对于整体有更大的作用。督脉以头项部为重点，任脉以下腹部为重点，体现阴升阳降的作用。再如颈项和肩胛区主局部病证，颈项当头与背之间，还主咽喉、热病和上肢病证；侧胁部对于肝胆，侧腹对于脾胃，与中焦范围相类；腰骶部对下焦脏腑，主要用于下肢病证。

第三节　特定穴

"十四经"中具有特殊治疗作用，并按特定称号归类的腧穴，称为特定穴，包括在四肢肘、膝以下的五输穴、原穴、络穴、郄穴、八脉交会穴、下合穴；在胸腹、背腰部的背俞穴、募穴；在四肢、躯干的八会穴及全身经脉的交会穴。这些腧穴在"十四经"中不仅在数量上占有相当的比例，而且在针灸学的基本理论和临床应用方面也有着极其重要的意义。

一、五输穴

十二经脉在肘、膝关节以下各有称为井、荥、输、经、合的 5 个腧穴，合称五输穴。

有关记载首见于《灵枢·九针十二原》，其曰："所出为井，所溜为荥，所注为输，所行为经，所入为合。"这是按经气的由小到大、由浅而深所做的排列。《灵枢·本输》记载了十一条经络的五输穴，唯独缺手少阴心经，《针灸甲乙经》才补充完备。古人把经气运行过程用自然界的水流由小到大、由浅入深的变化来形容，把五输穴按井、荥、输、经、合的顺序，从四肢末端向肘、膝方向依次排列。"井"穴多位于手足之端，喻作水的源头，是经气所出的部位，即"所出为井"。"荥"穴多位于掌指或跖趾关节之前，喻作水流尚微，萦迂未成大流，是经气流行的部位，即"所溜为荥"。"输"穴多位于掌指或跖趾关节之后，喻作水流由小而大、由浅注深，是经气渐盛，由此注彼的部位，即"所注为输"。"经"穴多位于腕、踝关节以上，喻作水流变大，畅通无阻，是经正盛、运行经过的部位，即"所行为经"。"合"穴位于肘、膝关节附近，喻作江河水流汇入湖海，是经气由此深入，进而会合于脏腑的部位，即"所入为合"。五输穴又配属五行，《灵枢·本输》指出阴经井穴属木，阳经井穴属金。《难经·六十四难》补齐了阴阳经脉五输穴的五行属性，即"阴井木，阳井金；阴荥火，阳荥水；阴俞土，阳俞木；阴经金，阳经火；阴合水，阳合土"，均依五行相生的顺序。同时又按阴阳相合、刚柔相济的关系，将阴井乙木与阳井庚金配合起来，成为子午流注针法按时取穴及合日互用开穴规律的理论基础。

五输穴是常用要穴，为古今医家所重视。临床上如井穴可用来治疗神志昏迷；荥穴可用来治疗热病；输穴可用来治疗关节痛；经穴可用来治疗喘咳；合穴可用来治疗六腑病证等。这就是《灵枢·顺气一日分为四时》提出的"病在脏者取之井；病变于色者取之荥；病时间时甚者取之输；病变于音者取之经；经满而血者，病在胃及以饮食不节得病者，取之合"。《难经·六十八难》则云："井主心下满，荥主身热，输主体重节痛，经主喘咳寒热，合主逆气而泄。"此外还有根据季节因时而刺五输穴的记载，如《难经·七十四难》指出："春刺井，夏刺荥，季夏刺输，秋刺经，冬刺合。"也可根据《难经·六十九难》"虚者补其母，实者泻其子"的理论，按五输穴五行属性以"生我者为母，我生者为子"的原则进行选穴，虚证选用母穴，实证选用子穴。这就是临床上所称的补母泻子法。如肺属金，虚则取太渊（土），实则取尺泽（水），此为本经补母泻子法；肺虚取脾经（土经）的太白（土穴），肺实取肾经（水经）的阴谷（水穴），此为异经补母泻子法。

井荥输原经合歌

少商鱼际与太渊，经渠尺泽肺相连，商阳二三间合谷，阳溪曲池大肠牵。
隐白大都太白脾，商丘阴陵泉要知，厉兑内庭陷谷胃，冲阳解溪三里随。
少冲少府属于心，神门灵道少海寻，少泽前谷后溪腕，阳谷小海小肠经。
涌泉然谷与太溪，复溜阴谷肾所宜，至阴通谷束京骨，昆仑委中膀胱知。
中冲劳宫心包络，大陵间使传曲泽，关冲液门中渚焦，阳池支沟天井索。
大敦行间太冲看，中封曲泉属于肝，窍阴侠溪临泣胆，丘墟阳辅阳陵泉。

二、原穴

十二经脉在腕、踝关节附近各有一个腧穴，是脏腑原气经过和留止的部位，称为"原穴"，合称"十二原"。"原"即本原、原气之意，是人体生命活动的原动力。

原穴名称首载于《灵枢·九针十二原》，篇中提出了五脏原穴：肺原出于太渊，心原出于大陵，肝原出于太冲，脾原出于太白，肾原出于太溪。《灵枢·本输》补充了六腑原穴：大肠原出于合谷，胃原出于冲阳，小肠原出于腕骨，膀胱原出于京骨，三焦原出于阳池，胆原出于丘墟，并指出了各原穴的位置。《针灸甲乙经》补充了心经的原穴神门。《黄帝内经》五脏之原穴，即是五输穴中的输穴，所谓"阴经之输并于原"（《类经图翼》），或可称为"以输为原"。《难经·六十二难》指出："三焦行于诸阳，故置一俞名曰原。"意思是说，三焦散布原气运行于外部，阳经的脉气较阴经盛长，故于腧穴之外立一原穴。这样就形成阴经的输穴与原穴合一，阳经则输穴与原穴分立。据《难经》所论，原气代表原穴，原气起源于肾间动气，是人体生命活动的原动力，通过三焦运行于脏腑，是十二经的根本。原穴是脏腑原气留止之处，因此，脏腑发生病变时，就会相应地反映到原穴上。正如《灵枢·九针十二原》所说："五脏有疾也，应出十二原，而原各有所出，明知其原，睹其应，而知五脏之害矣。"

在治疗方面，《灵枢·九针十二原》说："五脏有疾也，当取之十二原。"针刺原穴能使三焦原气通达，从而发挥维护正气、抗御病邪的作用，说明原穴有调整脏腑经络虚实的功能。

三、络穴

络脉由经脉分出之处各有一穴，称络穴。络穴的名称首载于《灵枢·经脉》。十二经在肘膝关节以下各有一络穴，加上躯干前的任脉络穴，躯干后的督脉络穴和躯干侧的脾之大络，合称"十五络穴"。《素问·平人气象论》还载有"胃之大络"名虚里，故又有"十六络穴"之说。①手三阴经：肺经—列缺；心经—通里；心包经—内关。②手三阳经：大肠经—偏历；小肠经—支正；三焦经—外关。③足三阴经：脾经—公孙；肾经—大钟；肝经—蠡沟。④足三阳经：胃经—丰隆；膀胱经—飞扬；胆经—光明。⑤任脉—鸠尾；督脉—长强；脾之大络—大包。

络穴各主治其络脉的病证，如手少阴络穴通里可治"实则支膈，虚则不能言"之络脉病证。十二络穴能沟通表里两经，故有"一络通两经"之说。因此，络穴不仅能治本经病，也能治其相表里之经的病证，如手太阴经的络穴列缺，既能治疗肺经的咳嗽、喘息，又能治疗手阳明大肠经的齿痛、头项强痛等疾患。原穴和络穴在临床上既可单独使用，也可相互配合使用。原络合用称"原络配穴"，如肺病取肺经的原穴列缺和大肠经的络穴偏历。

十五络穴歌：人身络脉一十五，我今逐一从头举：手太阴络为列缺，手少阴络即通里，手厥阴络为内关，手太阳络支正是，手阳明络偏历当，手少阳络外关位，足太阳络号飞扬，足阳明络丰隆记，足少阳络为光明，足太阴络公孙寄，足少阴络名大钟，足厥阴络蠡沟配，阳督之络号长强，阴任之络为鸠尾，脾之大络为大包。十五络名君须记。

四、郄穴

郄穴是各经脉在四肢经气深聚的部位，郄与"隙"通，是空隙、间隙的意思。郄穴大多分布于四肢肘膝关节以下。十二经脉，阴、阳跷脉和阴、阳维脉各有一郄穴，合为十六郄穴。郄穴的名称和位置首载于《针灸甲乙经》。临床上郄穴常用来治疗本经循行部位及所属脏腑的急性病证。阴经郄穴多治血证，如孔最治咯血、中都治崩漏等。阳经郄穴多治急性疼痛，如颈项痛取外丘、胃脘痛取梁丘等。此外，当脏腑发生病变时，可按压郄穴进行检查，作为协助诊断。

十六郄穴歌：郄义为孔隙，气血深部聚。肺郄孔最取，大肠温溜别；胃经是梁丘，脾经属地机；心则取阴郄，小肠养老列；膀胱金门守，肾向水泉施；心包郄门穴，三焦会宗持；胆郄在外丘，肝经中都是；阳跷跗阳走，阴跷交信期；阳维阳交穴，阴维筑宾知。

五、背俞穴

背俞穴是脏腑之气输注于背腰部的腧穴。背俞穴位于背腰部足太阳膀胱经第一侧线上，大体依脏腑位置而上下排列。背俞穴首见于《灵枢·背腧》，篇中载有五脏背俞穴的名称和位置。《素问·气府论》有"六腑之俞各六"的记载，但未列穴名。至《脉经》才明确了肺俞、肾俞、肝俞、心俞、脾俞、大肠俞、膀胱俞、胆俞、小肠俞、胃俞10个背俞穴的名称和位置。《针灸甲乙经》补充了三焦俞，《备急千金要方》又补充了厥阴俞。《素问·长刺节论》云："迫脏刺背俞也。"《难经·六十七难》云："阴病行阳……俞在阳。"《素问·阴阳应象大论》云："阴病治阳。"这些均说明背俞穴可治疗五脏病证。

背俞穴不但可以治疗与其相应的脏腑病证，也可以治疗与五脏相关的五官九窍、皮肉筋骨等病证。如肝俞既能治疗肝病，又能治疗与肝有关的目疾、筋急等病；肾俞既能治疗肾病，也可治疗与肾有关的耳鸣、耳聋、阳痿及骨病等。

十二背俞穴歌：三椎肺俞四厥阴，心五肝九十胆俞，十一脾俞十二胃，十三三焦十四肾，大肠十六小十八，膀胱俞与十九平。

六、募穴

脏腑之气结聚于胸腹部的腧穴，称募穴。五脏六腑各有一募穴。募穴部位都接近其脏腑所在，有在正中任脉（单穴），有在两旁各经（双穴）。分布于肺经的有肺募中府；分布于肝经的有肝募期门、脾募章门；分布于胆经的有胆募日月、肾募京门；分布于胃经的有大肠募天枢。以上均为双穴。其余都分布于任脉：心包募为膻中，心募为巨阙，胃募为中脘，三焦募为石门，小肠募为关元，膀胱募为中极，均为单穴。募穴，始见于《素问·奇病论》，其曰："……故胆虚气上溢而口为之苦，治之以胆募俞。"《难经·六十七难》云："五脏募皆在阴，而俞在阳……"此即指募穴分布于胸腹，而背俞穴分布在背部。《脉经》具体记载了期门、日月、巨阙、关元、章门、太仓（中脘）、中府、天枢、京门、中极10个募穴的名称和位置。《针灸甲乙经》补充了三焦募为石门。后人又补充了心包募为膻中，始臻完备。《难经·六十七难》云："阳病行阴，故令募在阴……"《素问·阴阳应象大论》云："阳病治阴……"说明治六腑病证多取募穴，如胃病取中脘，大肠病取天枢，膀胱病取中极等。滑伯仁《难经本义》云："阴阳经络，气相交贯，脏腑腹背，气相通应。"说明脏腑之气与俞募穴是相互贯通的。当脏腑发生病变时，常在其相应的俞募穴出现疼痛或过敏等病理反应。因此，临床上通过观察、触扪俞募穴处的异常变化，以诊断相应脏腑疾病，又可刺灸俞募穴来治疗相应的脏腑疾病。募穴的主治性能与背俞穴有共同之处，募穴对于脏腑病证属于邻近取穴，临床上多与四肢远道穴配用，如脏病配用原穴，腑病配用下合穴等，又可与背俞穴配合使用，俞募同用属"前后配穴"。

十二募穴歌：大肠天枢肺中府，小肠关元心巨阙，膀胱中极肾京门，肝募期门胆日月，脾募章门胃中脘，气化三焦石门针，心包募穴在何处？胸前正中膻中寻。

七、八会穴

八会穴是指脏、腑、气、血、筋、脉、骨、髓所会聚的8个腧穴。八会穴首载于《难经·四十五难》，其曰："腑会太仓（中脘），脏会季胁（章门），筋会阳陵泉，髓会绝骨（悬钟），血会膈俞，骨会大杼，脉会太渊，气会三焦外一筋直两乳内（膻中）也。"这是就原有一些重要腧穴，按其特殊治疗作用进行归纳，定出八会穴的名称。如章门原是脾之募穴，因为五脏皆禀气于脾，故称为脏会；中脘为胃之募穴，因六腑皆禀于胃，故为腑会；膻中为宗气之所聚，故为气会；膈俞位于心俞、肝俞之间，心主血，肝藏血，故为血会；大杼近于椎骨，是柱骨之根，故为骨会；阳陵泉位于膝下，膝为筋之府，故为筋会；太渊居于寸口，为脉之大会处，故为脉会；悬钟属于胆经，主骨所生病，骨生髓，故以此为髓会。临床上，凡与此八者有关的病证均可选用相关的八会穴治疗。另外，《难经·四十五难》还说："热病在内者，取其会之气穴也。"说明八会穴还能调治相关热病。

八会穴歌：腑会中脘脏章门，筋会阳陵髓绝骨；骨会大杼气膻中，血会膈俞脉太渊。

八、八脉交会穴

八脉交会穴原称"交经八穴""流注八穴"和"八脉八穴"，是指四肢部通向奇经八脉的八个经穴。八脉交会穴均分布于肘膝以下，原属于五输穴和络穴，因称为"流注"，通过十二经脉以交（通）于奇经八脉，因称"交经"，后来又称为"八脉交会穴"。其交会意义与十四经交会穴的相互会合不同。八脉交会穴的记载首见于窦汉卿《针经指南》，据说是"少室隐者之所传"，得之于"山人宋子华"之手。因窦氏善用此法，故又称"窦氏八穴"。八脉交会穴与"八脉"的相会（通）关系：公孙从足太阴脾经入腹，与冲脉相通；内关从手厥阴心包经，于胸中与阴维脉相通；外关从手少阳三焦经上肩，与阳维脉相通；足临泣从足少阳胆经过季胁，与带脉相通；申脉从足太阳膀胱经，与阳跷脉相通；后溪从手太阳小肠经交肩会于大椎，与督脉相通；照海从足少阴肾经与阴跷脉相通；列缺从手太阴肺经循喉咙，与任脉相通。由于八脉交会穴与"八脉"相会通，故此八穴既能治疗本经病，还能治疗奇经病。如公孙通冲脉，能治疗足太阴脾经病，又能治疗冲脉病；内关通阴维脉，能治疗手厥阴心包经病，又能治疗阴维脉病，都属主治范围的扩展。

八脉交会穴，临床上可作为远道取穴单独选用，再配上头身部的邻近穴，称为远近配穴。八脉交会穴又可上下配合应用，如公孙配内关，治疗胃、心、胸部病证；后溪配申脉，治内眼角、耳、项、肩胛部位病及发热恶寒等表证；外关配足临泣，治疗外眼角、耳、颊、颈、肩部病及寒热往来证；列缺配照海，治咽喉、胸膈、肺病和阴虚内热等。

八脉交会穴在临床上应用甚为广泛，李梴《医学入门》说："八法者，奇经八穴为要，乃十二经之大会也。"又说："周身三百六十穴统于手足六十六穴，六十六穴又统于八穴。"强调了八脉交会穴的重要意义。

八脉交会穴歌：公孙冲脉胃心胸，内关阴维下总同；临泣胆经连带脉，阳维目锐外关逢；后溪督脉内眦颈，申脉阳跷络亦通；列缺任脉行肺系，阴跷照海膈喉咙。

九、下合穴

下合穴即六腑下合穴，是六腑之气下合于足三阳经的6个腧穴。《灵枢·本输》指出："六腑皆出足之三阳，上合于手者也。"说明六腑之气都通向下肢，在足三阳经上各有合穴，而手足三阳经又有上下相合的关系。《灵枢·邪气脏腑病形》又提出了"合治内腑"的理论，说明六腑病应取用其下合穴，其曰："胃合入于三里，大肠合入于巨虚上廉，小肠合入于巨虚下廉，三焦合入于委阳，膀胱合入于委中，胆合入于阳陵泉。"胃、胆、膀胱三腑的下合穴，即本经五输穴中的合穴，而大肠、小肠、三焦三腑在下肢则另有下合穴。《灵枢·本输》说"大肠、小肠皆属于胃"，三焦是"太阳之别"，"入络膀胱"。《针灸甲乙经》也指出："委阳、三焦下辅俞也……此足太阳之别络也。"膀胱主藏津液，三焦主水液代谢，二者关系密切。因此，大肠、小肠下合于胃经，三焦下合于膀胱经。

《素问·咳论》说："治腑者，治其合。"说明下合穴是治疗六腑病证的主要穴位。如足三里治胃脘痛，下巨虚治泄泻，上巨虚治肠痈、痢疾，阳陵泉治胆痛，委阳、委中治三焦气化失常而引起的癃闭、遗尿等。

下合穴歌：胃经下合足三里，上下巨虚大小肠，膀胱当合委中穴，三焦下合属委阳，胆经之合阳陵泉，腑病用之效显彰。

十、交会穴

交会穴是指两经或数经相交、会合的腧穴。交会穴的记载始见于《针灸甲乙经》。交会穴多分布于头面、躯干部。交会穴不但能治疗本经病，还能兼治所交经脉的病证。如关元、中极是任脉经穴，又与足三阴经相交会，故既可治疗任脉病证，又可治疗足三阴经的病证；大椎是督脉经穴，又与手足三阳相交会，既可治疗督脉的疾患，又可治疗诸阳经的全身性疾患；三阴交是足太阴脾经穴，又与足少阴肾经和足厥阴肝经相交会，故不但能治疗脾经病，又能治疗肝、肾两经的疾病。

第四节　腧穴定位法

腧穴定位法又称取穴法，是指确定腧穴位置的基本方法。确定腧穴位置，要以体表标志为主要依据，在距离标志较远的部位，则于两标志之间折合一定的比例寸，称"骨度分寸"，用此"寸"表示上下左右的距离；取穴时，用手指比量这种距离，则有手指"同身寸"的应用。以下分体表解剖标志、骨度折量和指寸三法进行介绍。

一、体表解剖标志定位法

体表解剖标志定位法是指以人体解剖学的各种体表标志为依据确定腧穴定位的方法。体表解剖标志，主要指分布于全身体表的骨性标志和肌性标志，可分为固定标志和活动标志两类。

1. 固定标志　是指利用五官、毛发、爪甲、乳头、脐窝，骨节凸起、凹陷及肌肉隆起等固定标志来取穴的方法。比较明显的标志，如鼻尖取素髎；两眉中间取印堂；两乳中间取膻中；脐旁 2 寸取天枢；腓骨小头前下缘取阳陵泉；俯首显示最高的第 7 颈椎棘突下取大椎等。在两骨分歧处，如锁骨肩峰端与肩胛冈分歧处取巨骨；胸骨下端与肋软骨分歧处取中庭等。此外，肩胛冈平第 3 胸椎棘突，肩胛骨下角平第 7 胸椎棘突，髂嵴平第 4 腰椎棘突，这些可作为背腰部穴的取穴标志。

2. 活动标志　是指利用关节、肌肉、皮肤随活动而出现的孔隙、凹陷、皱纹等活动标志来取穴的方法。例如耳门、听宫、听会等应张口取；下关应闭口取。又如曲池宜屈肘于横纹头处取之；外展上臂时肩峰前下方的凹陷中取肩髃；取阳溪穴时应将拇指跷起，当拇长、短伸肌腱之间的凹陷中取之；取养老穴时，应正坐屈肘，掌心向胸，当尺骨小头桡侧骨缝中取之。

二、骨度折量定位法

骨度折量定位法即以骨节为主要标志测量周身各部的大小、长短，并依其尺寸按比例折算作为定穴的标准。杨上善说："以此为定分，立经脉，并取空穴。"分部折寸以患者本人的身材为依据。此法的记载，最早见于《灵枢·骨度》。取用时，将设定的骨节两端之间的长度折成为一定的等分，每一等分为 1 寸。不论男女老幼、肥瘦高矮，一概以此标准折量作为量取腧穴的依据（表 2-2）。

表 2-2　常用骨度分寸表

部位	起止点	折量寸	度量法	说明
头面部	前发际正中至后发际正中	12	直寸	用于确定头部腧穴的纵向距离
	眉间（印堂）至前发际正中	3	直寸	用于确定前或后发际及其头部腧穴的纵向距离
	两额角发际（头维）之间	9	横寸	用于确定头前部腧穴的横向距离
	耳后两乳突（完骨）之间	9	横寸	用于确定头后部腧穴的横向距离
胸腹胁部	胸骨上窝（天突）至胸剑结合中点（歧骨）	9	直寸	用于确定胸部任脉腧穴的纵向距离
	剑胸结合中点（歧骨）至脐中	8	直寸	用于确定上腹部腧穴的纵向距离
	脐中至耻骨联合上缘（曲骨）	5	直寸	用于确定下腹部腧穴的纵向距离
	两乳头之间	8	横寸	用于确定胸腹部腧穴的横向距离
	两肩胛骨喙突内侧缘之间	12	横寸	用于确定胸部腧穴的横向距离
背腰部	肩胛骨内侧缘至后正中线	3	横寸	用于确定背腰部腧穴的横向距离
上肢部	腋前、后纹头至肘横纹（平尺骨鹰嘴）	9	直寸	用于确定上臂部腧穴的纵向距离
	肘横纹（平尺骨鹰嘴）至腕掌（背）侧远端横纹	12	直寸	用于确定前臂部腧穴的纵向距离
下肢部	耻骨联合上缘至髌底	18	直寸	用于确定大腿部腧穴的纵向距离
	髌底至髌尖	2	直寸	
	髌尖（膝中）至内踝尖	15	直寸	用于确定小腿内侧部腧穴的纵向距离
	胫骨内侧髁下方阴陵泉至内踝尖	13	直寸	
	股骨大转子至腘横纹（平髌尖）	19	直寸	用于确定大腿前外侧部腧穴的纵向距离
	臀沟至腘横纹	14	直寸	用于确定大腿后部腧穴的纵向距离
	腘横纹（平髌尖）至外踝尖	16	直寸	用于确定小腿外侧部腧穴的纵向距离
	内踝尖至足底	3	直寸	用于确定足内侧部腧穴的纵向距离

三、指寸定位法

指寸定位法，又称手指同身寸定位法，是指依据被取穴者本人手指所规定的分寸以量取腧穴的方法。此法主要用于下肢部。在具体取穴时，医者应当在骨度折量定位法的基础上，参照被取穴者自身的手指进行比量，并结合一些简便的活动标志取穴方法，以确定腧穴的准确位置。

1. 中指同身寸 以被取穴者的中指中节桡侧两端纹头（拇指、中指屈曲成环形）之间的距离作为 1 寸（图 2-1）。

2. 拇指同身寸 以被取穴者拇指的指间关节的宽度作为 1 寸（图 2-2）。

3. 横指同身寸 被取穴者手四指并拢，以其中指中节横纹为准，其四指的宽度作为 3 寸（图 2-3）。四指相并名曰"一夫"，用横指同身寸法量取腧穴，又名"一夫法"。

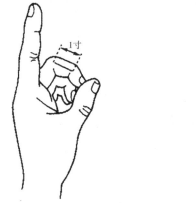

图 2-1 中指同身寸

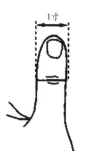

图 2-2 拇指同身寸

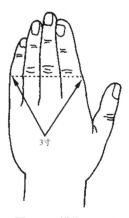

图 2-3 横指同身寸

指寸定位法只能在骨度折量定位法的基础上运用，不能以"指寸"悉量全身各部，否则长短失度。张景岳《类经图翼》说："同身寸者，谓同于人身之尺寸也。人之长短肥瘦各自不同，而穴之横直尺寸亦不能一。如今以中指同身寸法一概混用，则人瘦而指长，人肥而指短，岂不谬误？故必因其形而取之，方得其当。"以上说明，体表解剖标志定位法和骨度折量定位法是确定腧穴位置的基本方法，指寸定位法是一种配合的"手法"。

此外，临床上还有一些被称作"简便取穴"的方法，实际是"指寸定位"或"活动标志定位"的扩展。如两手伸开，于虎口交叉，当食指端处取列缺；半握拳，当中指端所指处取劳宫；两手自然下垂，于中指端在下肢所触处取风市；垂肩屈肘，于平肘尖处取章门；两耳角直上连线中点取百会等。此法只作为辅助取穴法。

第三章　经络腧穴各论

第一节　手太阴肺经——调治呼吸的通天之脉

手太阴肺经这个术语出自《黄帝内经》，为十二经脉之一、手三阴经之一。十二经脉气血运行始自于手太阴肺经，与手阳明大肠经相表里，上接足厥阴肝经于肺内，下接手阳明大肠经于食指，经脉分布于胸前、上肢内侧前、拇指桡侧，其络脉、经别分别与之内外相连，经筋分布于外部。

主治概要：咳、喘、咯血、咽喉痛等肺系疾患，以及经脉循行部位的其他病证。①脏腑病：咳喘，上气，烦心，肺胀满，小便数而欠。②经脉病：胸满，缺盆痛，臑臂内前廉痛厥，掌中热。

【经脉循行】手太阴肺经的经脉循行，《灵枢·经脉》曰："肺手太阴之脉，起于中焦，下络大肠，还循胃口，上膈属肺。从肺系横出腋下，下循臑内，行少阴、心主之前，下肘中，循臂内上骨下廉，入寸口，上鱼，循鱼际，出大指之端。其支者，从腕后直出次指内廉，出其端。"

手太阴肺经起始于中焦，向下联络大肠，回过来沿着胃上口，穿过膈肌，属于肺脏。从肺系的气管、喉咙部横出腋下（中府、云门），下循上臂内侧，走手少阴与手厥阴经之前（天府、侠白），下向肘中（尺泽），沿前臂内侧桡骨边缘（孔最），进入寸口动脉搏动处（经渠、太渊），上向大鱼际部，沿边际（鱼际），出大指的末端（少商）。其支脉从腕后（列缺）走向食指内（桡）侧，出其末端，接手阳明大肠经（图3-1）。

本经共11穴。

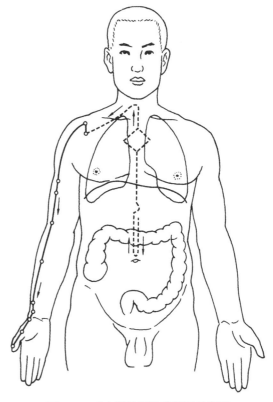

图3-1　手太阴肺经经脉循行示意图

【常用腧穴】

1. 列缺（络穴；八脉交会穴，通于任脉）

［定位］在前臂，腕掌侧远端横纹上 1.5 寸，拇短伸肌腱和拇长展肌腱之间，拇长展肌腱沟的凹陷中（图 3-2）。

［简便取穴］以左右两手虎口交叉，一手食指按在另一手的桡骨茎突上，当食指尖到达之凹陷处取穴。

［功效］宣肺解表，通经活络，止咳平喘，利水通淋。

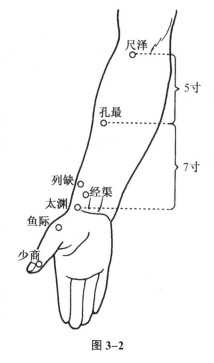

图 3-2

［主治］伤风外感，咳嗽，气喘，咽喉肿痛；头痛项强，口眼歪斜，齿痛；遗尿，小便热，尿血，阴茎痛；掌中热，上肢不遂，手腕无力或疼痛。

［配伍］配大椎、合谷、外关、鱼际，治疗外感咳嗽；配足三里，治疗虚劳喘咳；配中脘、上星、太渊、百会、头维、丝竹空、风池、太阳，治疗头痛；配太渊、尺泽、足三里，治疗咯血；配后溪、人中、颊车、太渊、合谷，治疗牙齿疼痛；配中封、膈俞、肝俞、肾俞、气海、石门，治疗淋痛；配后溪、少泽、前谷，治疗疟疾；配上星、迎香、曲池、风池，治疗慢性鼻炎。

［操作］①向上斜刺 0.2～0.3 寸，局部酸胀、沉重，或向肘、肩部放散。②艾炷灸 3～5 壮，艾条灸 5～10 分钟，因此处皮肤较薄，不宜瘢痕灸。③按摩则选用按法、点法、揉法、按揉法、点揉法、点按法、掐法、拇指弹拨法等。

［穴位养生］①每天坚持用食指指腹揉按列缺，每次 1～3 分钟，对于三叉神经痛、健忘、惊悸等病证，可以起到显著的保健调理效果；用拇指弹拨列缺 100～200 次，能清泻肺热。②用艾条雀啄灸列缺 5～20 分钟，每日 1 次，可改善桡骨茎突腱鞘炎。③用角刮法从上向下刮拭列缺 3～5 分钟，以出痧为度，可用于治疗咽痛、颈痛等。

2. 太渊（输穴，原穴，八会穴之脉会）

［定位］在腕前区，桡骨茎突与舟状骨之间，拇长展肌腱尺侧凹陷中（图 3-2）。

［简便取穴］采取端正坐姿，把手臂向前伸直，手掌侧立，在腕横纹桡侧轻触桡动脉，从感觉到搏动处稍往桡侧移动至凹陷处即是。

［功效］止咳化痰，通调血脉，通经活络，顺气平喘。

［主治］感冒、咳嗽、哮喘、咯血、咽喉疼痛、失音等肺系病证；胸闷、心痛、心悸等心系病证；腹胀、反酸、嗳气等脾胃系病证。本经所经过部位病证：腕臂疼痛、扭伤、掌中热。头痛、目赤肿痛、牙痛、失眠、梅核气、中风失语、遗尿、糖尿病、呕吐、痿证、中风失语等其他病证。

［配伍］配尺泽、鱼际、肺俞，治疗咳嗽、咯血、胸痛；配丰隆，治疗风痰咳嗽；配内关、四缝，治疗百日咳；配肺俞、太白，治疗肺虚喘息；配列缺、大陵、内关，治

疗无脉症；配鱼际、太溪、复溜，治疗咽干、咽痛、失音；配内关、神门，治疗胸痛、心痛、心悸。

[操作]避开桡动脉，直刺 0.3 ～ 0.5 寸。可灸。

[穴位养生]①用拇指按压太渊穴片刻后松开，反复 5 ～ 10 次，可改善手掌冷痛麻木（用拇指及指甲尖掐按太渊穴，每次左右各按 1 ～ 3 分钟）。②艾条温和灸 5 ～ 20 分钟，每日 1 次，可缓解胸闷、乳房肿痛等。③用角刮法从上向下刮拭 3 ～ 5 分钟，隔日 1 次，可治疗目赤、发热、便血等。

3. 少商（井穴）

[定位]在手指，拇指末节桡侧，指甲根角侧上方 0.1 寸（指寸）（图 3-2）。

[简便取穴]侧掌，拇指上翘，拇指爪甲桡侧缘和基底部各做一线，相交处取穴。

[功效]清肺利咽，宣泄郁热，开窍启闭，醒脑宁神，活血通络。

[主治]咽喉肿痛、咳嗽、气喘、鼻衄；发热、中暑呕吐、心下满；中风昏迷、癫狂、小儿惊风；手指麻木。实验研究表明，少商穴可改善微循环；针刺少商穴有助于一氧化碳中毒而致昏迷的患者苏醒；对异常胎位孕妇，艾灸少商可使腹部松弛，胎动活跃，具有一定的保胎作用。

[配伍]配商阳、中冲、关冲、少冲、少泽，治疗中风昏仆；配人中、隐白、大陵、申脉、风府、颊车、承浆、劳宫、上星、会阴、曲池，治疗癫狂；配合谷、大陵、关冲、尺泽、金津、玉液，治疗中暑；配大椎、曲池、中冲、百会，治疗小儿惊风；配四缝、合谷、内关、太渊，治疗顿咳；配天突、合谷，治疗咽喉肿痛；配合谷、鱼际、金津、玉液，治疗喉蛾；配口禾髎、上星、合谷、鱼际，治疗鼻衄；配劳宫，治疗呕吐。

[操作]①浅刺 0.1 寸，局部胀痛；或用三棱针点刺出血：推血至指端，捏紧，消毒后，对准穴位迅速刺入，挤出 5 ～ 10 滴血。②按摩采用点法、点揉法、点按法、掐法等。③此穴一般不灸。

[穴位养生]①经常用拇指尖轻轻掐揉少商，揉到少商不痛，对防治慢性咽炎非常有效，还可以预防感冒。注意掐按时力度不宜过大，以免受伤。②打嗝时，用拇指按压少商，以感觉酸痛为度，持续半分钟，即可停止。③急性咽炎、扁桃体炎时，在少商处放几滴血，可有效缓解症状。

【其他腧穴】

1. 中府（肺之募穴，手、足太阴经交会穴）

[定位]在胸部，横平第 1 肋间隙，锁骨下窝外侧，前正中线旁开 6 寸。

[主治]咳嗽，气喘，肺胀满，胸痛，肩背痛。

[操作]向外斜刺或平刺 0.5 ～ 0.8 寸，不可向内深刺，以免伤及肺脏。

2. 云门

[定位]在胸部，锁骨下窝凹陷中，肩胛骨喙突内缘，前正中线旁开 6 寸。

[主治]咳嗽，气喘，胸痛，肩背痛，胸中烦痛。

[操作]向外斜刺或平刺 0.5 ～ 0.8 寸。可灸。

3. 天府

［定位］在臂前区，腋前纹头下 3 寸，肱二头肌桡侧缘处。

［主治］气喘，鼻衄，瘿气，臂痛。

［操作］直刺 0.5 ～ 1 寸。

4. 侠白

［定位］在臂前区，腋前纹头下 4 寸，肱二头肌桡侧缘处。

［主治］咳嗽，气喘，干呕，烦满，上臂痛。

［操作］直刺 0.5 ～ 1 寸。

5. 尺泽（合穴）

［定位］在肘区，肘横纹上，肱二头肌腱桡侧缘凹陷中。

［主治］咳嗽，气喘，咯血，潮热，胸部胀满，咽喉肿痛，小儿惊风，吐泻，肘臂挛痛。

［操作］直刺 0.8 ～ 1.2 寸，或点刺出血。

6. 孔最（郄穴）

［定位］在前臂前区，腕掌侧远端横纹上 7 寸，尺泽与太渊连线上。

［主治］咳嗽，气喘，咳血，咽喉肿痛，肘臂挛痛，痔疾。

［操作］直刺 0.5 ～ 1 寸。

7. 经渠（经穴）

［定位］在前臂前区，腕掌侧远端横纹上 1 寸，桡骨茎突与桡动脉之间。

［主治］咳嗽，气喘，胸痛，咽喉肿痛，手腕痛。

［操作］避开桡动脉，直刺 0.3 ～ 0.5 寸。

8. 鱼际（荥穴）

［定位］在手外侧，第 1 掌骨桡侧中点赤白肉际处。

［主治］咳嗽，咯血，咽喉肿痛，失音，发热。

［操作］直刺 0.5 ～ 0.8 寸。

第二节　手阳明大肠经——清浊调津的传导之脉

大肠主要功能是负责传导水谷糟粕，并吸收其中部分水分，中医学称为"大肠者，传导之官，变化出焉""大肠主液"。大肠与肺互为表里。手阳明大肠经为多气多血之经，卯时（5 ～ 7 时）气血最旺。

主治概要：头面五官疾患、咽喉病、热病、皮肤病、肠胃病、神志病等，以及经脉循行部位的其他病证。①虚证：腹痛、肠鸣腹泻、大肠功能减弱、肩膀僵硬、皮肤无光泽、肩酸、喉干、喘息、宿便等。②实证：腹胀、易便秘、易患痔疮、肩背部不适或疼痛、牙痛、皮肤异常、上脘部不适等。

【经脉循行】手阳明大肠经的经脉循行，《灵枢·经脉》曰："大肠手阳明之脉，起于大指次指之端，循指上廉，出合谷两骨之间，上入两筋之中，循臂上廉，入肘外廉，上臑外前廉，上肩，出髃骨之前廉，上出于柱骨之会上，下入缺盆，络肺，下膈，属大肠。其支者，从缺盆上颈，贯颊，入下齿中；还出夹口，交人中——左之右，右之左，上夹鼻孔。"

手阳明大肠经自食指桡侧端（商阳）起始，沿食指桡侧上行，出走于两骨（第1、2掌骨）之间，进入两筋（拇长、短伸肌腱）之中（阳溪），沿着前臂外侧前缘，向上进入肘部外侧（曲池），再沿上臂外侧前缘上行，至肩部（肩髃），向后与督脉在大椎穴处相会，然后向前进入锁骨上窝，联络肺脏，向下贯穿膈肌，入属大肠。其支脉，从锁骨上窝走向颈部，通过面颊，进入下齿中，又返回夹口唇两旁，在人中处左右交叉，上夹鼻孔两旁（迎香），与足阳明胃经相接（图3-3）。

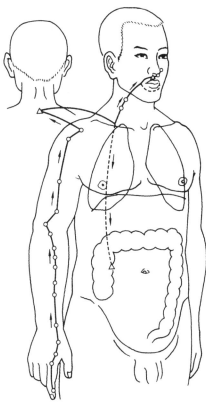

图3-3 手阳明大肠经经脉循行示意图

本经一侧20穴，14穴分布于上肢背面桡侧，6穴在肩、颈和面部。

【常用腧穴】

1. 合谷（原穴）

［定位］在手背，第2掌骨桡侧的中点处（图3-4）。

［简便取穴］拇指、食指合拢，在肌肉的最高处取穴；或拇指、食指张开，以另一手的拇指关节横纹放在虎口上，拇指下压处取穴。

［功效］疏风解表，通络镇痛，活血行气，止痛镇静。

［主治］身热、头痛、眩晕、目赤肿痛、鼻衄鼻渊、咽喉肿痛、齿痛面肿、耳聋、失音、牙关紧闭、口眼歪斜、痄腮；发热、恶寒、咳嗽、无汗或多汗、疟疾；脘腹疼痛、呕吐、便秘、痢疾；小儿惊风、抽搐、癫痫；痛经、闭经、滞产；瘾疹、皮肤瘙痒、疔疮、丹毒；肩臂疼痛、手指肿痛、麻木、半身不遂。

［配伍］配颊车、迎香，有通经活络止痛的作用，主治牙痛、面痛、面瘫。配列缺，为原络配穴法；配太冲，称四关穴，有镇静安神、平肝息风的作用，主治癫狂、头痛、眩晕、高血压；配风池、大椎，有清热凉血、截疟的作用，主治皮肤瘙痒、荨麻疹、疔疮、疟疾；配三阴交，有调经活血、催产的作用，主治月经不调、痛经、经闭、滞产。

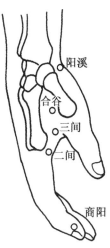

图3-4

［操作］

（1）针法：①直刺法：直刺0.5～1寸，局部酸胀。②斜刺法：与皮肤呈20°夹角，向腕掌关节方向斜刺1～1.5寸，局部酸胀可向上扩散，有时可发散到肩、肘部。针刺时呈半握拳状。③孕妇不宜针。

（2）灸法：灸3～5壮，温和灸5～15分钟。

［穴位养生］①因手阳明大肠经经过下牙龈，故下牙疼痛时按合谷穴5分钟，疼痛会减轻。如果患牙龈炎，并且持续时间较长，反复发作，经常按压合谷穴也有效果。②合谷还是急救穴，如因中暑、中风、虚脱等导致晕厥时，可用拇指掐捏患者的合谷穴，持续2～3分钟，晕厥一般可缓解。如果同时用指尖掐按人中穴，醒脑回苏的效果更好。③痔疮发作、便血时，可以按摩或搓揉合谷穴，也可用指尖、笔芯刺激，以有酸胀感为佳。④合谷为全身反应的最大刺激点，可以降血压、镇静安神，常用拇指指腹垂直按压合谷穴，每次1～3分钟。⑤合谷穴还有健运脾胃的作用，对头痛、耳聋、视力模糊、失眠、神经衰弱等都有很好的调理保健功能。

2. 曲池（合穴）

［定位］在肘区，在尺泽与肱骨外上髁连线中点凹陷处（图3-5）。

［简便取穴］屈肘成直角，当肘横纹外侧尽头处。

［功效］疏风清热，调和营卫，理气和胃，降逆活络。

［主治］半身不遂，肩痛，臂细无力，肘臂挛急或弛缓，肘中痛难屈伸，手臂红肿，腰背痛；腹痛，吐泻，便秘，痢疾，肠痈；瘰疬，瘿气，湿疹，丹毒，疥疮，瘾疹，皮肤干燥；头痛，眩晕，耳鸣，耳前疼痛，目赤痛，目不明，牙痛，颈肿，咽喉肿痛；月经不调，乳少；癥瘕，癫狂，善惊；胸中烦满，咳嗽，哮喘；热病，伤寒，伤寒余热不尽，疟疾，消渴，水肿等。该穴为清热要穴，十三鬼穴之一，统治一切癫狂病。

［配伍］配中脘、足三里、内庭，治疗便秘（实证）；配阑尾、足三里、上巨虚，治疗肠痈；配肩髃、中脘、足三里，治疗呕吐（肝气犯胃）；配睛明、攒竹、瞳子髎、太阳、合谷，治疗目红肿生翳；配少海、阳谷、阳溪、二间、液门、颊车、内庭，治疗齿痛；配合谷，治疗颈肿；配合谷、外关等，治疗感冒发热、咽喉炎、扁桃体炎；配合谷、三里，治疗疔疮；配合谷、血海，治疗荨麻疹；配肩髃、外关，治疗上肢痿痹；配绝骨、昆仑、合谷、肩髃、手三里、足三里，治疗中风。

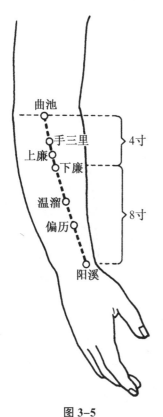

图 3-5

［操作］①直刺1～1.5寸。深刺可透少海穴，局部酸胀或向上放散至肩部或向下放散至手指。治疗肘部疼痛时可用"合谷刺""齐刺"，或三棱针点刺放血。②艾炷灸或温针灸5～7壮，艾条灸5～20分钟。③按摩可选用按法、点法、揉法、按揉法、点揉法、点按法、掐法、拇指弹拨法等。

［穴位养生］①发热感冒及咳嗽、哮喘时，可用刮痧板刮拭曲池穴，如有痧排出，可以迅速解表、退热。②每天早晚用拇指指腹垂直按压曲池穴，每次1～3分钟，可改善上

肢瘫麻、哮喘等。③每日按压曲池穴1～2分钟，使酸胀感向下扩散，有预防高血压的作用。④用艾条温和灸5～20分钟，每日1次，可改善肘痛、上肢痹痛等。⑤用面刮法从上向下刮拭曲池穴3～5分钟，可缓解便秘、头痛、发热、咽喉肿痛等症状。

3. 迎香

［定位］在面部，鼻翼外缘中点旁，鼻唇沟中（图3-6）。

［简便取穴］正坐位，用手指从鼻翼沿鼻唇沟向上推，至鼻唇沟中点处可触及一凹陷，按之有酸胀感。

［功效］通利鼻窍，疏风解表，祛风通络，通便止痛。

［主治］鼻塞、鼻衄、鼻息肉、多涕、目赤肿痛、口眼歪斜、面痛、唇肿、面部如蚁走感、丹毒、荨麻疹等。

［配伍］配印堂、合谷，治疗急、慢性鼻炎；配四白、地仓，治疗面神经麻痹、面肌痉挛；配阳陵泉、丘墟，治疗胆道蛔虫症；配人中、上星、太渊，治疗鼻塞；配上星、肺俞、风池、风府、风门，治疗多涕；配合谷、太冲，治疗鼻渊；配上星、合谷、神门、肺俞、心俞、尺泽，治疗鼻息肉；配合谷、上星，治疗鼻衄；配太阳、上星、攒竹、睛明、合谷、委中、肝俞、行间，治疗目赤肿痛；配水沟、风池、支沟、合谷、曲池、委中，治疗丹毒；配下关、翳风、上星、攒竹、人中、颊车，治疗面痛。

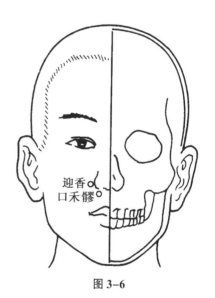

图3-6

［操作］①略向内上方斜刺或平刺0.3～0.5寸；不宜灸。②按摩选用按法、点法、揉法、按揉法、点揉法、点按法、掐法等。

［穴位养生］采用鼻吸口呼式呼吸。食指指尖置于迎香穴，做旋转揉搓。吸气时向外、向上揉搓，呼气时向里、向下揉搓，连做8次，多可至64次，如伤风感冒、鼻流清涕或鼻塞不通，可以多做几次。鼻塞时按揉迎香穴，通常可缓解鼻塞。若未见效，可同时按压印堂穴。将中指指腹按在印堂穴上，稍用力往上推，再缓慢往下压。如此几次施加刺激，鼻塞可消失。

【其他腧穴】

1. 商阳（井穴）

［定位］在手指，食指末节桡侧，指甲根角侧上方0.1寸（指寸）。

［主治］咽喉肿痛，牙痛；热病昏迷；食指端麻木；耳聋。

［操作］浅刺0.1寸，或点刺出血。

2. 二间（荥穴）

［定位］在手指，第2掌指关节桡侧远端赤白肉际处。

［主治］牙痛，咽喉肿痛；目赤痛，食指关节肿痛。

［操作］直刺 0.2 ～ 0.3 寸。

3. 三间（输穴）

［定位］在手背，第 2 掌指关节桡侧近端凹陷中。

［主治］目痛，齿痛，咽喉肿痛；身热，手背及手指红肿疼痛。

［操作］直刺 0.3 ～ 0.5 寸。

4. 阳溪（经穴）

［定位］在腕区，腕背侧远端横纹桡侧，桡骨茎突远端，解剖学"鼻烟窝"凹陷中。

［主治］前头痛，目赤肿痛，牙痛；手腕无力。

［操作］直刺或斜刺 0.5 ～ 0.8 寸。

5. 偏历（络穴）

［定位］在前臂，腕背侧远端横纹上 3 寸，阳溪与曲池连线上。

［主治］龋齿，耳聋，面瘫；水肿，手背酸痛。

［操作］直刺或斜刺 0.5 ～ 0.8 寸。

6. 温溜（郄穴）

［定位］在前臂，腕背侧远端横纹上 5 寸，阳溪与曲池连线上。

［主治］急性腹痛，肠鸣，肩背酸痛；面瘫，面肿。

［操作］直刺 0.5 ～ 1 寸。

7. 下廉

［定位］在前臂，肘横纹下 4 寸，阳溪与曲池连线上。

［主治］腹胀，腹痛；肘臂痛。

［操作］直刺 0.5 ～ 1 寸。

8. 上廉

［定位］在前臂，肘横纹下 3 寸，阳溪与曲池连线上。

［主治］半身不遂，肩臂酸痛，手臂麻木；腹痛，肠鸣。

［操作］直刺 0.5 ～ 1 寸。

9. 手三里

［定位］在前臂，肘横纹下 2 寸，阳溪与曲池连线上。

［主治］腹痛，腹泻；上肢不遂；止痛，弹拨此穴可消除针刺不当引起的酸胀感。

［操作］直刺 1 ～ 1.5 寸。

10. 肘髎

［定位］在肘区，肱骨外上髁上缘，髁上嵴的前缘。

［主治］肘臂部酸痛、麻木、挛急。

［操作］直刺 0.5 ～ 1 寸。

11. 手五里

［定位］在臂部，肘横纹上 3 寸，曲池与肩髃连线上。

［主治］肘臂挛痛，瘰疬。

［操作］避开动脉，直刺 0.5 ～ 1 寸。

12. 臂臑

［定位］在臂部，曲池上 7 寸，三角肌前缘处。

［主治］目疾，畏光、焦灼感、重感、红肿疼痛、视力减弱、辨色模糊等；瘰疬，肩臂痛。

［操作］直刺或向上斜刺 0.8 ～ 1.5 寸。

13. 肩髃（手阳明经与阳跷脉交会穴）

［定位］在三角肌区，肩峰外侧缘前端与肱骨大结节两骨间凹陷中。

［主治］上肢不遂，肩痛不举；瘰疬，风疹。

［操作］直刺或向下斜刺 0.8 ～ 1.5 寸。

14. 巨骨

［定位］在肩胛区，锁骨肩峰端与肩胛冈之间凹陷中。

［主治］肩背、手臂疼痛，不得屈伸；瘰疬，瘿气，惊痫，吐血。

［操作］直刺，微斜向外下方，进针 0.5 ～ 1 寸。直刺不可过深，以免刺入胸腔造成气胸。

15. 天鼎

［定位］在颈部，横平环状软骨，胸锁乳突肌后缘。

［主治］咽喉肿痛，暴喑，气梗，瘿气，瘰疬。

［操作］直刺 0.5 ～ 0.8 寸。

16. 扶突

［定位］在胸锁乳突肌区，横平喉结，胸锁乳突肌前、后缘中间。

［主治］咳嗽，气喘，咽喉肿痛，暴喑，瘿气，瘰疬。

［操作］直刺 0.5 ～ 0.8 寸。

17. 口禾髎

［定位］在面部，横平人中沟上 1/3 与下 2/3 交点，鼻孔外缘直下。

［主治］鼻疮息肉，鼻衄，鼻塞，鼻流清涕，口喝，口噤不开。

［操作］直刺或斜刺 0.3 ～ 0.5 寸。

第三节　足阳明胃经——受纳腐熟的能源之脉

中医学认为，脾胃是人体的"后天之本"，足阳明胃经与心、脑经脉相连，故脾胃化生的水谷精微也为元神提供了重要的物质基础，即脾胃能为人体提供源源不断的能量。

主治概要：消化系统、神经系统、呼吸系统、循环系统某些病证，咽喉、头面、口、牙、鼻等器官病证，以及本经脉所经过部位之病证。

【经脉循行】足阳明胃经的经脉循行，《灵枢·经脉》曰："胃足阳明之脉。起于鼻之交頞中，旁约太阳之脉，下循鼻外，入上齿中，还出夹口，环唇，下交承浆，却循颐后下廉，出大迎，循颊车，上耳前，过客主人，循发际，至额颅；其支者，从大迎前下

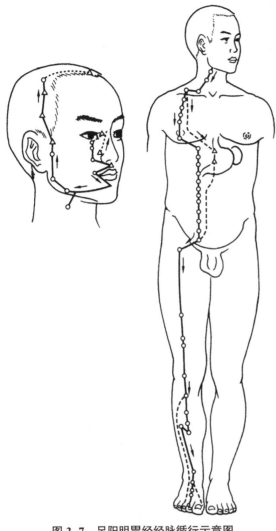

图 3-7　足阳明胃经经脉循行示意图

人迎，循喉咙，入缺盆，下膈，属胃，络脾；其直者，从缺盆下乳内廉，下夹脐，入气街中。其支者，起于胃口，下循腹里，下至气街中而合，以下髀关，抵伏兔，下膝膑中，下循胫外廉，下足跗，入中指内间；其支者，下膝三寸而别，下入中指外间；其支者，别跗上，入大指间，出其端。"

足阳明胃经起于鼻翼旁（迎香），夹鼻上行，左右侧交会于鼻根部，旁行入目内眦，与足太阳经相交，向下沿鼻柱外侧，入上齿中，还出，夹口两旁，环绕口唇，在颏唇沟承浆穴处左右相交，退回沿下颌骨后下缘到大迎穴处，沿下颌角上行过耳前，经过上关穴（客主人），沿发际，到额前。本经脉分支从大迎穴前方下行到人迎穴，沿喉咙向下后行至大椎，折向前行，入缺盆，下行穿过膈肌，属胃，络脾。直行向下一支是从缺盆出体表，沿乳中线下行，夹脐两旁（旁开 2 寸），下行至腹股沟外的气街穴。本经脉又一分支从胃下口幽门处分出，沿腹腔内下行到气街穴，与直行之脉会合，而后下行大腿前侧，至膝膑沿下肢胫骨前缘下行至足背，入足第 2 趾外侧端（厉兑）。本经脉另一分支从膝下 3 寸处（足三里）分出，下行入中趾外侧端。又一分支从足背上冲阳穴分出，前行入足大趾内侧端（隐白），交于足太阴脾经（图 3-7）。

本经分布在身体的正面，首穴承泣，止于厉兑，贯穿全身。足阳明胃经一侧 45 穴，其中 15 穴分布于下肢的前外侧面，30 穴分布于腹、胸部与头面部。胃经有 2 条主线和 4 条分线，是分支最多的一条经脉。

【常用腧穴】

1. 足三里（合穴，胃下合穴）

［定位］在小腿外侧，犊鼻下 3 寸，胫骨前嵴外 1 横指处，犊鼻与解溪连线上（图 3-8）。

［简便取穴］①站位弯腰，同侧手虎口围住髌骨上外缘，其余 4 指向下，中指指尖

处即是该穴。②从下往上触摸小腿的外侧，右膝盖的髌骨下面，可摸到凸块（胫骨外侧髁）。由此再往外，斜下方一点处，还有另一凸块（腓骨小头）。这两块凸骨以线连结，以此线为底边向下做正三角形，此正三角形的顶点，即是该穴。③由外膝眼向下 4 横指，在腓骨与胫骨之间，胫骨旁 1 横指，即是该穴。

［功效］燥化脾湿，升发胃气。

［主治］胃痛、恶心、呕吐、呃逆、噎膈、纳呆、消化不良、腹痛、腹胀、肠鸣、泄泻、痢疾、便秘、肠痈、乳痈、目疾、喉痹、头痛、失眠、眩晕、心悸、怔忡、气喘、虚劳、黄疸、水肿、癫痫、下肢痹痛、瘫痪或麻痹、脚气、急、慢性胃肠炎、溃疡病、胰腺炎、胆囊炎、阑尾炎、高血压、神经衰弱、小儿单纯性消化不良等。

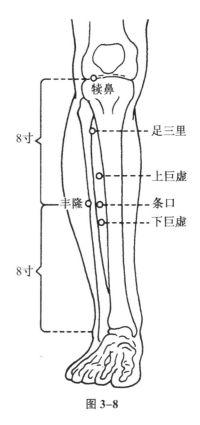

图 3-8

［配伍］配冲阳、仆参、飞扬、复溜、完骨，有补益肝肾、濡润宗筋的作用，主治足痿失履不收；配天枢、三阴交、肾俞、行间，有调理肝脾、补益气血的作用，主治月经过多、心悸；配曲池、丰隆、三阴交，有健脾化痰的作用，主治头晕目眩；配梁丘、期门、内关、肩井，有清泻血热、疏肝理气、宽胸利气的作用，主治乳痈；配阳陵泉、行间，有理脾胃、化湿浊、疏肝胆、清湿热的作用，主治急性中毒性肝炎；配中脘、内关，有和胃降逆、宽中理气的作用，主治胃脘痛；配脾俞、气海、肾俞，有温阳散寒、调理脾胃的作用，主治脾虚慢性泄泻。

［操作］①直刺 1～2 寸。可灸。②按摩选用指揉法、点按法、推法。

［穴位养生］中医学认为，足三里是滋补强壮穴。①每天用拇指或中指按压足三里穴 1 次，每次每穴按压 5～10 分钟，按压频率为 15～20 次 / 分，注意每次按压要使足三里穴有酸胀、发热的感觉。②以拳捶打足三里穴，一般捶打两三分钟，有保健作用。③艾灸法：若出现大便不成形，可艾灸足三里，一般灸两三分钟。

2. 天枢（大肠之募穴）

［定位］在腹部，横平脐中，前正中线旁开 2 寸（图 3-9）。

［简便取穴］仰卧位，肚脐旁开 3 横指，按压有酸胀感即是该穴。

［功效］理气止痛，活血散瘀，清利湿热。

［主治］腹痛、腹胀、便秘、腹泻、痢疾等胃肠病证；月经不调、痛经等妇科病证。

［配伍］配上巨虚、下巨虚，治疗急性细菌性痢疾；配足三里，治疗小儿腹泻；配上巨虚、阑尾，治疗急性阑尾炎；配大肠俞、足三里，治疗肠炎；配中极、三阴交、太

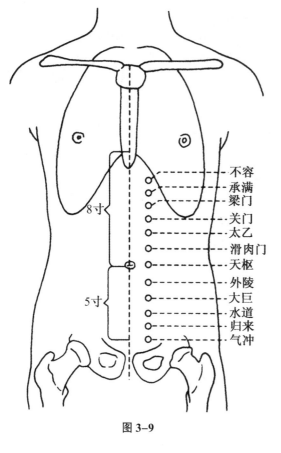

图 3-9

冲，治疗月经不调、痛经；配气海、水分，治疗绕脐腹痛；配脾俞、胃俞、中脘，治疗黄疸。

［操作］①直刺 1～1.5 寸。②艾炷灸 5～9 壮，或艾条灸 10～15 分钟。

［穴位养生］①按摩天枢穴，能够有效刺激并调整肠胃的蠕动，起到良好的改善作用。以肚脐为中心，经常画圆，称摩腹法，是最常用的按摩手法。仰卧，用食指和中指按揉天枢穴 2 分钟，可缓解便秘、消化不良、恶心呕吐、胃胀、腹泻、腹痛等，效果明显。②用艾条回旋灸灸治天枢穴 10 分钟，每日 1 次，可以治疗腹痛、腹胀等病证。③用气罐拔天枢穴，留罐 10 分钟，隔日 1 次，可以治疗腹泻、痢疾等病证。④用角刮法，以刮痧板的边缘向刮拭的方向倾斜，刮拭天枢穴，以出痧为度，隔日 1 次，可治疗肠鸣、腹泻等病证。

3. 颊车

［定位］在面部，下颌角前上方 1 横指（中指），闭口咬紧牙时咬肌隆起，放松时按之有凹陷处（图 3-10）。

［简便取穴］上下牙关咬紧时，隆起的咬肌高点处即是该穴。

［功效］祛风清热，安神利窍，开关通络。

［主治］口歪眼斜、面神经麻痹、腮腺炎、声嘶哑、牙痛、面部痉挛等。

［配伍］配地仓、阳白、四白、合谷，治疗口眼歪斜；配地仓、合谷，治疗牙痛；配地仓、下关、内关、外关、印堂，治疗三叉神经痛；配下关、合谷，治疗颞颌关节炎。

［操作］直刺 0.3～0.5 寸，平刺 0.5～1 寸，或横刺透向地仓穴。

［穴位养生］①如果因为病证导致口歪、眼斜，或者在中风后导致的口眼歪斜等。遇到这种情况，在接受运动治疗的同时，坚持按摩颊车穴，会获得很好的疗效。②平时洗脸时用拇指轻轻拍打颊车及四周皮肤，每次 1～3 分

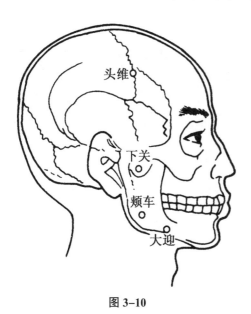

图 3-10

钟，可养颜护肤。③指腹每天揉按颊车穴 100 ～ 200 次，可治疗腮腺炎、下颌关节炎等。④用艾条温和灸颊车穴 10 ～ 15 分钟，可治疗脑血管疾病与甲状腺肿大。⑤刮痧板倾斜 45°，用角刮法由上向下刮拭，每日 1 次，可治疗面部神经麻痹、牙髓炎等。

4. 丰隆（络穴）

[定位] 在小腿外侧，外踝尖上 8 寸，胫骨前肌外缘；条口外侧 1 横指处（图 3-8）。

[简便取穴] 从腿的外侧找到膝眼和外踝这两个点，连成一条线，然后取这条线的中点，找到胫骨，胫骨前缘外侧 1.5 寸，大约是两横指的宽度，与中点平齐处即是该穴。

[功效] 沉降胃浊。

[主治] 头痛，眩晕，痰多咳嗽，呕吐，便秘，水肿，癫狂痫，下肢痿痹。

[配伍] 配风池，治疗眩晕；配膻中、肺俞，治疗痰多咳嗽；配肺俞、大包、膻中，治疗小儿支气管肺炎；配阴陵泉、商丘、足三里，治疗痰湿诸证。

[操作] 直刺 1 ～ 1.5 寸。可灸。

[穴位养生] ①刺激丰隆穴可以调和脾胃，从而沟通起到表里、上下的作用。丰隆穴是健脾祛痰的主要穴位，凡是与痰有关的病证，如痰浊阻肺之咳嗽、哮喘，痰浊外溢于肌肤之肿胀，痰浊流注经络之肢体麻木、半身不遂，痰浊上扰之头痛、眩晕，痰火扰心之心悸、癫狂等，都可以配取丰隆穴治疗。②长期以指腹点按丰隆穴 3 ～ 5 分钟，可以改善胸闷、眩晕等。③用艾条温和灸 5 ～ 10 分钟，每日 1 次，可以治疗咳嗽、痰多、胸闷。④用气罐留罐 5 ～ 10 分钟，隔日 1 次，可以治疗痰多、胸闷、眩晕。⑤用面刮法从上往下刮拭丰隆穴 5 ～ 10 分钟，隔日 1 次，可以治疗热病、下肢瘫痪。

【其他腧穴】

1. 承泣（足阳明经、阳跷脉、任脉交会穴）

[定位] 在面部，眼球与眶下缘之间，目正视，瞳孔直下。

[主治] 目赤肿痛，流泪，夜盲，口眼歪斜。

[操作] 以左手拇指向上轻推眼球，紧靠眶缘缓慢直刺 0.5 ～ 1.5 寸，不宜提插，以防刺破血管引起血肿。

2. 四白

[定位] 在面部，眶下孔处。

[主治] 目赤痛痒，目翳，眼睑瞤动，口眼歪斜，头痛眩晕。

[操作] 直刺或微向上斜刺 0.3 ～ 0.5 寸，不可深刺，以免伤及眼球，不可过度提插捻转。

3. 巨髎（足阳明经与阳跷脉交会穴）

[定位] 在面部，横平鼻翼下缘，目正视，瞳孔直下。

[主治] 口眼歪斜，眼睑瞤动，鼻衄，齿痛，唇颊肿。

[操作] 斜刺或平刺 0.3 ～ 0.5 寸。

4. 地仓（手、足阳明经，阳跷脉交会穴）

[定位] 在面部，口角旁开 0.4 寸（指寸）。

［主治］口歪，流涎，眼睑瞤动。

［操作］斜刺或平刺 0.5 ～ 0.8 寸。

5. 大迎

［定位］在面部，下颌角前方，咬肌附着部的前缘凹陷中，面动脉搏动处。

［主治］口歪，口噤，颊肿，齿痛。

［操作］避开动脉，斜刺或平刺 0.3 ～ 0.5 寸。

6. 下关（足阳明经、足少阳经交会穴）

［定位］在面部，颧弓下缘中央与下颌切迹之间凹陷中。

［主治］耳聋，耳鸣，聤耳，齿痛，口噤，口眼歪斜。

［操作］直刺 0.5 ～ 1 寸。

7. 头维（足阳明经、足少阳经与阳维脉交会穴）

［定位］在头部，额角发际直上 0.5 寸，头正中线旁开 4.5 寸。

［主治］头痛，目眩，口痛，流泪，眼睑瞤动。

［操作］平刺 0.5 ～ 1 寸。《针灸甲乙经》"禁不可灸"。

8. 人迎（足阳明经、足少阳经交会穴）

［定位］在颈部，横平喉结，胸锁乳突肌前缘，颈总动脉搏动处。

［主治］咽喉肿痛，气喘，瘰疬，瘿气，高血压。

［操作］避开颈总动脉，斜刺或平刺 0.3 ～ 0.5 寸。《针灸甲乙经》"禁不可灸"。

9. 水突

［定位］在颈部，横平环状软骨，胸锁乳突肌前缘。

［主治］咽喉肿痛，咳嗽，气喘。

［操作］直刺 0.3 ～ 0.8 寸。

10. 气舍

［定位］在胸锁乳突肌区，锁骨上小窝，锁骨胸骨端上缘，胸锁乳突肌胸骨头与锁骨头中间的凹陷中。

［主治］咽喉肿痛，气喘，呃逆，瘿瘤，瘰疬，颈项强。

［操作］直刺 0.3 ～ 0.5 寸。本经气舍至乳根诸穴，深部有大动脉及肺、肝等重要脏器，不可深刺。

11. 缺盆

［定位］在颈外侧区，锁骨上大窝，锁骨上缘凹陷中，前正中线旁开 4 寸。

［主治］咳嗽，气喘，咽喉肿痛，缺盆中痛，瘰疬。

［操作］直刺或斜刺 0.3 ～ 0.5 寸。《类经图翼》"孕妇禁针"。

12. 气户

［定位］在胸部，锁骨下缘，前正中线旁开 4 寸。

［主治］咳嗽，气喘，呃逆，胸胁支满，胸痛。

［操作］斜刺或平刺 0.5 ～ 0.8 寸。

13. 库房

[定位] 在胸部，第 1 肋间隙，前正中线旁开 4 寸。

[主治] 咳嗽，气喘，咳唾脓血，胸肋胀痛。

[操作] 斜刺或平刺 0.5 ～ 0.8 寸。

14. 屋翳

[定位] 在胸部，第 2 肋间隙，前正中线旁开 4 寸。

[主治] 咳嗽，气喘，咳唾脓血，胸肋胀痛，乳痈。

[操作] 斜刺或平刺 0.5 ～ 0.8 寸。

15. 膺窗

[定位] 在胸部，第 3 肋间隙，前正中线旁开 4 寸。

[主治] 咳嗽，气喘，胸肋胀痛，乳痈。

[操作] 斜刺或平刺 0.5 ～ 0.8 寸。

16. 乳中

[定位] 在胸部，乳头中央。

[操作] 本穴不针不灸，只作胸腹部腧穴的位置标志。

17. 乳根

[定位] 在胸部，第 5 肋间隙，前正中线旁开 4 寸。

[主治] 咳嗽，气喘，呃逆，胸痛，乳痈，乳汁少。

[操作] 斜刺或平刺 0.5 ～ 0.8 寸。

18. 不容

[定位] 在上腹部，脐中上 6 寸，前正中线旁开 2 寸。

[主治] 呕吐，胃痛，食欲不振，腹胀。

[操作] 直刺 0.5 ～ 0.8 寸。

19. 承满

[定位] 在上腹部，脐中上 5 寸，前正中线旁开 2 寸。

[主治] 胃痛，吐血，食欲不振，腹胀。

[操作] 直刺 0.8 ～ 1 寸。

20. 梁门

[定位] 在上腹部，脐中上 4 寸，前正中线旁开 2 寸。

[主治] 胃痛，呕吐，食欲不振，腹胀，泄泻。

[操作] 直刺 0.8 ～ 1.2 寸。

21. 关门

[定位] 在上腹部，脐中上 3 寸，前正中线旁开 2 寸。

[主治] 腹胀，腹痛，肠鸣泄泻，水肿。

[操作] 直刺 0.8 ～ 1.2 寸。

22. 太乙

[定位] 在上腹部，脐中上 2 寸，前正中线旁开 2 寸。

［主治］胃痛，心烦，癫狂。

［操作］直刺 0.8 ～ 1.2 寸。

23. 滑肉门

［定位］在上腹部，脐中上 1 寸，前正中线旁开 2 寸。

［主治］胃痛，呕吐，癫狂。

［操作］直刺 0.8 ～ 1.2 寸。

24. 外陵

［定位］在下腹部，脐中下 1 寸，前正中线旁开 2 寸。

［主治］腹痛，疝气，痛经。

［操作］直刺 1 ～ 1.5 寸。

25. 大巨

［定位］在下腹部，脐中下 2 寸，前正中线旁开 2 寸。

［主治］小腹胀满，小便不利，疝气，遗精，早泄。

［操作］直刺 1 ～ 1.5 寸。

26. 水道

［定位］在下腹部，脐中下 3 寸，前正中线旁开 2 寸。

［主治］小腹胀满，小便不利，痛经，不孕，疝气。

［操作］直刺 1 ～ 1.5 寸。

27. 归来

［定位］在下腹部，脐中下 4 寸，前正中线旁开 2 寸。

［主治］腹痛，疝气，月经不调，白带，阴挺。

［操作］直刺 1 ～ 1.5 寸。

28. 气冲

［定位］在腹股沟区，耻骨联合上缘，前正中线旁开 2 寸，动脉搏动处。

［主治］肠鸣腹痛，疝气，月经不调，不孕，阳痿，阴肿。

［操作］直刺 0.5 ～ 1 寸。

29. 髀关

［定位］在股前区，股直肌近端、缝匠肌与阔筋膜张肌 3 条肌肉之间凹陷中，或于髂前上棘、髌骨底外侧端连线与耻骨下缘水平线的交点处取穴。

［主治］腰痛膝冷，痿痹，腹痛。

［操作］直刺 1 ～ 2 寸。

30. 伏兔

［定位］在股前区，髌底上 6 寸，髂前上棘与髌底外侧端的连线上。

［主治］腰痛膝冷，下肢麻痹，疝气，脚气。

［操作］直刺 1 ～ 2 寸。

31. 阴市

［定位］在股前区，髌底上 3 寸，股直肌肌腱外侧缘。

［主治］腿膝痿痹，屈伸不利，疝气，腹胀腹痛。

［操作］直刺 1 ～ 1.5 寸。

32. 梁丘（郄穴）

［定位］在股前区，髌底上 2 寸，股外侧肌与股直肌肌腱之间。

［主治］膝肿痛，下肢不遂，胃痛，乳痈，血尿。

［操作］直刺 1 ～ 1.5 寸。

23. 犊鼻

［定位］在膝前区，髌韧带外侧凹陷中。

［主治］膝痛，下肢麻痹，屈伸不利，脚气。

［操作］向后内斜刺 0.5 ～ 1 寸。

34. 上巨虚（大肠下合穴）

［定位］在小腿外侧，犊鼻下 6 寸，犊鼻与解溪连线上。

［主治］肠鸣，腹痛，泄泻，便秘，肠痈，下肢痿痹，脚气。

［操作］直刺 1 ～ 2 寸。

35. 条口

［定位］在小腿外侧，犊鼻下 8 寸，犊鼻与解溪连线上。

［主治］脘腹疼痛，下肢痿痹，转筋，跗肿，肩臂痛。

［操作］直刺 1 ～ 1.5 寸。

36. 下巨虚（小肠下合穴）

［定位］在小腿外侧，犊鼻下 9 寸，犊鼻与解溪连线上。

［主治］小腹痛，泄泻，痢疾，乳痈，下肢痿痹。

［操作］直刺 1 ～ 1.5 寸。

37. 解溪（经穴）

［定位］在踝区，踝关节前面中央凹陷中，踇长伸肌腱与趾长伸肌腱之间。

［主治］头痛，眩晕，癫狂，腹胀，便秘，下肢痿痹。

［操作］直刺 0.5 ～ 1 寸。

38. 冲阳（原穴）

［定位］在足背，第 2 跖骨基底部与中间楔状骨关节处，可触及足背动脉。

［主治］口眼歪斜，面肿，齿痛，癫狂痫，胃痛，足痿无力。

［操作］避开动脉，直刺 0.3 ～ 0.5 寸。

39. 陷谷（输穴）

［定位］在足背，第 2、3 跖骨间，第 2 跖趾关节近端凹陷中。

［主治］面目浮肿，水肿，肠鸣腹痛，足背肿痛。

［操作］直刺或斜刺 0.3 ～ 0.5 寸。可灸。

40. 内庭（荥穴）

［定位］在足背，第 2、3 趾间，趾蹼缘后方赤白肉际处。

［主治］齿痛，咽喉肿病，口歪，鼻衄，胃痛吐酸，腹胀，泄泻，痢疾，便秘，热

病，足背肿痛。

［操作］直刺或斜刺 0.5 ～ 0.8 寸。

41. 厉兑（井穴）

［定位］在足趾，第 2 趾末节外侧，趾甲根角侧后方 0.1 寸（指寸）。

［主治］鼻衄，齿痛，咽喉肿痛，腹胀，热病，多梦，癫狂。

［操作］浅刺 0.1 寸。

第四节 足太阴脾经——濡养后天的运化之脉

中医学认为，脾主运化，为后天之本、五脏六腑气血生化之源，对于维持消化功能及将食物化为气血起着重要的作用。足太阴脾经功能失调主要与运化功能失调有关。若足太阴脾经出现问题，会出现腹胀、便溏、下痢、胃脘痛、嗳气、身重无力等。此外，舌根强痛、下肢内侧肿胀等均提示脾经失调。

主治概要：胃病、妇科病、前阴病及经脉循行部位的其他病证。

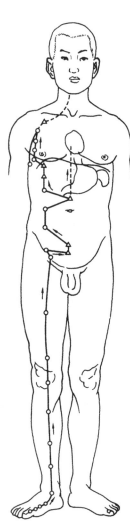

【经脉循行】足太阴脾经的经脉循行，《灵枢·经脉》曰："脾足太阴之脉，起于大指之端，循指内侧白肉际，过核骨后，上内踝前廉，上踹内，循胫骨后，交出厥阴之前，上膝股内前廉，入腹，属脾，络胃，上膈，夹咽，连舌本，散舌下。其支者，复从胃别上膈，注心中。""脾之大络，名曰大包，出渊腋下三寸，布胸胁。"

足太阴脾经起于足大趾内侧端（隐白），沿着大趾内侧赤白肉际上行，经内踝前面（商丘），上小腿内侧胫骨后缘上行，至内踝上 8 寸处（漏谷）交出足厥阴肝经前面，经膝股内侧前缘至冲门穴，进入腹部，属脾络胃，向上通过横膈上行，夹食管旁（络大包，会中府），连系舌根，散于舌下（图 3-11）。

本经一侧 21 穴，左右共计 42 穴。

【常用腧穴】

1. 太白（输穴、原穴）

［定位］在跖区，第 1 跖趾关节近端赤白肉际凹陷中（图 3-12）。

［简便取穴］采用仰卧或正坐，平放足底的姿势，太白穴位于足内侧缘，当第 1 跖骨小头后下方凹陷处。

［功效］生发阳气，止泻补肺。

［主治］胃痛、腹胀、呕吐、呃逆、肠鸣、泄泻、痢疾、便秘、脚气、痔漏等。

图 3-11　足太阴脾经
经脉循行示意图

［配伍］配中脘、足三里，治疗胃痛。

［操作］①直刺 0.5～0.8 寸。②艾炷灸 1～3 壮，或艾条灸 3～5 分钟。

［穴位养生］太白穴是健脾要穴，能治疗各种原因引起的脾虚证，并有双向调节作用，按揉此穴腹泻可止、便秘可通。另外，点揉太白穴还可调控血糖指数，高者可降、低者可升。太白穴通过健脾以补肺，健脾的功能相当于山药薏米粥。不过，按摩时要注意力道，以微微感到胀痛为度，每天坚持按揉 3～5 分钟。

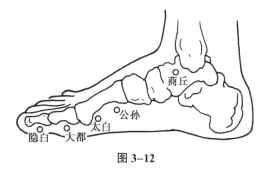

图 3-12

2. 三阴交

［定位］在小腿内侧，内踝尖上 3 寸，胫骨内侧缘后际（图 3-13）。

［简便取穴］正坐屈膝成直角，在内踝尖向上，四个手指并拢的宽度，此处胫骨后缘靠近骨边的凹陷处即是该穴。

［功效］健脾和胃，调补肝肾，行气活血，疏经通络。

［主治］脾胃虚弱，消化不良，腹胀肠鸣，腹泻；月经不调，崩漏，带下，闭经，子宫脱垂，难产，产后血晕，恶露不尽，遗精，阳痿，阴茎中痛；水肿，小便不利，遗尿，膝脚痹痛，脚气，失眠，湿疹，荨麻疹，神经性皮炎，高血压病。该穴是治疗男子性功能障碍最常用的穴位之一。

［配伍］配足三里，治疗肠鸣泄泻；配中极，治疗月经不调；配子宫，治疗阴挺；配大敦，治疗疝气；配内关、神门，治疗失眠。

［操作］①直刺 1～1.5 寸。孕妇禁针。②艾炷灸 1～3 壮，或艾条灸 3～5 分钟。

［穴位养生］三阴交属于十总穴之一。三阴，即足三阴经；交，交会之意。三阴交意指足部的三条阴经中气血物质在本穴交会。相交于三阴交的 3 条经脉在下肢分别是足厥阴肝经、足太阴脾经、足少阴肾经。该穴对妇科病证的疗效显著，凡经期不调、白带、经前期综合征、更年期综合征等，皆可治疗；每天下午 5～7 点，肾经当令之时，用力按揉双腿的三阴交穴各 15 分钟左右，能保养子宫和卵巢，促进任脉、督脉、冲脉的畅通。三阴交还可以健脾益血，调肝补肾，亦有安神之效，可帮助睡眠。

3. 阴陵泉（合穴）

［定位］在小腿内侧，胫骨内侧髁下缘与胫骨内侧缘之间的凹陷中（图 3-13）。

［简便取穴］正坐或仰卧，取屈膝时内侧横纹尖头处即是该穴。

［功效］健脾利湿，调补肝肾，通利三焦。

［主治］小便不利或失禁，水肿；腹胀，泄泻，黄疸；膝内侧疼痛；阴茎痛，痛经，妇人阴痛等。

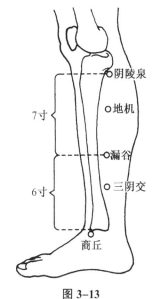

图 3-13

［配伍］配肝俞、至阳，治疗黄疸；配足三里、上巨虚，治疗腹胀、腹泻；配中极、膀胱俞、三阴交，治疗小便不利；透阳陵泉，治疗膝痛。

［操作］直刺 1～2 寸。治疗膝痛可向阳陵泉或委中方向透刺。

［穴位养生］拇指指端放于阴陵泉穴处，先顺时针方向按揉 2 分钟，再点按半分钟，以酸胀为度，有健脾益气利湿的作用。

4. 血海

［定位］在股前区，髌底内侧端上 2 寸，股内侧肌隆起处（图 3-14）。

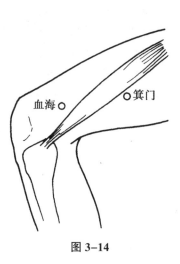

图 3-14

［简便取穴］坐在椅子上，将腿绷直，在膝盖内上侧会出现一个凹陷，在凹陷的上方有一块隆起的肌肉，肌肉的顶端即是该穴；或者用自己的掌心盖住髌骨（右掌按左膝，左掌按右膝），五指朝上，手掌自然张开，大拇指端下面即是该穴。

［功效］理血调经，祛风除湿。

［主治］月经不调，经闭，痛经，崩漏，功能性子宫出血，带下，产后恶露不尽，睾丸炎；小便淋涩，气逆，腹胀，便溏腹泻，体倦无力，腹痛；股内侧痛，膝关节疼痛；贫血，风疹，瘾疹，湿疹，皮肤瘙痒，神经性皮炎，丹毒，雀斑；更年期综合征。

［配伍］配三阴交，治疗月经不调；配曲池，治疗瘾疹。

［操作］①直刺 1～1.5 寸，局部酸胀，可向髌部放散。②艾炷灸或温针灸 5～7 壮，艾条灸 10～20 分钟。

［穴位养生］血海穴，血是指脾血，海是指脾经所生之血在此聚集，气血物质充斥的范围巨大如海，故名。该穴有化血为气、运化脾血之功效，为人体足太阴脾经的重要腧穴之一。每天坚持点揉两侧血海穴 3 分钟，力量不宜太大，能感到穴位处有酸胀感即可，以轻柔为原则。每天上午 9～11 时操作的效果最好，因为这个时段是脾经的经气旺盛之时，人体阳气呈上升趋势，直接按揉可缓解女性经期疼痛、眼睛干涩等症状，对美容祛斑也有一定的效果。

【其他腧穴】

1. 隐白（井穴）

［定位］在足趾，大趾末节内侧，趾甲根角侧后方 0.1 寸（指寸）。

［主治］腹胀，便血，尿血，月经过多，崩漏，癫狂，多梦，惊风。

［操作］浅刺 0.1 寸。

2. 大都（荥穴）

［定位］在足趾，第 1 跖趾关节远端赤白肉际凹陷中。

［操作］直刺 0.3～0.5 寸。

3. 公孙（络穴；八脉交会穴，通于冲脉）

［定位］在跖区，第 1 跖骨底的前下缘赤白肉际处。

［主治］胃痛，呕吐，腹痛，泄泻，痢疾。

［操作］直刺 0.6 ～ 1.2 寸。

4. 商丘（经穴）

［定位］在踝区，内踝前下方，舟骨粗隆与内踝尖连线中点凹陷中。

［主治］腹胀、腹泻、便秘等脾胃病证，黄疸，足踝痛。

［操作］直刺 0.5 ～ 0.8 寸。

5. 漏谷

［定位］在小腿内侧，内踝尖上 6 寸，胫骨内侧缘后际。

［主治］腹胀，肠鸣，小便不利，遗精，下肢痿痹。

［操作］直刺 1 ～ 1.5 寸。

6. 地机（郄穴）

［定位］在小腿内侧，阴陵泉下 3 寸，胫骨内侧缘后际。

［主治］痛经、崩漏、月经不调等妇科病，肠胃病证，疝气，小便不利、水肿等。

［操作］直刺 1 ～ 1.5 寸。

7. 箕门

［定位］在股前区，髌底内侧端与冲门的连线上 1/3 与下 2/3 交点，长收肌和缝匠肌交角的动脉搏动处。

［主治］小便不利，遗尿，腹股沟肿痛。

［操作］避开动脉，直刺 0.5 ～ 1 寸。

8. 冲门（足太阴、厥阴经交会穴）

［定位］在腹股沟区，腹股沟斜纹中，髂外动脉搏动处的外侧。

［主治］腹痛，疝气；崩漏，带下，胎气上冲。

［操作］避开动脉，直刺 0.5 ～ 1 寸。

9. 府舍（足太阴、厥阴经与阴维脉交会穴）

［定位］在下腹部，脐中下 4.3 寸，前正中线旁开 4 寸。

［主治］腹痛，疝气，积聚。

［操作］直刺 1 ～ 1.5 寸。

10. 腹结

［定位］在下腹部，脐中下 1.3 寸，前正中线旁开 4 寸。

［主治］腹痛，泄泻，疝气。

［操作］直刺 1 ～ 2 寸。

11. 大横（足太阴经与阴维脉交会穴）

［定位］在腹部，脐中旁开 4 寸。

［主治］泄泻，便秘，腹痛。

［操作］直刺 1 ～ 2 寸。

12. 腹哀（足太阴经与阴维脉交会穴）

［定位］在上腹部，脐中上 3 寸，前正中线旁开 4 寸。

［操作］直刺 1 ～ 1.5 寸。

13. 食窦

［定位］在胸部，第 5 肋间隙，前正中线旁开 6 寸。

［主治］胸胁胀痛，噫气，翻胃，腹胀，水肿。

［操作］斜刺或向外平刺 0.5 ～ 0.8 寸。本经食窦至大包诸穴，深部为肺脏，不可深刺。

14. 天溪

［定位］在胸部，第 4 肋间隙，前正中线旁开 6 寸。

［主治］胸胁疼痛，咳嗽，乳痛，乳少。

［操作］斜刺或向外平刺 0.5 ～ 0.8 寸。

15. 胸乡

［定位］在胸部，第 3 肋间隙，前正中线旁开 6 寸。

［主治］胸胁胀痛。

［操作］斜刺或向外平刺 0.5 ～ 0.8 寸。

16. 周荣

［定位］在胸部，第 2 肋间隙，前正中线旁开 6 寸。

［主治］咳嗽，气逆，胸胁胀满。

［操作］斜刺或向外平刺 0.5 ～ 0.8 寸。

17. 大包（脾之大络）

［定位］在胸外侧区，第 6 肋间隙，在腋中线上。

［主治］气喘；胸胁痛，全身疼痛，四肢无力。

［操作］斜刺或向后平刺 0.5 ～ 0.8 寸。

第五节　手少阴心经——气血输注的君主之脉

手少阴心经联系的脏腑、器官有心系、食管、目系，属心，络小肠。《素问·灵兰秘典论》记载："心者，君主之官也，神明出焉。"《素问·调经论》说："心藏神。"因此，手少阴心经能解决情志异常方面的问题，如心理、思虑、神志、睡眠、感情纠葛等，是调节心理、安定神志的经络。此外，本经经气的异常变化可导致心痛、咽干、渴而欲饮水及前臂的厥冷、麻木、疼痛等病证。

主治概要：心、胸、神志方面的疾病及经脉所过的上肢内侧后缘部疼痛、掌心热等病证。治疗心脏病常用极泉、阴郄、神门；神志病常用神门、少冲；舌咽病用通里、阴郄；血证常用阴郄；上肢内侧后缘痛、麻，可用极泉、青灵、少海、灵道。

【经脉循行】手少阴心经的经脉循行，《灵枢·经脉》曰："心手少阴之脉，起于心中，出属心系，下膈，络小肠。其支者，从心系上夹咽，系目系。其直者，复从心系却上肺，下出腋下，下循臑内后廉，行太阴、心主之后，下肘内，循臂内后廉，抵掌后锐骨之端，入掌内后廉，循小指之内，出其端。"

手少阴心经，起于心中，出属心系下膈，络小肠。分支：从心系分出，夹食管上行，连于目系（目与脑相连的脉络）。直行者，从心系出来，退回上行经过肺，向下浅出腋下（极泉），沿上肢内侧后缘，过肘中，经掌后锐骨端，进入掌中，沿小指桡侧，出小指桡侧端（少冲），交于手太阳小肠经（图 3–15）。

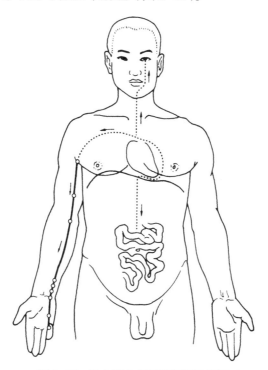

图 3–15　手少阴心经经脉循行示意图

本经一侧 9 穴，8 穴分布在上肢内侧面的尺侧，1 穴分布在腋窝中。

【常用腧穴】

1. 神门（输穴，原穴）

［定位］在腕前区，腕掌侧远端横纹尺侧端，尺侧腕屈肌腱的桡侧缘（图 3–16）。

［简便取穴］手腕横纹处，从小指向下延伸，到手掌根部末端的凹陷处。

［功效］补益心气。

［主治］心痛、心烦、惊悸、怔忡、健忘、失眠、痴呆、癫狂痫、晕车等心与神志病证；高血压；胸胁痛。

［配伍］配支正，治疗健忘失眠、无脉症；配内关、心俞，治疗心痛；配大椎、丰隆，治疗癫狂。

［操作］①直刺 0.3 ～ 0.5 寸。②艾条灸 5 ～ 10 分钟。

［穴位养生］①神门为手少阴心经的原穴，心经实证，可在此穴泻之。②按摩神门穴可采用掐、揉等方法，以有轻微酸胀感为宜，可有效缓解入睡困难、浅眠多梦。

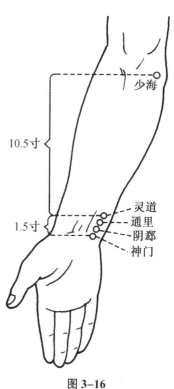

图 3–16

此手法最适合在晚间睡前操作。

2. 少冲（井穴）

［定位］在手指，小指末节桡侧，指甲根角侧上方 0.1 寸（指寸）（图 3-17）。

［简便取穴］俯掌伸指，在小指指甲底部与小指桡侧缘引线的交点处。

［功效］生发心气，清热息风，醒神开窍，祛风止痉。

［主治］中风、发热、昏迷、晕厥、心痛、心悸、胸痛、癫狂、喉炎、结膜炎、黄疸等。

［配伍］配太冲、中冲、大椎，治疗热病、昏迷；配水沟、百会、风池、十宣，治疗中风；配阳陵泉、中封、期门，治疗黄疸。

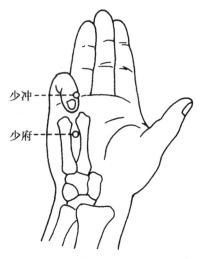

图 3-17

［操作］①斜刺 0.1 寸，局部胀痛；三棱针点刺出血。②艾炷灸 1 ～ 3 壮；或艾条灸 5 ～ 10 分钟。

［穴位养生］少冲为急救穴之一。①拇指指尖用力掐揉少冲穴，可以治疗热病、昏厥。②艾炷直接灸少冲穴，每日 1 次，可治疗昏厥。③用角刮法从手指近端向远端刮拭 3 ～ 5 分钟，每日 3 ～ 5 次，可治疗发热、心痛。

【其他腧穴】

1. 极泉

［定位］在腋区，腋窝中央，腋动脉搏动处。

［主治］心痛，咽干烦渴，胁肋疼痛，瘰疬，肩臂疼痛。

［操作］避开腋动脉，直刺或斜刺 0.5 ～ 0.8 寸。

2. 青灵

［定位］在臂前区，肘横纹上 3 寸，肱二头肌内侧沟中。

［主治］头痛振寒，目黄，胁痛，肩臂疼痛。

［操作］直刺 0.5 ～ 1 寸。

3. 少海（合穴）

［定位］在肘前区，横平肘横纹，肱骨内上髁前缘。

［主治］心痛，肘臂挛痛，瘰疬，头项痛，腋胁痛。

［操作］直刺 0.5 ～ 1 寸。

4. 灵道（经穴）

［定位］在前臂前区，腕掌侧远端横纹上 1.5 寸，尺侧腕屈肌腱的桡侧缘。

［主治］心痛，暴喑，肘臂挛痛。

［操作］直刺 0.3 ～ 0.5 寸。不宜深刺，以免伤及血管和神经。

5. 通里（络穴）

［定位］在前臂前区，腕掌侧远端横纹上 1 寸，尺侧腕屈肌腱的桡侧缘。

［主治］心悸，怔忡，暴喑，舌强不语，腕臂痛。

［操作］直刺 0.3～0.5 寸。不宜深刺，以免伤及血管和神经。

6. 阴郄（郄穴）

［定位］在前臂前区，腕掌侧远端横纹上 0.5 寸，尺侧腕屈肌腱的桡侧缘。

［主治］心痛，惊悸，骨蒸盗汗，吐血、衄血，暴喑。

［操作］避开尺动、静脉，直刺 0.3～0.5 寸。不宜深刺，以免伤及血管和神经。

7. 少府（荥穴）

［定位］在手掌，横平第 5 掌指关节近端，第 4、5 掌骨之间。

［主治］心悸，胸痛，小便不利，遗尿，阴痒痛，小指挛痛。

［操作］直刺 0.3～0.5 寸。

第六节　手太阳小肠经——通经活络的止痛之脉

手太阳小肠经与手少阴心经相表里，上接手少阴心经于小指，下接足太阳膀胱经于目内眦。经脉分布于手小指的尺侧、上肢外侧后缘、肩后及肩胛部、颈部、面颊、目外眦、耳中、目内眦。其络脉、经别分别与之内外相连，经筋分布于外部。

主治概要：头痛，目翳，咽喉痛；昏迷、发热、疟疾等热病、神志病；颈部、颌下、肩胛、上臂、前臂的外侧后缘疼痛。

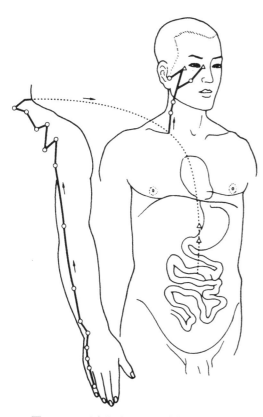

【经脉循行】手太阳小肠经的经脉循行，《灵枢·经脉》曰："小肠手太阳之脉，起于小指之端，循手外侧上腕，出踝中，直上循臂骨下廉，出肘内侧两骨之间，上循臑外后廉，出肩解，绕肩胛，交肩上，入缺盆，络心，循咽，下膈，抵胃，属小肠。其支者，从缺盆循颈，上颊，至目锐眦，却入耳中。其支者，别颊上𫚭，抵鼻，至目内眦，斜络于颧。"

手太阳小肠经起于手小指尺侧端，沿手背尺侧上行至腕部，出尺骨茎突直上，沿小臂尺侧外缘上行过尺骨鹰嘴与肱骨内上髁之间，沿上臂尺侧外缘出肩关节，绕行肩胛，交会于督脉大椎穴，再向下入缺盆，络于心，再沿食管过膈肌至胃，属小肠。由缺盆分出一支脉，沿颈部上至面颊，至目外眦转入耳中（听宫）。由颊部分出另一支脉，上行至目眶下，抵于鼻下，至目内眦（睛明）与足太阳膀胱经相接，而后斜行络于颧部（图 3-18）。

图 3-18　手太阳小肠经经脉循行示意图

本经腧穴起于少泽，止于听宫，左右各 19 穴。

【常用腧穴】

1. 后溪（输穴，八脉交会穴，通于督脉）

[定位] 在手内侧，第 5 掌指关节尺侧近端赤白肉际凹陷中（图 3-19）。

[简便取穴] 在手微微握拳的状态下，第 5 掌指关节外侧黑白分界线褶皱处。

[功效] 清心安神，通经活络。

[主治] 头痛项强，目赤肿痛，落枕，耳聋，耳鸣，鼻衄，癫痫，疟疾，黄疸，盗汗，腰背腿痛，肘、臂、手指挛急等。

[配伍] 配水沟，治疗急性腰扭伤；配列缺，治疗颈项强痛；配天柱、肩髃、曲池，治疗肩周炎；配阳陵泉，治疗腰痛；配大椎、间使，治疗疟疾；配环跳、阳陵泉，治疗下肢痿痹；配神门、大椎、鸠尾，治疗癫狂痫；配天柱、大杼，治疗颈项强痛；配阴郄，治疗盗汗；配人中，治疗急性腰扭伤；配列缺、悬钟，治疗项强痛。

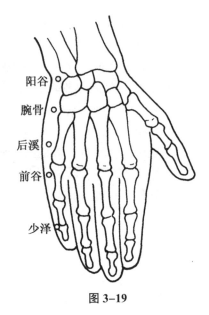

图 3-19

[操作] ①直刺 0.5 ～ 1 寸。治手指挛痛可透刺合谷穴。②艾条灸 5 ～ 20 分钟，艾炷灸 3 ～ 5 壮。

[穴位养生] ①后溪穴是奇经八脉的交会穴，临床上，按揉后溪穴可以调整长期伏案或使用电脑给颈椎带来的不利影响。用拇指指腹按揉后溪穴，注意按压时力度要适中，每次按摩 5 分钟，每天按摩 2 次。②手太阳小肠经在面部分布广泛，故后溪对面部疾病如面瘫、三叉神经痛、面肌痉挛等，有良好的效果。③后溪是手太阳之输，"输主体重节痛"，故对缓解疼痛有效。后溪又通督脉，督脉有镇静之效，当治疗痉挛性疾病时，后溪透劳宫则镇定止痛之功更加显著。

2. 天宗

[定位] 在肩胛区，肩胛冈中点与肩胛骨下角连线上 1/3 与下 2/3 交点凹陷中（图 3-20）。

[简便取穴] 举臂，明显看到肩胛冈下有一凹陷处即为天宗穴。

[功效] 生发阳气，活络止痛。

[主治] 肩胛疼痛、肩背部损伤等局部病证；气喘。

[配伍] 配肩外俞，治疗肩胛痛；配膻

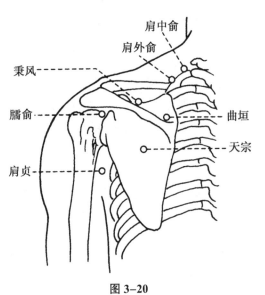

图 3-20

中、足三里，治疗乳痈；配秉风，治疗肩胛疼痛。

［操作］①直刺或斜刺 0.5 ～ 1 寸，局部酸胀，针感穿过肩胛传导至手指。遇到阻力不可强行进针。②艾炷灸或温针灸 3 ～ 5 壮，艾条灸 10 ～ 15 分钟。

［穴位养生］双手由颈下过肩，以中指指腹按揉天宗穴，或由他人用双手拇指指腹垂直按揉，以有胀、酸、痛感为度，每次按揉 1 ～ 3 分钟。也可采用刮痧的方法，注意避开骨突。

3. 听宫

［定位］在面部，耳屏正中与下颌骨髁突之间的凹陷中（图 3-21）。

［简便取穴］在耳屏前 1 厘米的位置，张口时凹陷处即是该穴。

［功效］聪耳开窍，宁神止痛。

［主治］耳鸣，耳聋，聤耳，牙痛，癫狂病，三叉神经痛，头痛，目眩头昏。

［配伍］配翳风、中渚，治疗耳鸣、耳聋；配颊车、下关，可缓解牙龈红肿。

［操作］微张口，直刺 0.5 ～ 1 寸。留针时应保持一定的张口姿势。

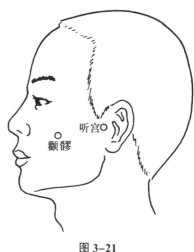

图 3-21

［穴位养生］①听宫穴具有缓解眼部疲劳的作用，用双手中指指腹由上而下按揉听宫穴，每次 2 分钟。如果出现耳鸣症状，可用两手拇指端分别按揉两侧听宫穴，力度以感觉酸胀为佳。按揉时注意张嘴，每穴各 1 分钟。②用艾条雀啄灸听宫穴 5 ～ 20 分钟，每日 1 次，可以缓解牙痛。③用角刮法刮拭听宫穴，力度稍轻，可不出痧，每日 1 次，可缓解头痛。

【其他腧穴】

1. 少泽（井穴）

［定位］在手指，小指末节尺侧，指甲根角侧上方 0.1 寸。

［主治］头痛，目翳，咽喉肿痛，乳痈，乳汁少，昏迷，热病。

［操作］浅刺 0.1 寸或点刺出血。

2. 前谷（荥穴）

［定位］在手指，第 5 掌指关节尺侧远端赤白肉际凹陷中。

［主治］头痛，目痛，耳鸣，咽喉肿痛，乳少，热病。

［操作］直刺 0.3 ～ 0.5 寸。

3. 腕骨（原穴）

［定位］在腕区，第 5 掌骨底与三角骨之间的赤白肉际凹陷中。

［主治］头项强痛，耳鸣，目翳，黄疸，热病，疟疾，指挛腕痛。

［操作］直刺 0.3 ～ 0.5 寸。

4. 阳谷（经穴）

[定位] 在腕后区，尺骨茎突与三角骨之间的凹陷中。

[主治] 头痛，目眩，耳鸣，耳聋，热病，癫狂痫，腕痛。

[操作] 直刺 0.3 ～ 0.4 寸。

5. 养老（郄穴）

[定位] 在前臂后区，腕背横纹上 1 寸，尺骨头桡侧凹陷中。

[主治] 目视不明，肩、背、肘、臂酸痛。

[操作] 直刺或斜刺 0.5 ～ 0.8 寸。

6. 支正（络穴）

[定位] 在前臂后区，腕背侧远端横纹上 5 寸，尺骨尺侧与尺侧腕屈肌之间。

[主治] 头痛，目眩，热病，癫狂，项强，肘臂酸痛。

[操作] 直刺或斜刺 0.5 ～ 0.8 寸。

7. 小海（合穴）

[定位] 在肘后区，尺骨鹰嘴与肱骨内上髁之间凹陷中。

[主治] 肘臂疼痛，癫痫。

[操作] 直刺 0.3 ～ 0.5 寸。

8. 肩贞

[定位] 在肩胛区，肩关节后下方，腋后纹头直上 1 寸。

[主治] 肩臂疼痛，瘰疬，耳鸣。

[操作] 直刺或向外斜刺 1 ～ 1.5 寸。

9. 臑俞（手、足太阳经，阳维脉与阳跷脉交会穴）

[定位] 在肩胛区，腋后纹头直上，肩胛冈下缘凹陷中。

[主治] 肩臂疼痛，瘰疬。

[操作] 直刺或斜刺 0.5 ～ 1.5 寸。不宜向胸侧深刺。

10. 秉风（手三阳经与足少阳经交会穴）

[定位] 在肩胛区，肩胛冈中点上方冈上窝中。

[主治] 肩胛疼痛，上肢酸麻。

[操作] 直刺或斜刺 0.5 ～ 1 寸。

11. 曲垣

[定位] 在肩胛区，肩胛冈内侧端上缘凹陷中。

[主治] 肩胛疼痛。

[操作] 直刺或向外斜刺 0.5 ～ 1 寸。不宜向胸部深刺。

12. 肩外俞

[定位] 在脊柱区，第 1 胸椎棘突下，后正中线旁开 3 寸。

[主治] 肩背疼痛，颈项强急。

[操作] 向外斜刺 0.5 ～ 0.8 寸。不宜直刺或深刺。

13. 肩中俞

［定位］在脊柱区，第7颈椎棘突下，后正中线旁开2寸。

［主治］咳嗽，气喘，肩背疼痛，目视不明。

［操作］直刺或向外斜刺0.5～0.8寸。不宜深刺。

14. 天窗

［定位］在颈部，横平喉结，胸锁乳突肌后缘。

［主治］耳鸣，耳聋，咽喉肿痛，颈项强痛，暴喑。

［操作］直刺或向下斜刺0.5～1寸。

15. 天容

［定位］在颈部，下颌角后方，胸锁乳突肌的前缘凹陷中。

［主治］耳鸣，耳聋，咽喉肿痛，颈项强痛。

［操作］直刺0.5～1寸。不宜深刺。

16. 颧髎（手少阳、太阳经交会穴）

［定位］在面部，颧骨下缘，目外眦直下凹陷中。

［主治］口眼歪斜，眼睑瞤动，齿痛，颊肿。

［操作］直刺0.3～0.5寸，斜刺或平刺0.5～1寸。《类经图翼》"禁灸"。

第七节　足太阳膀胱经——通调全身的保健之脉

足太阳膀胱经是十四经中最长的一条经脉。西医学认为，膀胱具有积存肾脏制造的尿液的功能，当膀胱充满尿液时，即由尿道排出体外。而中医学却认为，膀胱是当小肠把无用的固态物和水分开后，水分流入的主要器官。

主治概要：泌尿生殖系统、精神神经系统、呼吸系统、循环系统、消化系统的病证，以及本经所过部位的病证。

【经脉循行】足太阳膀胱经的经脉循行，《灵枢·经脉》曰："膀胱足太阳之脉，起于目内眦，上额，交巅。其支者，从巅至耳上角。其直者，从巅入络脑，还出别下项，循肩髆内，夹脊抵腰中，入循膂，络肾，属膀胱。其支者，从腰中下夹脊，贯臀，入腘中。其支者，从髆内左右别下贯胛，夹脊内，过髀枢，循髀外，从后廉下合腘中，以下贯踹内，出外踝之后，循京骨，至小趾外侧。"

足太阳膀胱经起于目内眦（睛明），上达额部，左右交会于头顶部（百会）。其支脉从头顶部分出，到耳上角部。直行经脉从头顶部分别向后行至枕骨处，进入颅腔，络脑，回出分别下行到项部（天柱），下行交会于大椎穴，再分左右沿肩胛内侧，脊柱两旁（1.5寸），到达腰部（肾俞），进入脊柱两旁的肌肉，深入体腔，络肾，属膀胱。一支脉从腰部分出，沿脊柱两旁下行，穿过臀部，从大腿后侧外缘下行至腘窝中（委中）。另一分支从项分出下行，经肩胛内侧，从附分穴夹脊（3寸）下行至髀枢，经大腿后侧至腘窝中与前一支脉会合，然后下行穿过腓肠肌，出走于足外踝后，沿足背外侧缘至小趾外侧端（至阴），交于足少阴肾经（图3-22）。

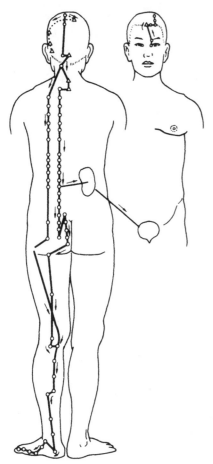

图 3-22　足太阳膀胱经经脉循行示意图

本经腧穴共有 67 个，左右合计 134 穴。其中有 49 个穴位分布在头面部、项背部和腰背部，18 个穴位分布在下肢后面的正中线上和足的外侧部。

【常用腧穴】

1. 肾俞（肾之背俞穴）

[定位] 在脊柱区，第 2 腰椎棘突下，后正中线旁开 1.5 寸（图 3-23）。

[简便取穴] 通常采用俯卧位，当第 2 腰椎棘突下，左右两指宽处即是该穴。

[功效] 外散肾脏之热。

[主治] ①头晕、耳鸣、耳聋、腰酸痛等肾虚病证。②遗尿、遗精、阳痿、早泄、不育等泌尿生殖系统疾患。③月经不调、带下、不孕等妇科病证。④消渴。

[配伍] 配太溪、三阴交，治疗月经不调；配翳风、耳门，治疗耳鸣、耳聋。

[操作] 直刺 0.5 ～ 1 寸。

[穴位养生] ①按摩肾俞穴可降血压。②坚持按摩、击打、照射肾俞穴，增加肾脏的血流量，改善肾功能。如每日临睡前，坐于床边，垂足解衣，闭气，舌抵上腭，目视头顶，两手摩擦双肾俞穴，每次 10 ～ 15 分钟；或者每日散步时，双手握空拳，边走边击打双侧肾俞穴，每次击打 30 ～ 50 次；还可将双掌摩擦至热后，将掌心贴于肾俞穴，如此反复 3 ～ 5 分钟；或者用手指按揉肾俞穴，至出现酸胀感，且腰部微微发热。

2. 大肠俞（大肠之背俞穴）

[定位] 在脊柱区，第 4 腰椎棘突下，后正中线旁开 1.5 寸（图 3-23）。

[简便取穴] 取俯卧位，在第 4 腰椎棘突下，腰阳关（督脉）旁开 1.5 寸处取穴，约与髂嵴高点相平。

[功效] 理气降逆，调和肠胃。

[主治] 腹胀，泄泻，便秘，腰腿痛。

[配伍] 配气海、足三里、支沟，治疗便秘。

[操作] ①直刺 0.8 ～ 1.2 寸，局部酸胀，有麻电感向臀部及下肢放散。②艾炷灸或温针灸 5 ～ 7 壮，艾条温和灸 10 ～ 15 分钟。

[穴位养生] 指揉或掌按大肠俞，可以起到良好的缓解腰部疼痛的作用。按摩大肠俞时先将手搓热，然后一边缓缓吐气一边强压大肠俞 6 秒，如此重复 10 次。对于寒湿型或老年患者，或者体质比较虚弱受风受寒后引起腰部的疼痛或者腹痛、腹泻者，用温针灸该穴。

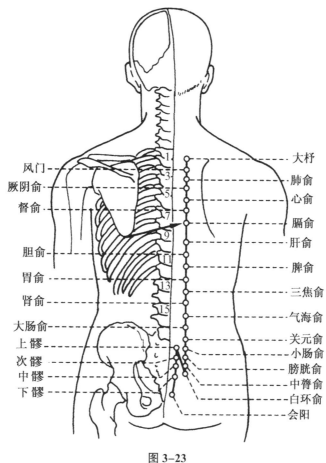

风门
厥阴俞
督俞
胆俞
胃俞
肾俞
大肠俞
上髎
次髎
中髎
下髎

大杼
肺俞
心俞
膈俞
肝俞
脾俞
三焦俞
气海俞
关元俞
小肠俞
膀胱俞
中膂俞
白环俞
会阳

图 3-23

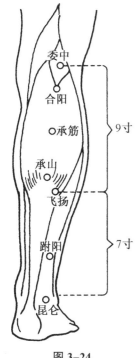

委中
合阳
承筋
承山
飞扬
跗阳
昆仑

9寸
7寸

图 3-24

3. 承山

［定位］在小腿后区，腓肠肌两肌腹与肌腱交角处（图 3-24）。

［简便取穴］微微施力跷起脚尖，小腿后侧肌肉浮起的尾端即为承山穴。

［功效］理气止痛，舒筋活络，消痔。

［主治］小腿抽筋（腓肠肌痉挛），脚部、膝盖劳累，腰背痛，腰腿痛；便秘、脱肛、痔疮等。该穴为治疗小腿痉挛、腿部转筋的常用效穴。

［配伍］配环跳、阳陵泉，治疗下肢痿痹；配长强、百会、二白，治疗痔疾。

［操作］直刺 1～2 寸。不宜做过强的刺激，以免引起腓肠肌痉挛。

［穴位养生］①承山穴是有效的"解乏穴"。经常按压此穴，可舒筋活络、壮筋补虚，对缓解腰背疼痛、腿疼转筋、小腿痉挛等效果良好。此外，经常按摩该穴还能舒畅本经经气，可以

散寒祛湿，对痔疮、便秘等有效。②艾条温和灸承山穴 5 ～ 20 分钟，每日 1 次，可改善小腿疼痛、腰背痛等。③气罐留罐 5 ～ 10 分钟，隔日 1 次，可缓解转筋、下肢疼痛等。

4. 委中（合穴，膀胱下合穴）

［定位］在膝后区，腘横纹中点（图 3-24）。

［简便取穴］屈膝，膝关节后方的凹陷处，正中点即是该穴。

［功效］舒筋通络，凉血解毒，散瘀活血，清热解毒。

［主治］腰背痛、下肢痿痹等腰及下肢病证；腹痛，急性吐泻；小便不利，遗尿；丹毒。

［配伍］配肾俞、阳陵泉、腰阳关、志室、太溪，治疗腰痛；配长强、次髎、上巨虚、承山，治疗便血。

［操作］直刺 1 ～ 1.5 寸，或用三棱针点刺腘静脉出血。针刺不宜过快、过强、过深，以免损伤血管和神经。

［穴位养生］古有"腰背委中求"之语，出自《四总穴歌》，初录于明代针灸学家徐凤编著的《针灸大全》。"腰背委中求"是指凡腰背部病证都可取委中治疗。按摩委中的具体方法如下：两手拇指端按压两侧委中穴，力度以稍感酸痛为宜，一压一松为 1 次，连做 10 ～ 20 次；两手握空拳，用拳背有节奏地叩击该穴，连做 20 ～ 40 次；两手拇指指端置于两侧委中穴，顺、逆时针方向各揉 10 次；摩擦双手至热，用手掌面上下来回擦该穴，连做 30 次。

【其他腧穴】

1. 睛明（手、足太阳经，足阳明经，阴跷、阳跷脉之交会穴）

［定位］在面部，目内眦内上方眶内侧壁凹陷中。

［主治］视物不明，近视，夜盲，色盲；胬肉攀睛，目翳，目赤肿痛，迎风流泪；急性腰痛。

［操作］嘱患者闭目，医者押手轻推眼球向外侧固定，刺手缓慢进针，紧靠眶缘直刺 0.5 ～ 1 寸。遇到阻力时，不宜强行进针，应改变进针方向或退针。不捻转，不提插（或只轻微地捻转和提插）。出针后按压针孔片刻，以防出血。针具宜细，消毒宜严。禁直接灸。

2. 攒竹

［定位］在面部，眉头凹陷中，额切迹处。

［主治］眉棱骨痛，目视不明，目赤肿痛，呃逆，腰痛，膈肌痉挛。

［操作］可向眉中或向眼眶内缘平刺或斜刺 0.3 ～ 0.5 寸，或直刺 0.2 ～ 0.3 寸。禁直接灸。

3. 眉冲

［定位］在头部，额切迹直上入发际 0.5 寸。

［主治］头痛，眩晕，鼻塞，癫痫。

［操作］平刺 0.3 ～ 0.5 寸。

4. 曲差

［定位］在头部，前发际正中直上 0.5 寸，旁开 1.5 寸。

［主治］头痛，鼻塞，衄血，目视不明。

［操作］平刺 0.3 ～ 0.5 寸。

5. 五处

［定位］在头部，前发际正中直上 1 寸，旁开 1.5 寸。

［主治］头痛，头晕，中风偏瘫，癫痫。

［操作］平刺 0.3 ～ 0.5 寸。

6. 承光

［定位］在头部，前发际正中直上 2.5 寸，旁开 1.5 寸。

［主治］目视不明，中风偏瘫，癫痫，头晕目眩。

［操作］平刺 0.3 ～ 0.5 寸。

7. 通天

［定位］在头部，前发际正中直上 4 寸，旁开 1.5 寸。

［主治］鼻塞，鼻中息肉，鼻疮，鼻渊，鼻衄；头痛，目眩；中风偏瘫，癫痫。

［操作］平刺 0.3 ～ 0.5 寸。

8. 络却

［定位］在头部，前发际正中直上 5.5 寸，旁开 1.5 寸。

［主治］目视不明，中风偏瘫，癫痫，耳鸣。

［操作］平刺 0.3 ～ 0.5 寸。

9. 玉枕

［定位］在头部，横平枕外隆凸上缘，后发际正中旁开 1.3 寸。

［主治］头项痛，目视不明，鼻塞，脚癣。

［操作］平刺 0.3 ～ 0.5 寸。

10. 天柱

［定位］在颈后区，横平第 2 颈椎棘突上际，斜方肌外缘凹陷中。

［主治］头晕，目眩；头痛，项强，肩背痛；鼻塞，咽喉痛。

［操作］直刺或斜刺 0.5 ～ 0.8 寸，不可向内上方深刺，以免伤及延髓。

11. 大杼（八会穴之骨会，手、足太阳经交会穴）

［定位］在脊柱区，第 1 胸椎棘突下，后正中线旁开 1.5 寸。

［主治］各种骨病（骨痛，肩、腰、骶、膝关节痛）；发热，咳嗽，头痛鼻塞。

［操作］斜刺 0.5 ～ 0.8 寸。本经背部诸穴，不宜深刺，以免伤及内部重要脏器。

12. 风门（足太阳经与督脉交会穴）

［定位］在脊柱区，第 2 胸椎棘突下，后正中线旁开 1.5 寸。

［主治］伤风，咳嗽，发热，头痛，项强，胸背痛。

［操作］斜刺 0.5 ～ 0.8 寸。热证宜点刺放血。

13. 肺俞（肺之背俞穴）

［定位］在脊柱区，第 3 胸椎棘突下，后正中线旁开 1.5 寸。

［主治］发热，咳嗽，咳血，盗汗，鼻塞；毛发脱落，痘，疹，疮，癣。

［操作］斜刺 0.5 ～ 0.8 寸。热证宜点刺放血。

14. 厥阴俞（心包之背俞穴）

［定位］在脊柱区，第 4 胸椎棘突下，后正中线旁开 1.5 寸。

［主治］心痛，心悸，咳嗽，胸闷，牙痛。

［操作］斜刺 0.5 ～ 0.8 寸。

15. 心俞（心之背俞穴）

［定位］在脊柱区，第 5 胸椎棘突下，后正中线旁开 1.5 寸。

［主治］心痛，心悸，胸闷，气短；咳嗽，吐血；失眠，健忘，癫痫；梦遗，盗汗。

［操作］斜刺 0.5 ～ 0.8 寸。

16. 督俞

［定位］在脊柱区，第 6 胸椎棘突下，后正中线旁开 1.5 寸。

［主治］心痛，胸闷，胃痛，腹痛，咳嗽，气喘。

［操作］斜刺 0.5 ～ 0.8 寸。

17. 膈俞（八会穴之血会）

［定位］在脊柱区，第 7 胸椎棘突下，后正中线旁开 1.5 寸。

［主治］急性胃脘痛，呃逆，噎膈，便血；咳嗽，气喘，吐血，骨蒸盗汗。

［操作］斜刺 0.5 ～ 0.8 寸。

18. 肝俞（肝之背俞穴）

［定位］在脊柱区，第 9 胸椎棘突下，后正中线旁开 1.5 寸。

［主治］胁痛，黄疸，目疾，吐，衄，癫狂，脊背痛。

［操作］斜刺 0.5 ～ 0.8 寸。

19. 胆俞（胆之背俞穴）

［定位］在脊柱区，第 10 胸椎棘突下，后正中线旁开 1.5 寸。

［主治］黄疸，口苦，胁痛，肺痨，潮热。

［操作］斜刺 0.5 ～ 0.8 寸。

20. 脾俞（脾之背俞穴）

［定位］在脊柱区，第 11 胸椎棘突下，后正中线旁开 1.5 寸。

［主治］腹胀，黄疸，呕吐，泄泻，痢疾，便血，水肿。

［操作］斜刺 0.5 ～ 0.8 寸。

21. 胃俞（胃之背俞穴）

［定位］在脊柱区，第 12 胸椎棘突下，后正中线旁开 1.5 寸。

［主治］胃脘痛，呕吐，腹胀，肠鸣。

22. 三焦俞（三焦之背俞穴）

［定位］在脊柱区，第 1 腰椎棘突下，后正中线旁开 1.5 寸。

［主治］水肿，小便不利；腹胀，肠鸣，泄泻，痢疾；膝关节无力。

［操作］直刺 0.5 ～ 1 寸。

23. 气海俞

［定位］在脊柱区，第 3 腰椎棘突下，后正中线旁开 1.5 寸。

［主治］腹胀，肠鸣，痔漏，痛经，腰痛。

［操作］直刺 0.5 ～ 1 寸。

24. 关元俞

［定位］在脊柱区，第 5 腰椎棘突下，后正中线旁开 1.5 寸。

［主治］腰骶痛，腹胀，泄泻，小便频数或不利，遗尿。

［操作］直刺 0.8 ～ 1.2 寸。

25. 小肠俞（小肠之背俞穴）

［定位］在骶区，横平第 1 骶后孔，骶正中嵴旁开 1.5 寸。

［主治］腰骶痛，膝关节痛，小腹胀痛，小便不利，遗精，白带。

［操作］直刺或斜刺 0.8 ～ 1.2 寸。

26. 膀胱俞（膀胱之背俞穴）

［定位］在骶区，横平第 2 骶后孔，骶正中嵴旁开 1.5 寸。

［主治］小便不利，遗尿，腰脊强痛，腿痛，泄泻，便秘。

［操作］直刺或斜刺 0.8 ～ 1.2 寸。

27. 中膂俞

［定位］在骶区，横平第 3 骶后孔，骶正中嵴旁开 1.5 寸。

［主治］泄泻，疝气，腰脊强痛。

［操作］直刺 1 ～ 1.5 寸。

28. 白环俞

［定位］在骶区，横平第 4 骶后孔，骶正中嵴旁开 1.5 寸。

［主治］遗精，白带，月经不调，遗尿，腰骶疼痛，疝气。

［操作］直刺 1 ～ 1.5 寸。

29. 上髎

［定位］在骶区，正对第 1 骶后孔中。

［主治］月经不调，赤白带下，阴挺，遗精，阳痿；二便不利，腰骶痛。

［操作］直刺 1 ～ 1.5 寸。

30. 次髎

［定位］在骶区，正对第 2 骶后孔中。

［主治］遗精，阳痿，月经不调，赤白带下；腰骶痛，下肢痿痹。

［操作］直刺 1 ～ 1.5 寸。

31. 中髎

［定位］在骶区，正对第 3 骶后孔中。

［主治］月经不调，白带，小便不利，便秘，泄泻，腰骶疼痛。

［操作］直刺 1 ～ 1.5 寸。

32. 下髎

［定位］在骶区，正对第 4 骶后孔中。

［主治］腰骶痛，小腹痛，小便不利，带下。

［操作］直刺 1 ～ 1.5 寸。

33. 会阳

［定位］在骶区，尾骨端旁开 0.5 寸。

[主治] 大便失禁，泄泻，便血，痔疾，阳痿，带下。

[操作] 直刺 1 ～ 1.5 寸。

34. 承扶

[定位] 在股后区，臀沟的中点。

[主治] 腰骶臀股部疼痛，痔疾。

[操作] 直刺 1 ～ 2 寸。

35. 殷门

[定位] 在股后区，臀沟下 6 寸，股二头肌与半腱肌之间。

[主治] 腰痛，下肢痿痹。

[操作] 直刺 1 ～ 2 寸。

36. 浮郄

[定位] 在膝后区，腘横纹上 1 寸，股二头肌腱的内侧缘。

[主治] 腘窝部疼痛、麻木或挛急。

[操作] 直刺 1 ～ 1.5 寸。

37. 委阳（三焦下合穴）

[定位] 在膝部，腘横纹上，股二头肌腱的内侧缘。

[主治] 腰脊强痛，小腹胀满，小便不利；腿足拘挛疼痛，痿厥。

[操作] 直刺 1 ～ 1.5 寸。

38. 附分（手、足太阳经交会穴）

[定位] 在脊柱区，第 2 胸椎棘突下，后正中线旁开 3 寸。

[主治] 颈项强痛，肩背拘急，肘臂麻木。

[操作] 斜刺 0.5 ～ 0.8 寸。

39. 魄户

[定位] 在脊柱区，第 3 胸椎棘突下，后正中线旁开 3 寸。

[主治] 咳嗽，气喘，肺痨，项强，肩背痛。

[操作] 斜刺 0.5 ～ 0.8 寸。

40. 膏肓

[定位] 在脊柱区，第 4 胸椎棘突下，后正中线旁开 3 寸。

[主治] 肺痨咳嗽气喘，纳差，便溏，消瘦乏力；遗精，盗汗，健忘，肩背酸痛。

[操作] 斜刺 0.5 ～ 0.8 寸。此穴多用灸法，每次 7 ～ 15 壮，或温和灸 15 ～ 30 分钟。

41. 神堂

[定位] 在脊柱区，第 5 胸椎棘突下，后正中线旁开 3 寸。

[主治] 心痛，心悸，失眠，胸闷，咳嗽，气喘；肩背痛。

[操作] 斜刺 0.5 ～ 0.8 寸。

42. 噫嘻

[定位] 在脊柱区，第 6 胸椎棘突下，后正中线旁开 3 寸。

[主治] 胸痛引背，肩背痛；咳嗽，气喘，目眩，目痛，鼻衄，热病无汗，疟疾。

[操作] 斜刺 0.5 ～ 0.8 寸。

43. 膈关

［定位］在脊柱区，第 7 胸椎棘突下，后正中线旁开 3 寸。

［主治］饮食不下，呃逆，呕吐；脊背强痛。

［操作］斜刺 0.5～0.8 寸。

44. 魂门

［定位］在脊柱区，第 9 胸椎棘突下，后正中线旁开 3 寸。

［主治］胸胁胀满，呕吐，泄泻；背痛。

［操作］斜刺 0.5～0.8 寸。

45. 阳纲

［定位］在脊柱区，第 10 胸椎棘突下，后正中线旁开 3 寸。

［主治］黄疸，腹痛，肠鸣，泄泻，消渴。

［操作］斜刺 0.5～0.8 寸。

46. 意舍

［定位］在脊柱区，第 11 胸椎棘突下，后正中线旁开 3 寸。

［主治］腹胀，肠鸣，呕吐，泄泻。

［操作］斜刺 0.5～0.8 寸。

47. 胃仓

［定位］在脊柱区，第 12 胸椎棘突下，后正中线旁开 3 寸。

［主治］胃脘痛，腹胀，小儿食积，水肿。

［操作］斜刺 0.5～0.8 寸。

48. 肓门

［定位］在腰区，第 1 腰椎棘突下，后正中线旁开 3 寸。

［主治］腹痛，便秘，痞块，乳疾。

［操作］斜刺 0.5～0.8 寸。

49. 志室

［定位］在腰区，第 2 腰椎棘突下，后正中线旁开 3 寸。

［主治］遗精，阳痿，小便不利，水肿；腰脊强痛。

［操作］斜刺 0.5～0.8 寸。

50. 胞肓

［定位］在骶区，横平第 2 骶后孔，骶正中嵴旁开 3 寸。

［主治］尿闭，阴肿，腰脊痛，肠鸣腹胀。

［操作］直刺 1～1.5 寸。

51. 秩边

［定位］在骶区，横平第 4 骶后孔，骶正中嵴旁开 3 寸。

［主治］腰骶痛，下肢痿痹；小便不利，便秘，痔疾。

［操作］直刺 1.5～2 寸。

52. 合阳

［定位］在小腿后区，腘横纹下 2 寸，腓肠肌内、外侧头之间。

［主治］腰脊强痛，下肢痿痹；疝气，崩漏。

［操作］直刺 1 ～ 1.5 寸。

53. 承筋

［定位］在小腿后区，腘横纹下 5 寸，腓肠肌两肌腹之间。

［主治］痔疾，腰腿拘急疼痛。

［操作］直刺 1 ～ 1.5 寸。

54. 飞扬（络穴）

［定位］在小腿后区，昆仑直上 7 寸，腓肠肌外下缘与跟腱移行处。

［主治］头痛，目眩，鼽衄，腰腿疼痛无力，痔疾。

［操作］直刺 1 ～ 1.5 寸。

55. 跗阳（阳跷脉之郄穴）

［定位］在小腿后区，昆仑直上 3 寸，腓骨与跟腱之间。

［主治］头痛，头重；腰骶疼痛，下肢痿痹，外踝肿痛。

［操作］直刺 0.8 ～ 1.2 寸。

56. 昆仑（经穴）

［定位］在踝区，外踝尖与跟腱之间的凹陷中。

［主治］急性腰痛，足跟肿痛；难产，头痛，项强，目眩，鼻衄，小儿惊风。

［操作］直刺 0.5 ～ 0.8 寸。孕妇禁用，经期慎用。

57. 仆参

［定位］在跟区，昆仑直下，跟骨外侧，赤白肉际处。

［主治］下肢痿痹，足跟痛，癫痫。

［操作］直刺 0.3 ～ 0.5 寸。

58. 申脉（八脉交会穴，通于阳跷脉）

［定位］在踝区，外踝尖直下，外踝下缘与跟骨之间凹陷中。

［主治］痫病，癫狂，失眠，足外翻，头痛，项强，腰腿痛，眼睑下垂。

［操作］直刺 0.3 ～ 0.5 寸。

59. 金门（郄穴）

［定位］在足背，外踝前缘直下，第 5 跖骨粗隆后方，骰骨下缘凹陷中。

［主治］癫狂，痫证，小儿惊风，头痛，腰痛，下肢痿痹，外踝痛。

［操作］直刺 0.3 ～ 0.5 寸。

60. 京骨（原穴）

［定位］在跖区，第 5 跖骨粗隆前下方，赤白肉际处。

［主治］头痛，项强，目翳，腰腿痛，癫痫。

［操作］直刺 0.3 ～ 0.5 寸。

61. 束骨（输穴）

［定位］在跖区，第 5 跖趾关节的近端，赤白肉际处。

［主治］癫狂，头痛项强，腰腿痛，肛门痛。

［操作］直刺 0.3 ～ 0.5 寸。

62. 足通谷（荥穴）

［定位］在足趾，第 5 跖趾关节的远端，赤白肉际处。

［主治］头痛，项强，目眩，鼻衄，癫狂。

［操作］直刺 0.2 ～ 0.3 寸。

63. 至阴（井穴）

［定位］在足趾，足小趾末节外侧，趾甲根角侧后方 0.1 寸（指寸）。

［主治］胎位不正，难产，头目痛，鼻塞，鼻衄。

［操作］浅刺 0.1 寸。胎位不正用灸法。

第八节　足少阴肾经——开窍利水的通调之脉

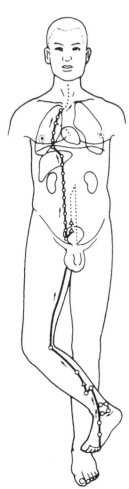

图 3-25　足少阴肾经经脉循行示意图

足少阴肾经是人体元气的根本所在之处和发源之地，参与十四经脉的循环往复，是气血能源的保障供给，在经络循行中起到举足轻重的作用。《素问·上古天真论》曰："肾者主水，受五脏六腑之精而藏之。"因此，足少阴肾经具有开窍利水之通调作用。足少阴肾经与足太阳膀胱经相表里。

主治概要：泌尿生殖系统、神经精神方面的病证，呼吸系统、消化系统和循环系统病证，以及本经脉所经过部位的病证。

【经脉循行】足少阴肾经的经脉循行，《灵枢·经脉》曰："肾足少阴之脉，起于小指之下，斜走足心，出于然骨之下，循内踝之后，别入跟中，以上踹内，出腘内廉，上股内后廉，贯脊属肾，络膀胱。其直者，从肾，上贯肝膈，入肺中，循喉咙，夹舌本。其支者，从肺出络心，注胸中。"

本经循行部位起于足小趾下，斜行于足心（涌泉），行于舟骨粗隆之下，沿内踝后缘，分出进入足跟，向上沿小腿内侧后缘，至腘内侧，上股内侧后缘入脊内（长强），穿过脊柱，属肾，络膀胱。其直行支脉行于腹腔内，从肾上行，穿过肝和膈肌，进入肺，沿喉咙，到舌根两旁。另一分支从肺中分出，络心，注于胸中，交于手厥阴心包经（图 3-25）。

本经腧穴共 27 个，左右合计 54 个。

【常用腧穴】

1. 涌泉（井穴）

［定位］在足底，屈足卷趾时足心最凹陷中；约当足底第 2、3 趾蹼缘与足跟连线的前 1/3 与后 2/3 交点凹陷中（图 3-26）。

［简便取穴］正坐或仰卧，跷足的姿势，该穴位于足底部，在足前部凹陷处。

［功效］益肾固本，滋阴降火。

［主治］昏厥、中暑、癫痫、小儿惊风等急症及神志病患；头痛，头晕；咯血、咽喉肿痛；小便不利，便秘；足心热；奔豚气。涌泉穴为急救穴之一。药物贴敷涌泉穴是临床常用的治疗方法之一。

［配伍］配水沟、内关，治疗昏厥；配前顶、印堂、神门，治疗小儿惊风；配太溪、照海、鱼际，治疗咽喉肿痛。

［操作］①直刺0.5～1寸。②艾炷灸1～3壮，或温和灸5～10分钟。

［穴位养生］涌泉穴是保健穴，有益肾固本之功。①用热盐水浸泡双侧涌泉穴，热水以身体能适应为度，加少许食盐，每日临睡觉前浸泡15～30分钟。②艾灸或隔药物灸涌泉穴，每日1次，至涌泉穴有热感上行为度。③拇指从足跟向足尖方向涌泉穴处，做前后往复的推搓；或用双手掌自然轻缓地拍打涌泉穴，最好以足底部有热感为宜；或双脚做相互交替的对搓动作，也可用脚心蹬搓床头或其他器械，同样有按摩涌泉穴的作用。

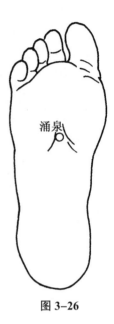

图 3-26

2. 然谷（荥穴）

［定位］在足内侧，足舟骨粗隆下方，赤白肉际处（图3-27）。

［简便取穴］正坐或仰卧，用拇指在足舟骨粗隆的下方明显凹陷处取穴。

［功效］益气固肾，清热利湿，泄热消胀，宁神。

［主治］咽喉肿痛、咳血、消渴、月经不调、阳痿、阴挺、阴痒、遗精、脐风、口噤、足跗肿痛等。

［配伍］配肾俞、气海、志室，治疗遗精；配肾俞、关元、太溪、三阴交，治疗月经不调；配中极、血海、三阴交，治疗阴痒。

［操作］①直刺0.5～1寸。②艾条灸5～10分钟，艾炷灸3壮。

［穴位养生］然谷穴可以增强脾胃功能，促进胃内食物更好地消化。推拿然谷穴，可以让人很快产生饥饿感，同时还能改善过度饮食后的不适，具有双向调节的功能。每天坚持推拿然谷，能开胃、清肠。

3. 太溪（输穴，原穴）

［定位］在足踝区，内踝尖与跟腱之间凹陷中（图3-27）。

［简便取穴］内踝后缘的凹陷当中即是该穴。

［功效］滋阴益肾，壮阳强腰。

［主治］头痛目眩，咽喉肿痛，牙痛，耳聋，耳鸣，咳嗽，气喘，胸痛咳血，消渴，月经不调，失眠，健忘，遗精，阳痿，小便频数，腰脊痛，下肢厥冷，内踝肿痛。

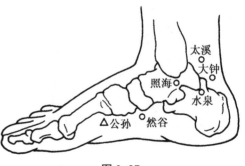

图 3-27

［配伍］配然谷，治疗热病烦心、多汗；配肾俞，治疗肾胀；配支沟、然谷，治疗心痛如锥刺。

［操作］直刺 0.5 ～ 1 寸；可灸。

［穴位养生］太溪穴可以缓解肾阴不足导致的咽喉肿痛、干燥，以及手脚怕冷、发凉等。盘腿正坐，用左手拇指指腹按压右侧太溪穴，按压时先按顺时针方向旋按 20 次，然后再逆时针方向旋按 20 次，然后以相同的手法旋按左侧太溪穴。按揉时力度保持适中，每次按揉 5 分钟左右，每日 2 次。

4. 照海（八脉交会穴，通于阴跷脉）

［定位］在踝区，内踝尖下 1 寸，内踝下缘边际凹陷中（图 3–27）。

［简便取穴］在内踝下方的凹陷处。

［功效］滋阴清热，调经止痛。

［主治］急性扁桃体炎、慢性咽喉炎、咽喉干燥、目赤肿痛等五官热性病证。神经衰弱、癔症、癫痫、失眠、惊恐不宁等精神、神志疾患；子宫脱垂、月经不调、痛经、赤白带下、阴挺、阴痒、小便频数等妇科病证；便秘、疝气、脚气、下肢痿痹等。

［配伍］配列缺、天突、太冲、廉泉，治疗咽喉病证；配神门、风池、三阴交，治疗阴虚火旺之失眠；配合谷、列缺，有滋阴清热利咽的作用，治疗咽喉肿痛；配中极、三阴交，有调经活血止带的作用，治疗月经不调、痛经、赤白带下；配肾俞、关元、三阴交，治疗月经不调。

［操作］①直刺 0.5 ～ 0.8 寸，局部酸胀，针感可扩散至整个踝部。②艾炷灸或温针灸 3 ～ 5 壮，艾条温和灸 5 ～ 10 分钟。

［穴位养生］照海穴按压时，以感到酸、麻、胀即可。操作时间也不宜太长，以 5 ～ 10 分钟为宜。为了增强清咽利喉的效果，还可以配合按压列缺、太溪和天突等腧穴相互交替，避免因过度按压而造成皮肤、软组织损伤。

【其他腧穴】

1. 大钟（络穴）

［定位］在跟区，内踝后下方，跟骨上缘，跟腱附着部前缘凹陷中。

［主治］咳血，气喘，腰脊强痛，痴呆，嗜卧，足跟痛，二便不利，月经不调。

［操作］直刺 0.3 ～ 0.5 寸。可灸。

2. 水泉（郄穴）

［定位］在跟区，太溪直下 1 寸，跟骨结节内侧凹陷中。

［主治］月经不调，痛经，阴挺，小便不利，淋证，腰痛。

［操作］直刺 0.3 ～ 0.5 寸。可灸。

3. 复溜（经穴）

［定位］在小腿内侧，内踝尖上 2 寸，跟腱的前缘。

［主治］泄泻，肠鸣，水肿，腹胀，腿肿，足痿，盗汗，身热无汗，腰脊强痛。

［操作］直刺 0.5 ～ 1 寸。可灸。

4. 交信（阴跷脉之郄穴）

［定位］在小腿内侧，在内踝尖上 2 寸，胫骨内侧缘后际凹陷中；复溜前 0.5 寸。

［主治］月经不调，崩漏，阴挺，泄泻，大便难，睾丸肿痛，五淋，疝气，阴痒，泻痢赤白，膝、股内廉痛。

［操作］直刺 0.5 ～ 1 寸。可灸。

5. 筑宾（阴维脉之郄穴）

［定位］在小腿内侧，太溪直上 5 寸，比目鱼肌与跟腱之间。

［主治］癫狂，痫病，呕吐涎沫，疝痛，小儿脐疝，小腿内侧痛。

［操作］直刺 1 ～ 1.5 寸。可灸。

6. 阴谷（合穴）

［定位］在膝后区，腘横纹上，半腱肌肌腱外侧缘。

［主治］阳痿，疝痛，月经不调，崩漏，小便难，阴中痛，癫狂，膝股内侧痛。

［操作］直刺 1 ～ 1.5 寸。

7. 横骨（冲脉、足少阴经交会穴）

［定位］在下腹部，脐中下 5 寸，前正中线旁开 0.5 寸。

［主治］阴部痛，少腹痛，遗精，阳痿，遗尿，小便不通，疝气。

［操作］直刺 1 ～ 1.5 寸。可灸。

8. 大赫（冲脉、足少阴交会穴）

［定位］在下腹部，脐中下 4 寸，前正中线旁开 0.5 寸。

［主治］阴部痛，子宫脱垂，遗精，带下，月经不调，痛经，不孕，泄泻，痢疾。

［操作］直刺 1 ～ 1.5 寸。可灸。

9. 气穴（冲脉、足少阴经交会穴）

［定位］在下腹部，脐中下 3 寸，前正中线旁开 0.5 寸。

［主治］月经不调，白带，小便不通，泄泻，痢疾，腰脊痛，阳痿。

［操作］直刺或斜刺 1 ～ 1.5 寸。可灸。

10. 四满（冲脉、足少阴经交会穴）

［定位］在下腹部，脐中下 2 寸，前正中线旁开 0.5 寸。

［主治］月经不调，崩漏，带下，不孕，产后恶露不净，小腹痛，遗精，遗尿，疝气，便秘，水肿。

［操作］直刺 1 ～ 1.5 寸。可灸。

11. 中注（冲脉、足少阴经交会穴）

［定位］在下腹部，脐中下 1 寸，前正中线旁开 0.5 寸。

［主治］月经不调，腰腹疼痛，大便燥结，泄泻，痢疾。

［操作］直刺 1 ～ 1.5 寸。可灸。

12. 肓俞（冲脉、足少阴经交会穴）

［定位］在腹部，脐中旁开 0.5 寸。

［主治］腹痛绕脐，呕吐，腹胀，痢疾，泄泻，便秘，疝气，月经不调，腰脊痛。

［操作］直刺 1 ～ 1.5 寸。可灸。

13. 商曲（冲脉、足少阴经交会穴）

［定位］在上腹部，脐中上 2 寸，前正中线旁开 0.5 寸。

［主治］腹痛，泄泻，便秘，腹中积聚。

［操作］直刺 0.5 ～ 0.8 寸。可灸。

14. 石关（冲脉、足少阴经交会穴）

［定位］在上腹部，脐中上 3 寸，前正中线旁开 0.5 寸。

［主治］呕吐，腹痛，便秘，产后腹痛，妇人不孕。

［操作］直刺 1 ～ 1.5 寸。可灸。

15. 阴都（冲脉、足少阴经交会穴）

［定位］在上腹部，脐中上 4 寸，前正中线旁开 0.5 寸。

［主治］腹胀，肠鸣，腹痛，便秘，不孕，胸胁满，疟疾。

［操作］直刺 1 ～ 1.5 寸。可灸。

16. 腹通谷（冲脉、足少阴经交会穴）

［定位］在上腹部，脐中上 5 寸，前正中线旁开 0.5 寸。

［主治］腹痛，腹胀，呕吐，心痛，心悸，胸痛，暴喑。

［操作］直刺或斜刺 0.5 ～ 0.8 寸。可灸。

17. 幽门（冲脉、足少阴经交会穴）

［定位］在上腹部，脐中上 6 寸，前正中线旁开 0.5 寸。

［主治］腹痛，呕吐，善哕，消化不良，泄泻，痢疾。

［操作］直刺 0.5 ～ 0.8 寸，不可深刺，以免伤及内脏。可灸。

18. 步廊

［定位］在胸部，第 5 肋间隙，前正中线旁开 2 寸。

［主治］胸痛，咳嗽，气喘，呕吐，不嗜食，乳痈。

［操作］斜刺或平刺 0.5 ～ 0.8 寸，不可深刺，以免伤及内脏。可灸。

19. 神封

［定位］在胸部，第 4 肋间隙，前正中线旁开 2 寸。

［主治］咳嗽，气喘，胸胁支满，呕吐，不嗜食，乳痈。

［操作］斜刺或平刺 0.5 ～ 0.8 寸，不可深刺，以免伤及内脏。可灸。

20. 灵墟

［定位］在胸部，第 3 肋间隙，前正中线旁开 2 寸。

［主治］咳嗽，气喘，痰多，胸胁胀痛，呕吐，乳痈。

［操作］斜刺或平刺 0.5 ～ 0.8 寸，不可深刺，以免伤及内脏。可灸。

21. 神藏

［定位］在胸部，第 2 肋间隙，前正中线旁开 2 寸。

［主治］咳嗽，气喘，胸痛，烦满，呕吐，不嗜食。

［操作］斜刺或平刺 0.5 ～ 0.8 寸，不可深刺，以免伤及内脏。可灸。

22. 彧中

[定位] 在胸部，第 1 肋间隙，前正中线旁开 2 寸。

[主治] 咳嗽，气喘，胸胁胀满，不嗜食。

[操作] 斜刺或平刺 0.5 ～ 0.8 寸，不可深刺，以免伤及内脏。可灸。

23. 俞府

[定位] 在胸部，锁骨下缘，前正中线旁开 2 寸。

[主治] 咳嗽，气喘，胸痛，呕吐，不嗜食。

[操作] 斜刺或平刺 0.5 ～ 0.8 寸，不可深刺，以免伤及内脏。可灸。

第九节　手厥阴心包经——开窍通瘀的神明之脉

手厥阴心包经的功能与心脏的盛衰有着直接的关系，养护心包经是维护心脏健康的根本。《素问·灵兰秘典论》曰："膻中者，臣使之官，喜乐出焉。"膻中指的就是心包，包裹并护卫着心脏，好像君主的"内臣"，能够传达君主的旨意，能够代心行事，其功能及病理变化与心基本一致。因此，手厥阴心包经为开窍通瘀的神明之脉。手厥阴心包经与手少阳三焦经相表里。

主治概要：心、胸、胃、神志病，以及经脉循行部位的其他病证。治疗心、胸、胃病，常用曲泽、郄门、间使、内关和大陵；治疗神志病，常用间使、劳宫、中冲；内关有宣通三焦、醒脑开窍、行气止痛的功效；天池以治疗胸胁痛、心肺病为主，应注意针刺角度与深度。

【**经脉循行**】手厥阴心包经的经脉循行，《灵枢·经脉》曰："心主手厥阴心包络之脉，起于胸中，出属心包络，下膈，历络三焦。其支者，循胸出胁，下腋三寸，上抵腋下，循臑内，行太阴、少阴之间，入肘中，下臂，行两筋之间，入掌中，循中指，出其端。其支者，别掌中，循小指次指出其端。"

本经自胸中起始，出来属于心包络，向下贯穿膈肌，联络上、中、下三焦。它的分支，从胸中出走胁部，在腋下 3 寸的部位（天池）又向上行至腋窝下，沿上臂前边，行走在手太阴肺经和手少阴心经之间，进入肘中（曲泽），下行前臂两筋（桡侧腕屈肌腱与掌长肌腱）的中间，进入掌中，沿中指出其末端（中冲）。另一条支脉，从掌中分出，出无名指尺侧端（关冲），脉气由此与手少阳三焦经相接（图 3-28）。

本经一侧 9 穴，有 1 穴分布于胸前，8 穴

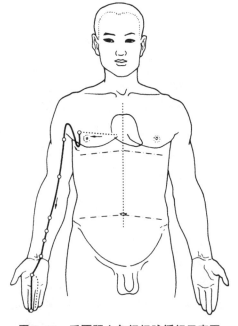

图 3-28　手厥阴心包经经脉循行示意图

分布于上肢内侧。

【常用腧穴】

1. 曲泽（合穴）

［定位］在肘前区，肘横纹上，肱二头肌腱的尺侧缘凹陷中（图 3-29）。

［简便取穴］伸肘仰掌，肘部稍弯曲，在肘弯里可摸到一条大筋，即肱二头肌腱，在其内侧（尺侧）肘横纹上可触及一凹陷，按压有酸胀感，即是该穴。

［功效］清心平躁，舒筋活血。

［主治］中暑、胃痛、呕吐、心悸、心痛、热病烦躁、臂痛等。

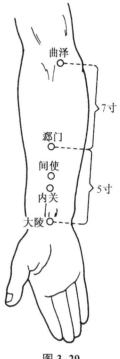

图 3-29

［配伍］配神门、鱼际，治疗呕血；配内关、中脘、足三里，治疗呕吐、胃痛；配委中、曲池，治疗高热中暑；配内关、大陵，治疗心胸痛。

［操作］直刺 1 ～ 1.5 寸，局部酸胀，可向臂部或肘部放散，或者三棱针点刺出血。

［穴位养生］①拇指弹拨曲泽穴 100 ～ 200 次，能改善心悸、心痛、咯血。②角刮法刮拭曲泽穴 3 ～ 5 分钟，隔日 1 次，可以治疗热病、心悸、心痛、烦躁等。

2. 郄门（郄穴）

［定位］在前臂前区，腕掌侧远端横纹上 5 寸，掌长肌腱与桡侧腕屈肌腱之间（图 3-29）。

［简便取穴］仰掌微屈腕，先取腕横纹中点之大陵，其上 5 寸处，在两条大筋之间、酸痛明显的凹陷处即是该穴。

［功效］宁心理气，宽胸止血。

［主治］心痛、心悸、心烦、胸痛等心胸病证；呕血，咯血；疔疮；癫痫。

［配伍］配神门、心俞，治疗心悸；配大陵，治疗呕血；配神门，治疗阴虚火旺之失眠等。

［操作］直刺 0.5 ～ 1 寸。

［穴位养生］郄门穴是心脏病急性发作时可以急救的腧穴。伸臂仰掌，用拇指指端按压郄门穴，按之酸麻胀痛明显，重按酸麻胀痛感可向下传于手指，向上可传至上臂部，左右手交替按压，早晚各 1 次，每次 3 ～ 5 分钟。

3. 内关（络穴；八脉交会穴，通于阴维脉）

［定位］在前臂前区，腕掌侧远端横纹上 2 寸，掌长肌腱与桡侧腕屈肌腱之间（图 3-30）。

［简便取穴］先攥拳，可以看到手部有两根筋，内关穴在这两根筋的中间，然后放松手指，腕横纹上 2 寸、两根筋中间点即是该穴。

［功效］宁心安神，理气止痛。

［主治］心痛、心悸、胸闷、胸痛等心胸病证；胃痛、呕吐、呃逆等胃疾；失眠、癫痫等神志病证；上肢痹痛、偏瘫、手指麻木等局部病证。

［配伍］配大陵、神门，治疗失眠；配郄门，治疗心痛；配足三里、中脘，治疗胃痛、吐泻。

［操作］直刺 0.5～1 寸。

［穴位养生］内关穴是心脏的保护伞，经常刺激按摩内关穴，能够预防心、脑（血管）方面的病证。用拇指指腹紧紧按住内关穴，旋转按揉穴位 2～3 分钟，直到局部产生酸、麻、胀的感觉；也可以用胶带黏一粒米，黏贴在内关穴上，随时按压几下，也可以起到相应的保健作用。

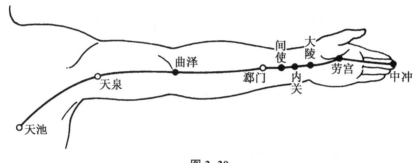

图 3-30

4. 劳宫（荥穴）

［定位］在掌区，横平第 3 掌指关节近端，第 2、3 掌骨之间偏于第 3 掌骨（图 3-30）。

［简便取穴］自然握拳，中指尖下即是该穴。

［功效］散热燥湿。

［主治］心痛，心悸，癫狂痫，口疮，口臭。

［配伍］配水沟、十宣、曲泽、委中，治疗中暑昏迷；配金津、玉液、内庭，治疗口疮、口臭。

［操作］直刺 0.3～0.5 寸。可灸。

［穴位养生］劳宫穴善于清心胃之火，对于心火内盛、胃火旺盛，浊气上逆所致的病证，点按劳宫可清泻火热，开窍醒神，用于治疗失眠、神经衰弱等，为治疗神志病，心、胃热病的常用穴和特效穴。

【其他腧穴】

1. 天池

［定位］在胸部，第 4 肋间隙，前正中线旁开 5 寸。

［主治］咳嗽，气喘；乳痈，乳汁少；胸闷，胁肋胀痛，瘰疬。

［操作］斜刺或平刺 0.3～0.5 寸，不可深刺，以免伤及心、肺。

2. 天泉

［定位］在臂前区，腋前纹头下 2 寸，肱二头肌的长、短头之间。

［主治］心痛，咳嗽，胸胁胀痛，臂痛。

［操作］直刺 1 ～ 1.5 寸。

3. 间使（经穴）

［定位］在前臂前区，腕掌侧远端横纹上 3 寸，掌长肌腱与桡侧腕屈肌腱之间。

［主治］心痛，心悸；癫狂痫，热病，疟疾；胃痛，呕吐；肘臂痛。

［操作］直刺 0.5 ～ 1 寸。

4. 大陵（输穴，原穴）

［定位］在腕前区，腕掌侧远端横纹中，掌长肌腱与桡侧腕屈肌腱之间。

［主治］心痛，心悸，癫狂，疮疡；胃痛，呕吐；手腕麻痛，胸胁胀痛。

［操作］直刺 0.3 ～ 0.5 寸。

5. 中冲（井穴）

［定位］在手指，中指末端最高点。

［主治］中风昏迷，中暑，小儿惊风，热病；心烦，心痛；舌强肿痛。

［操作］浅刺 0.1 寸；或三棱针点刺出血。

第十节　手少阳三焦经——调和脏腑的泄热之脉

三焦是中医藏象学说中一个特有的名词，是上焦、中焦和下焦的合称。三焦为包裹各脏腑的外膜，能调和脏腑，主一身之气，有主持人体内气的运行和疏通水液运行通道的作用。《素问·灵兰秘典论》云："三焦者……水道出焉。"三焦就像一条水道，对于人体来说，三焦必须通畅。只有三焦经通畅，功能强大，元气才能运行顺畅，废气才能及时排泄出来，人体才不会生病。因此，手少阳三焦经为调和脏腑的泄热之脉。手少阳三焦经与手厥阴心包经相表里。

主治概要：侧头、耳、目、咽喉、胸胁病，热病，以及经脉循行部位的其他病证。治疗目疾常用丝竹空、液门、关冲；治疗耳疾常用耳门、翳风、中渚、外关、液门；治疗咽喉病常用关冲、液门、阳池；治疗偏头痛常用丝竹空、角孙、外关、天井；治疗热病常用关冲、中渚、外关、支沟。翳风有疏风通络的功效，长于治疗耳、口、齿、面颊病；支沟有泄热通便的功效；中渚、阳池能治消渴。

【经脉循行】手少阳三焦经的经脉循行，《灵枢·经脉》曰："三焦手少阳之脉，起于小指次指之端，上出两指之间，循手表腕，出臂外两骨之间，上贯肘，循臑外上肩，而交出足少阳之后，入缺盆，布膻中，散络心包，下膈，遍属三焦。其支者，从膻中上出缺盆，上项，系耳后直上，出耳上角，以屈下颊至𬼘。其支者，从耳后入耳中，出走耳前，过客主人前，交颊，至目锐眦。"

本经自无名指尺侧端（关冲）起始，上出于第 4、5 两指之间，沿手背行至腕部（阳池），向上行经尺、桡两骨之间，通过肘尖部，沿着上臂外侧到肩部，在大椎穴处与督脉相会，从足少阳胆经之后，前行进入缺盆（锁骨上窝），分布在膻中（两乳之间），脉气散布联络心包，向下贯穿膈肌，统属于上、中、下三焦。其分支，从膻中部位分出，向上浅出于锁骨上窝，经颈至耳后，上行出耳上角，然后屈曲向下到达面颊，直至眼眶下部。另一条支脉，从耳后（翳风）进入耳中，出行至耳前，经上关、面颊部与前条支脉相交，到达外眼角（丝竹空、瞳子髎），脉气由此与足少阳胆经相接（图3-31）。

本经一侧23穴，左右共计46穴，13穴在上肢外侧，10穴分布于侧头、项、肩部。

【常用腧穴】

1.阳池（原穴）

［定位］在腕后区，腕背侧远端横纹上，指伸肌腱的尺侧缘凹陷（图3-32）。

［简便取穴］手背朝上握拳，在腕关节的横纹与无名指延伸线的交接点上，有一个凹陷处即是该穴。

［功效］生发阳气，沟通表里。

［主治］头痛、目赤肿痛、耳聋、喉痹等头面五官疾患；腕痛；消渴。

［配伍］配外关、曲池，治疗前臂麻木疼痛；配少商、廉泉，治疗咽喉肿痛；配胃脘下俞、脾俞、太溪，治疗糖尿病。

［操作］直刺0.3～0.5寸。

［穴位养生］按摩阳池穴的时间要长，力度要缓。经常按揉阳池穴，能够防治"鼠标手"。

2.外关（络穴；八脉交会穴，通于阳维脉）

［定位］在前臂后区，腕背侧远端横纹上2寸，尺骨与桡骨间隙中点（图3-32）。

［简便取穴］位于前臂背侧，腕横纹向上3指宽处，与正面内关穴相对。

［功效］联络气血，补阳益气。

［主治］头痛、偏头痛、颊痛、目赤肿痛、耳鸣、耳聋等头面五官疾患；热病，胁肋痛，上肢痹痛，肘部酸痛，手臂疼痛，肋间神经痛；瘰疬。

［配伍］配太阳、率谷，治疗偏头痛；配足临泣，治疗耳聋、目痛、颊肿、项强、肩痛；

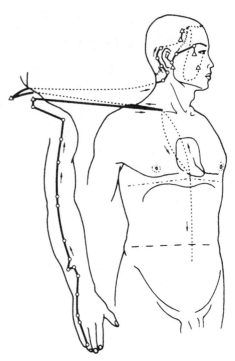

图 3-31 手少阳三焦经经脉循行示意图

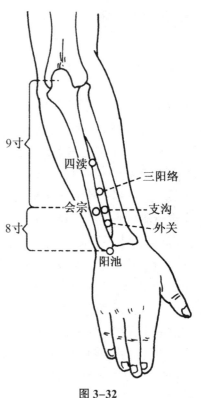

9寸

四渎

三阳络

会宗

支沟

8寸

外关

阳池

图 3-32

配后溪，治疗落枕；配阳池、中渚，治疗手指疼痛、腕关节疼痛。

［操作］直刺 0.5 ～ 1 寸。

［穴位养生］治急性腰扭伤时，取患侧外关透三阳络穴，留针 5 ～ 10 分钟，留针期间行强刺激手法 2 ～ 3 次，并嘱患者做前俯后仰、下蹲起立、左右旋转、深呼吸等动作，有良好疗效。治青少年近视时，以外关配光明穴有效。

3. 支沟（经穴）

［定位］在前臂后区，腕背侧远端横纹上 3 寸，尺骨与桡骨间隙中点（图 3-32）。

［简便取穴］抬臂，从腕背横纹中点直上量 4 横指处（即 3 寸），在前臂尺骨与桡骨间隙中点，与间使相对，用力按压有酸胀感。

［功效］疏利三焦，聪耳利胁。

［主治］头痛，耳鸣，耳聋，中耳炎；目赤，目痛，暴喑，咽肿，热病，瘰疬；咳引胁痛，胸膈满闷，卒心痛，逆气；便秘，呕吐，泄泻；经闭，产后血晕，乳汁不足；胁肋痛，肩臂腰背酸痛，落枕，手指震颤，腕臂无力；缠腰火丹，丹毒。

［配伍］配照海，治疗大便秘结；配足三里、膻中、乳根，治疗乳汁不足；配合谷，治头痛；配关冲，治疗肩臂酸重；配阳陵泉、外关，治疗胸胁疼痛；配阳池、八邪，治疗手指震颤；配间使、大椎，治疗疟疾。

［操作］直刺 0.5 ～ 1 寸。可灸。

［穴位养生］按摩支沟穴时，力度以局部有酸、麻、胀、痛感为宜，双手可交替点揉，每次点揉 2 ～ 3 分钟，每天早晚各点揉 1 次。

4. 肩髎

［定位］在三角肌区，肩峰角与肱骨大结节两骨间凹陷中（图 3-33）。

［简便取穴］上臂外展平举，肩关节部即可出现两个凹陷窝，后面一个凹陷窝即是该穴。

［功效］祛风湿，通经络。

［主治］荨麻疹、肩关节周围炎、脑血管后遗症、胸膜炎、肋间神经痛等。

［配伍］配天池、肩井、养老，治疗上肢不遂、肩周炎；配天宗、曲垣，治疗肩背疼痛。

［操作］向肩关节直刺 1 ～ 1.5 寸。可灸。

［穴位养生］肩髎有重压感而使手臂抬不起或有肘痛等症状时，刺激肩髎可以改善，可同时配合肩髃、臂臑效果更佳。另外，该穴也用于因脑卒中所致的半身不遂。

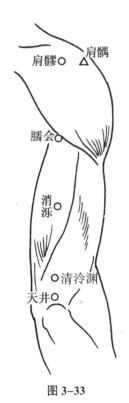

肩髎○ △肩髃
臑会○
消泺○
清冷渊○
天井○

图 3-33

5. 角孙

［定位］在头部，耳尖正时发际处（图 3-34）。

［简便取穴］正坐或侧伏，以耳翼向前方折曲，当耳翼尖所指之发际处，若以手按着使口能合，其处牵动者即是该穴。

［功效］祛湿降浊，清热消肿，散风止痛。

［主治］头痛、耳部红肿、目赤肿痛、项强、目翳、齿痛等。

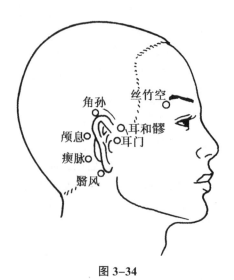

图 3-34

［配伍］透角孙穴，配合足临泣，治疗眩晕；配听宫、翳风，治疗耳部肿痛；配太阳、头维、太冲，治疗偏头痛。

［操作］沿皮平刺 0.3 ～ 0.5 寸。

［穴位养生］先点按角孙穴 1 分钟左右，再分别沿顺时针方向和逆时针方向按揉角孙穴 3 ～ 5 分钟。

6. 丝竹空

［定位］在面部，眉梢凹陷中（图 3-34）。

［简便取穴］正坐或仰卧位，用手推眉毛尾部凹陷处即是该穴。

［功效］疏风清热，明目安神。

［主治］目赤肿痛，眼睑瞤动，视疲劳；齿痛，头痛，眩晕，眼结膜炎，电光性眼炎，视神经萎缩；癫，狂，痫；鱼尾纹，角膜白斑，面神经麻痹。

［配伍］配瞳子髎、睛明、攒竹，治疗目赤肿痛；配太阳、外关，治疗偏头痛；配足通谷、太冲，治疗癫痫。

［操作］平刺 0.3 ～ 0.5 寸。

［穴位养生］按摩丝竹空穴有疏通经气的作用，能促进血液循环，改善细胞代谢功能，消除眼周皱纹，缓解视疲劳、目赤肿痛及眼睑瞤动。按摩时手法轻重适当，以有酸胀感为宜。

【其他腧穴】

1. 关冲（井穴）

［定位］在手指，第 4 指末节尺侧，指甲根角侧上方 0.1 寸（指寸）。

［主治］热病，昏厥，中暑；头痛，目赤，耳聋，咽喉肿痛。

［操作］浅刺 0.1 寸，或用三棱针点刺出血。

2. 液门（荥穴）

［定位］在手背部，当第 4、5 指间，指蹼缘上方赤白肉际凹陷中。

［主治］头痛，目赤，耳聋，咽喉肿痛，疟疾。

［操作］直刺 0.3 ～ 0.5 寸。

3. 中渚（输穴）

［定位］在手背，第 4、5 掌骨间，第 4 掌指关节近端凹陷中。

［主治］头痛，耳鸣，耳聋，目赤，咽喉肿痛；热病，消渴，疟疾；手指屈伸不利，肘臂肩背疼痛。

［操作］直刺 0.3 ~ 0.5 寸。

4. 会宗（郄穴）

［定位］在前臂后区，腕背侧远端横纹上 3 寸，尺骨的桡侧缘。

［主治］耳鸣，耳聋，癫痫，上肢痹痛。

［操作］直刺 0.5 ~ 1 寸。

5. 三阳络

［定位］在前臂后区，腕背侧远端横纹上 4 寸，尺骨与桡骨间隙中点。

［主治］耳聋，暴喑，齿痛，上肢痹痛。

［操作］直刺 0.5 ~ 1 寸。

6. 四渎

［定位］在前臂后区，肘尖下 5 寸，尺骨与桡骨间隙中点。

［主治］耳聋，暴喑，齿痛，咽喉肿痛，偏头痛，上肢痹痛。

［操作］直刺 0.5 ~ 1 寸。

7. 天井（合穴）

［定位］在肘后区，肘尖上 1 寸凹陷中。

［主治］耳聋，偏头痛，癫痫，瘰疬，肘臂痛。

［操作］直刺 0.5 ~ 1 寸。

8. 清泠渊

［定位］在臂后区，肘尖与肩峰角连线上，肘尖上 2 寸。

［主治］头痛，目痛，胁痛，肩臂痛。

［操作］直刺 0.8 ~ 1.2 寸。

9. 消泺

［定位］在臂后区，肘尖与肩峰角连线上，肘尖上 5 寸。

［主治］头痛，项强，齿痛，肩臂痛。

［操作］直刺 1 ~ 1.5 寸。

10. 臑会

［定位］在臂后区，肩峰角下 3 寸，三角肌的后下缘。

［主治］瘿气，瘰疬，上肢痿痹。

［操作］直刺 1 ~ 1.5 寸。

11. 天髎

［定位］在肩胛区，肩胛骨上角骨际凹陷中。

［主治］肩臂痛，颈项强痛。

［操作］直刺 0.5 ~ 1 寸。

12. 天牖

［定位］在颈部，横平下颌角，胸锁乳突肌的后缘凹陷中。

［主治］头痛，项强，目痛，耳聋，瘰疬，面肿。

［操作］直刺 0.5 ～ 1 寸。

13. 翳风

［定位］在颈部，耳垂后方，乳突下端前方凹陷中。

［主治］耳鸣，耳聋，聤耳，口㖞，牙关紧闭，齿痛，呃逆，瘰疬，颊肿。

［操作］直刺 0.5 ～ 1 寸。

14. 瘈脉

［定位］在头部，乳突中央，角孙与翳风沿耳轮弧形连线的上 2/3 与下 1/3 的交点处。

［主治］耳鸣，耳聋，小儿惊风，头痛。

［操作］平刺 0.3 ～ 0.5 寸，或点刺出血。

15. 颅息

［定位］在头部，角孙与翳风沿耳轮弧形连线的上 1/3 与下 2/3 的交点处。

［主治］小儿惊风，头痛，耳鸣，耳聋。

［操作］平刺 0.3 ～ 0.5 寸。

16. 耳门

［定位］在耳区，耳屏上切迹与下颌骨髁突之间的凹陷中。

［主治］耳鸣，耳聋，聤耳，齿痛。

［操作］微张口，直刺 0.5 ～ 1 寸。

17. 耳和髎

［定位］在头部，鬓发后缘，耳郭根的前方，颞浅动脉的后缘。

［主治］头痛，耳鸣，牙关紧闭，口㖞。

［操作］避开动脉，平刺 0.3 ～ 0.5 寸。

第十一节　足少阳胆经——畅通气机的开窍之脉

中医学认为，胆"主决断"。胆在精神、意识、思维活动过程中，具有判断事物、作出决定的能力。胆是唯一与人的精神活动有关的腑。一般来说，人们在生活中对事情的处理和进行某种活动的决心，都是通过足少阳胆经来决策的。足少阳胆经中初生的阳气是维持整个人体生命活动不断进行并欣欣向荣的不可缺少的力量，是人体气机调节的重要通道，胆经通畅，则全身气水循环才能正常。因此，足少阳胆经为畅通气机的开窍之脉。足少阳经与足厥阴肝经相表里。

主治概要：足少阳胆经枢机不利、开阖失司，可致多种病变，如足少阳胆经循行所过部位的病变，偏头痛、胁痛、腿侧部疼痛等，另外还会出现面部皮肤失去光泽，经常出现叹气、口苦等预警信号。

【经脉循行】足少阳胆经的经脉循行，《灵枢·经脉》曰："胆足少阳之脉，起于目锐眦，上抵头角，下耳后，循颈，行手少阳之前，至肩上，却交出手少阳之后，入缺盆。其支者，从耳后入耳中，出走耳前，至目锐眦后。其支者，别锐眦，下大迎，合于手少阳，抵于䪼，下加颊车，下颈，合缺盆，以下胸中，贯膈，络肝属胆，循胁里，出气街，绕毛际，横入髀厌中。其直者，从缺盆下腋，循胸过季胁，下合髀厌中，以下循髀阳，出膝外廉，下外辅骨之前，直下抵绝骨之端，下出外踝之前，循足跗上，入小指次指之间。其支者，别跗上，入大指之间，循大指歧骨内出其端，还贯爪甲，出三毛。"

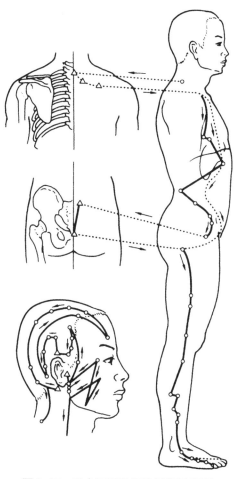

图3-35 足少阳胆经经脉循行示意图

足少阳胆经自外眼角（瞳子髎）起始，向上到达头角（头维），再向下行至耳后，沿着头颈，行走在手少阳三焦经的前面，至肩上，交出手少阳三焦经之后，在大椎穴处与督脉相会，然后退回向前，进入缺盆（锁骨上窝）。其支脉，从耳后进入耳上，浅出耳前，到达目外眦后方。另一条支脉，从外眼角分出，下行到大迎穴部位，上与手少阳三焦经分布在面颊部的支脉相会，到达眼眶下边；向下经过颊车穴部位，下行到颈部，与上一条经脉在锁骨上窝处会合后，由此下行胸部，贯穿膈肌，联络肝，属于胆，沿着胁肋里面，浅出于腹股沟中央的气街部，绕过阴部毛际，横行进入髀厌（股骨大转子）部。其直行的主干，从锁骨上窝下行腋部，沿着侧胸，经过季胁，下行与前支经脉在股关节部会合，由此向下，沿着大腿和膝部的外侧，向下行走在腓骨前边，直到绝骨（腓骨下端），浅出于外踝骨的前面，沿足背进入第4趾的外侧端（足窍阴）。足背部支脉，从足背（临泣）分出，沿着第1、2跖骨之间，出足大趾外侧端（大敦），回过来贯穿爪甲，出行在爪甲后方的丛毛之中，脉气由此与足厥阴肝经相接（图3-35）。

足少阳胆经起于瞳子髎穴、止于足窍阴穴，左右各44穴。

【常用腧穴】

1. 听会

［定位］在面部，耳屏间切迹与下颌骨髁突之间的凹陷中（图3-36）。

［简便取穴］微张口，耳屏正中前缘凹陷，在耳门与听会穴之间即是该穴。

［功效］清降寒浊。

［主治］耳鸣、耳聋、聤耳等耳疾；齿痛，口眼㖞斜，面痛。

［配伍］配听宫、翳风，治疗耳聋、耳鸣。

［操作］微张口，直刺 0.5 ～ 0.8 寸。

［穴位养生］听会穴可保五官健康，常按摩对耳鸣、耳聋、齿痛、口眼歪斜、中耳炎、腮腺炎、下颌关节炎等有效。

2. 率谷

［定位］在头部，耳尖直上入发际 1.5 寸（图 3-36）。

［简便取穴］侧坐位，耳尖直上 1.5 寸，按之有肌肉颤动。

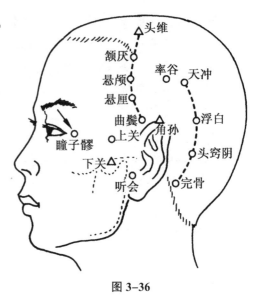

图 3-36

［功效］收降湿浊。

［主治］头痛，眩晕，呕吐，小儿惊风；偏头痛，三叉神经痛，面神经麻痹，眩晕，顶骨部疼痛；胃炎，小儿高热惊厥。

［配伍］配印堂、太冲、合谷，治疗小儿急慢惊风、眩晕、耳鸣；配合谷、足三里，治疗流行性腮腺炎；配风池、太阳，有祛风止痛的作用。

［操作］平刺 0.5 ～ 0.8 寸。

［穴位养生］率谷穴是治疗偏头痛和头晕的特效穴，对于特别容易精神紧张的人，往往会出现偏头痛并眩晕的症状，通过刺激点按率谷穴，可以有效地缓解和预防偏头痛的发生。

3. 头窍阴

［定位］在头部，耳后乳突的后上方，从天冲至完骨的弧形连线（其弧度与耳郭弧度相应）的上 2/3 与下 1/3 交点处（图 3-36）。

［简便取穴］头窍阴穴位于耳后方，在乳状突起上方的外耳缘后侧凹陷处，强力指压会感觉疼痛。

［功效］降浊祛寒。

［主治］头痛，眩晕，耳鸣，耳聋，瘿气。

［配伍］配强间，治疗头痛；配太冲、风池、支沟，治疗肝火旺盛所致的偏头痛；配听宫、翳风、听会，有开窍聪耳的作用。

［操作］平刺 0.5 ～ 0.8 寸。

［穴位养生］两手拇指同时着力按压头窍阴穴半分钟，然后顺时针方向按揉约 2 分钟，以局部有酸胀感为佳。

4. 阳白

［定位］在头部，眉上 1 寸，瞳孔直上（图 3-37）。

［简便取穴］坐位或仰卧位，用拇指推动额头，眉上正中直上 1 寸即是该穴。

［功效］降浊祛寒。

［主治］头痛，眩晕，耳鸣，耳聋，瘿气。

［配伍］配太阳、风池、外关，治疗偏头痛；配睛明、太阳，治疗目赤肿痛。

［操作］平刺 0.5 ～ 0.8 寸。

［穴位养生］两手拇指同时着力按压阳白穴半分钟，然后顺时针方向按揉约 2 分钟，以局部有酸胀感为佳。

5. 风池

［定位］在颈后区，枕骨之下，胸锁乳突肌上端与斜方肌上端之间的凹陷中（图3-37）。

［简便取穴］正坐，举臂抬肘，肘约与肩同高，屈肘向头，双手置于耳后，掌心向内，指尖朝上，四指轻扶头（耳上）两侧。大拇指指腹的位置即是该穴。

［功效］疏风散寒清热，平肝息火，清热开窍，明目聪耳。

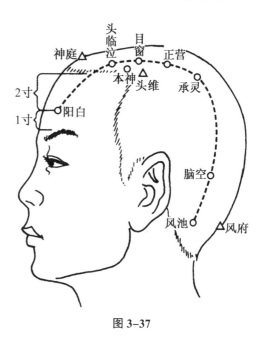

图 3-37

［主治］中风、癫痫、头痛、眩晕、耳鸣、耳聋等内风所致的病证；感冒、鼻塞、衄衄、目赤肿痛、口眼歪斜等外风所致的病证；颈项强痛。

［配伍］配合谷、丝竹空，治疗偏正头痛；配百会、太冲、水沟、足三里、十宣穴，治疗中风；配脑户、玉枕、风府、上星，治疗目痛不能视。

［操作］针尖微下，向鼻尖斜刺 0.8 ～ 1.2 寸；或平刺透风府穴。深部中间为延髓，必须严格掌握针刺的角度与深度。可灸。

［穴位养生］以双手拇指或食指放在风池穴上，来回捏揉；也可以用梅花针叩刺三五分钟；或以四指屈曲成爪形，叩打风池穴，可以祛风寒、风热，还能使五官清明。

6. 肩井

［定位］在肩胛区，第 7 颈椎棘突与肩峰最外侧点连线的中点（图 3-38）。

［简便取穴］找到大椎穴（头前倾，颈部凸起的椎体下凹陷处），再找到锁骨肩峰，二者连线中点即是该穴。

［功效］疏导水液。

［主治］肩背痹痛、上肢不遂、颈项强痛等肩颈、上肢部病证；瘰疬，乳痈，乳汁不下，难产，胞衣不下。

［配伍］配肩髃、天宗，治疗肩背痹痛；配乳根、少泽，治疗乳汁不足、乳痈。

［操作］直刺 0.3 ～ 0.5 寸。深部正当肺尖，

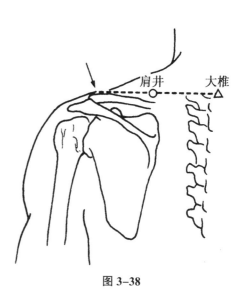

图 3-38

慎不可深刺。

　　[穴位养生]手搭于对侧肩头，用中指指腹按揉肩井穴，或用食、中、无名三指指腹按揉肩井穴区。按揉的手法要均匀、柔和、渗透，以局部有酸胀感为佳。早晚各 1 次，每次按揉 2～3 分钟，左右交替按揉。

7. 环跳

　　[定位]在臀区，股骨大转子最凸点与骶管裂孔连线的外 1/3 与内 2/3 交点处（图 3–39）。

　　[简便取穴]侧卧屈股，股骨大转子与骶骨裂孔连线外 1/3 处。

　　[功效]祛风湿，通经络。

　　[主治]腰胯疼痛、下肢痿痹、半身不遂等腰腿疾患。

　　[操作]直刺 2～3 寸。

　　[穴位养生]拇指按于环跳穴，顺时针方向按揉约 2 分钟，两臀部交替进行，以臀部感到酸胀为佳。

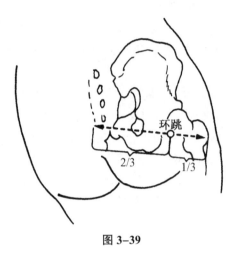

图 3–39

8. 风市

　　[定位]在股部，髌底上 7 寸：直立垂手，掌心贴于大腿时，中指尖所指凹陷中，髂胫束后缘（图 3-40）。

　　[简便取穴]直立，手下垂于体侧，中指尖所到处即是该穴。

　　[功效]祛风化湿，通经活络。

　　[主治]半身不遂、下肢麻木、痿痹、中风、瘫痪、脚气、遍身瘙痒等。

　　[配伍]配大椎、大杼、风池、关元、命门、腰阳关、十七椎，治疗类风湿中心型。

　　[操作]直刺 1～1.5 寸。

　　[穴位养生]用中指按于风市穴，顺时针方向按揉约 2 分钟，两腿交替进行，以大腿感到酸胀为佳。

9. 膝阳关

　　[定位]在膝部，股骨外上髁后上缘，股二头肌腱与髂胫束之间的凹陷中（图3-41）。

　　[简便取穴]正坐屈膝时，在膝盖外侧可摸到一凸起，即股骨外上髁，在其上方可触及一凹陷，即是该穴。

　　[功效]利关节，祛风湿，止痛。

　　[主治]膝肿痛，小腿麻木，膝关节炎，下肢瘫痪；膝关节及周围软组织疾患，脚气；股外侧皮神经麻痹，坐骨神经痛。

　　[配伍]配环跳、承筋，治疗关节麻木不仁；配血海、膝关、犊鼻、丰隆、曲池、合谷，治疗膝关节炎。

　　[操作]直刺 1～1.5 寸，局部酸胀，可扩散至膝部和大腿外侧。

［穴位养生］①采用按揉的方式，用拇指指尖按揉 3 ～ 5 分钟，长期坚持可以改善膝关节炎和下肢瘫痪。②艾条温和灸 5 ～ 10 分钟，以局部皮肤温热但无明显灼痛感为度。每日 1 次，可以有效改善膝关节炎、坐骨神经痛。

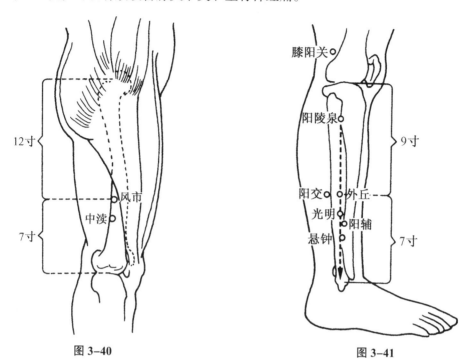

图 3-40   图 3-41

10. 阳陵泉（合穴，胆下合穴，八会穴之筋会）

［定位］在小腿外侧，腓骨头前下方凹陷中（图 3-41）。

［简便取穴］在小腿的外侧，膝关节下方的外侧有一个高点，即腓骨小头，其前下方 1 寸左右有一个凹陷，即是该穴。

［功效］降浊除湿。

［主治］半身不遂，下肢痿痹，麻木，膝髌肿痛，脚气，胁肋痛，口苦，呕吐，黄疸，小儿惊风。

［配伍］配环跳、风市、委中、悬钟，有活血通络、疏调经脉的作用，治疗半身不遂、下肢痿痹；配阴陵泉、中脘，有和胃理气止痛的作用，治疗胁肋痛；配人中、中冲、太冲，有祛风镇静解痉的作用，治疗小儿惊风。

［操作］直刺 1 ～ 1.5 寸。可灸。

［穴位养生］用两手拇指分别按压两小腿的阳陵泉穴；或掌心、掌根、指端一起用力，上下揉 50 次，可防治膝关节炎、膝冷痛、鹤膝风、老寒腿、下肢不遂、瘫痪等。

11. 悬钟（八会穴之髓会）

［定位］在小腿外侧，外踝尖上 3 寸，腓骨前缘（图 3-41）。

［简便取穴］外踝尖上 4 横指，指压有酸胀感，腓骨前缘。

［功效］泻胆火，清髓热，舒筋脉，平肝息风，疏肝益肾。

［主治］痴呆、中风等髓海不足疾患；颈项强痛，胸胁满痛，下肢痿痹。

［配伍］配内庭，治疗心腹胀满；配昆仑、合谷、肩髃、曲池、足三里，治疗中风、半身不遂；配后溪、列缺，治疗项强、落枕。

［操作］直刺 0.5～0.8 寸。

［穴位养生］①按摩采用点法、按法、揉法。②艾炷灸 3～5 壮，艾条温和灸 10～15 分钟。

【其他腧穴】

1. 瞳子髎（手太阳，手、足少阳经交会穴）

［定位］在面部，目外眦外侧 0.5 寸凹陷中。

［主治］头痛，目赤，目痛，怕光羞明，迎风流泪，远视不明，内障，目翳。

［操作］平刺 0.3～0.5 寸；或用三棱针点刺出血。

2. 上关（手少阳、足阳明经交会穴）

［定位］在面部，颧弓上缘中央凹陷中。

［主治］头痛，耳鸣，耳聋，聤耳，口眼歪斜，面痛，齿痛，惊痫，瘛疭。

［操作］直刺 0.3～0.5 寸。可灸。

3. 颔厌（手少阳、足阳明经交会穴）

［定位］在头部，从头维至曲鬓的弧形连线（其弧度与鬓发弧度相应）的上 1/4 与下 3/4 交点处。

［主治］头痛，眩晕，目外眦痛，齿痛，耳鸣，惊痫。

［操作］直刺 0.5～0.8 寸。可灸。

4. 悬颅

［定位］在头部，从头维至曲鬓的弧形连线（其弧度与鬓发弧度相应）的中点处。

［主治］偏头痛，面肿，目外眦痛，齿痛。

［操作］向后平刺 0.5～0.8 寸。可灸。

5. 悬厘（手、足少阳，阳明经交会穴）

［定位］在头部，从头维至曲鬓的弧形连线（其弧度与鬓发弧度相应）的上 3/4 与下 1/4 交点处。

［主治］偏头痛，面肿，目外眦痛，耳鸣，上齿痛。

［操作］向后平刺 0.5～0.8 寸。可灸。

6. 曲鬓（足太阳、少阳经交会穴）

［定位］在头部，耳前鬓角发际后缘与耳尖水平线交点处。

［主治］偏头痛，颔颊肿，牙关紧闭，呕吐，齿痛，目赤肿痛，项强不得顾。

［操作］平刺 0.5～0.8 寸。可灸。

7. 天冲（足太阳、少阳经交会穴）

［定位］在头部，耳根后缘直上，入发际 2 寸。

［主治］头痛，齿龈肿痛，癫痫，惊恐，瘿气。

［操作］平刺 0.5 ～ 0.8 寸。可灸。

8. 浮白（足太阳、少阳经交会穴）

［定位］在头部，耳后乳突的后上方，从天冲至完骨的弧形连线（其弧度与耳郭弧度相应）的上 1/3 与下 2/3 交点处。

［主治］头痛，颈项强痛，耳鸣，耳聋，齿痛，瘰疬，瘿气，臂痛不举，足痿不行。

［操作］平刺 0.5 ～ 0.8 寸。可灸。

9. 完骨（足太阳、少阳经交会穴）

［定位］在头部，耳后乳突的后下方凹陷中。

［主治］头痛，颈项强痛，颊肿，喉痹，龋齿，口眼歪斜，癫痫，疟疾。

［操作］斜刺 0.5 ～ 0.8 寸。可灸。

10. 本神（足太阳经、阳维脉交会穴）

［定位］在头部，前发际上 0.5 寸，头正中线旁开 3 寸。

［主治］头痛，目眩，癫痫，小儿惊风，颈项强痛，胸胁痛，半身不遂。

［操作］平刺 0.5 ～ 0.8 寸。可灸。

11. 头临泣

［定位］在头部，前发际上 0.5 寸，瞳孔直上。

［主治］头痛，目痛、目眩、流泪、目翳等目疾，鼻塞，鼻渊，小儿惊痫。

［操作］平刺 0.5 ～ 0.8 寸。

12. 目窗（足少阳经、阳维脉交会穴）

［定位］在头部，前发际上 1.5 寸，瞳孔直上。

［主治］头痛，目眩，目赤肿痛，远视，近视，面浮肿，上齿龋肿，小儿惊痫。

［操作］平刺 0.5 ～ 0.8 寸。可灸。

13. 正营（足少阳经、阳维脉交会穴）

［定位］在头部，前发际上 2.5 寸，瞳孔直上。

［主治］头痛，头晕，目眩，唇吻强急，齿痛。

［操作］平刺 0.5 ～ 0.8 寸。可灸。

14. 承灵（足少阳经、阳维脉交会穴）

［定位］在头部，前发际上 4 寸，瞳孔直上。

［主治］头晕，眩晕，目痛，鼻渊，鼻衄，鼻窒，多涕。

［操作］平刺 0.5 ～ 0.8 寸。可灸。

15. 脑空（足少阳经、阳维脉交会穴）

［定位］在头部，横平枕外隆凸的上缘，风池直上。

［主治］头痛，颈项强痛，目眩，目赤肿痛，鼻痛，耳聋，癫痫，惊悸，热病。

［操作］平刺 0.5 ～ 0.8 寸。可灸。

16. 渊腋

［定位］在胸外侧区，第 4 肋间隙中，在腋中线上。

［主治］胸满，胁痛，腋下肿，臂痛不举。

［操作］斜刺或平刺 0.5 ～ 0.8 寸，不可深刺，以免伤及脏器。

17. 辄筋

［定位］在胸外侧区，第 4 肋间隙中，腋中线前 1 寸。

［主治］胸胁痛，喘息，呕吐，吞酸，腋肿，肩臂痛。

［操作］斜刺或平刺 0.5 ～ 0.8 寸，不可深刺，以免伤及脏器。可灸。

18. 日月（足太阴、少阳经交会穴，胆之募穴）

［定位］在胸部，第 7 肋间隙中，前正中线旁开 4 寸。

［主治］胁肋疼痛，胀满，呕吐，吞酸，呃逆，黄疸。

［操作］斜刺或平刺 0.5 ～ 0.8 寸，不可深刺，以免伤及脏器。可灸。

19. 京门（肾之募穴）

［定位］在上腹部，当第 12 肋骨游离端的下际。

［主治］肠鸣，泄泻，腹胀，腰胁痛。

［操作］直刺 0.5 ～ 1 寸。可灸。

20. 带脉（足少阳经、带脉交会穴）

［定位］在侧腹部，第 11 肋骨游离端垂线与脐水平线的交点上。

［主治］月经不调，赤白带下，疝气，腰胁痛。

［操作］直刺 1 ～ 1.5 寸。可灸。

21. 五枢（足少阳经、带脉交会穴）

［定位］在下腹部，横平脐下 3 寸，髂前上棘内侧。

［主治］赤白带下、月经不调、阴挺、小腹痛等妇科病证；疝气，少腹痛，腰胯痛。

［操作］直刺 1 ～ 1.5 寸。可灸。

22. 维道（足少阳经、带脉交会穴）

［定位］在下腹部，髂前上棘内下 0.5 寸。

［主治］腰胯痛，少腹痛，阴挺，疝气，带下，月经不调，水肿。

［操作］直刺或向前下方斜刺 1 ～ 1.5 寸；可灸。

23. 居髎（阳跷脉、足少阳经交会穴）

［定位］在臀部，髂前上棘与股骨大转子最凸点连线的中点处。

［主治］腰腿痹痛，瘫痪，足痿，疝气。

［操作］直刺 1 ～ 1.5 寸。可灸。

24. 中渎

［定位］在股部，腘横纹上 7 寸，髂胫束后缘。

［主治］下肢痿痹、麻木及半身不遂等下肢疾患。

［操作］直刺 1 ～ 1.5 寸。

25. 阳交（阳维脉之郄穴）

［定位］在小腿外侧，外踝尖上 7 寸，腓骨后缘。

［主治］胸胁胀满疼痛，面肿，惊狂，癫疾，瘰疬，膝股痛，下肢痿痹。

［操作］直刺 1 ～ 1.5 寸。可灸。

26. 外丘（郄穴）

［定位］在小腿外侧，外踝尖上 7 寸，腓骨前缘。

［主治］癫狂，胸胁胀满，下肢痿痹，颈项强痛。

［操作］直刺 1 ～ 1.5 寸。可灸。

27. 光明（络穴）

［定位］在小腿外侧，外踝尖上 5 寸，腓骨前缘。

［主治］目痛，夜盲，乳胀痛，膝痛，下肢痿痹，颊肿。

［操作］直刺 0.5 ～ 0.8 寸。可灸。

28. 阳辅（经穴）

［定位］在小腿外侧，外踝尖上 4 寸，腓骨前缘。

［主治］偏头痛，目外眦痛，缺盆中痛，腋下痛，瘰疬，胸、胁、下肢外侧痛，疟疾，半身不遂。

［操作］直刺 0.5 ～ 0.8 寸。

29. 丘墟（原穴）

［定位］在踝区，外踝的前下方，趾长伸肌腱的外侧凹陷中。

［主治］颈项痛，腋下肿，胸胁痛，下肢痿痹，外踝肿痛，疟疾，疝气，目赤肿痛，目生翳膜，中风偏瘫。

［操作］直刺 0.5 ～ 0.8 寸。可灸。

30. 足临泣（输穴；八脉交会穴，通于带脉）

［定位］在足背，第 4、5 跖骨底结合部的前方，第 5 趾长伸肌腱外侧凹陷中。

［主治］偏头痛、目赤肿痛、胁肋疼痛、足跗疼痛等痛证；月经不调，乳少，乳痛；疟疾，瘰疬。

［操作］直刺 0.3 ～ 0.5 寸。

31. 地五会

［定位］在足背，第 4、5 跖骨间，第 4 跖趾关节近端凹陷中。

［主治］头痛，目赤痛，耳鸣，耳聋，胸满，胁痛，腋肿，乳痈，跗肿。

［操作］直刺 0.3 ～ 0.5 寸。

32. 侠溪（荥穴）

［定位］在足背，第 4、5 趾间，趾蹼缘后方赤白肉际处。

［主治］头痛，眩晕，惊悸，耳鸣，耳聋，目外眦赤痛，颊肿，胸胁痛，膝股痛，足跗肿痛，疟疾。

［操作］直刺 0.3 ～ 0.5 寸。可灸。

33. 足窍阴（井穴）

［定位］在足趾，第 4 趾末节外侧，趾甲根角侧后方 0.1 寸（指寸）。

［主治］偏头痛，目眩，目赤肿痛，耳聋，耳鸣，喉痹，胸胁痛，足跗肿痛，多

梦，热病。

［操作］浅刺 0.1 ～ 0.2 寸，或点刺出血。可灸。

第十二节　足厥阴肝经——藏血守神的疏泄之脉

肝在五行属木，木性生发、喜条达而恶抑郁、主疏泄兼藏血，故在《黄帝内经》中被称为"将军之官"。肝能率领体内正气抵御外邪入侵，还具有疏通宣泄作用，能够排除体内各种毒素，能为人体储藏养分，担负着维持人体生命功能的重要任务，是人体阳气生发，气血津液正常输布排泄，调节情绪的主要器官。因此，足厥阴肝经为藏血守神的疏泄之脉。足厥阴肝经与足少阳胆经相表里。

主治概要：①肝胆病：黄疸，胸胁胀痛，呕逆及肝风内动所致的中风、头痛、眩晕、惊风等。②妇科病、前阴病：月经不调、痛经、崩漏、带下、遗尿、小便不利等。③经脉循行部位的其他病证：下肢痹痛、麻木、不遂等。

【经脉循行】足厥阴肝经的经脉循行，《灵枢·经脉》曰："肝足厥阴之脉，起于大指丛毛之际，上循足跗上廉，去内踝一寸，上踝八寸，交出太阴之后，上腘内廉，循股阴，入毛中，环阴器，抵小腹，夹胃，属肝络胆，上贯膈，布胁肋，循喉咙之后，上入颃颡，连目系，上出额，与督脉会于巅。其支者，从目系下颊里，环唇内。其支者，复从肝别贯膈，上注肺。"

足厥阴肝经起于足大趾爪甲后丛毛处，沿足背向上至内踝前 1 寸处（中封），向上沿胫骨内缘，在内踝上 8 寸处交出足太阴脾经之后，上行过膝内侧，沿大腿内侧中线进入阴毛中，绕阴器，至小腹，夹胃两旁，属肝，络胆，向上穿过膈肌，分布于胁肋部，沿喉咙的后边，向上进入鼻咽部，上行连接目系出于额，上行与督脉会于头顶部。其分支从目系分出，下行于颊里，环绕在口唇的里边。又一分支从肝分出，穿过膈肌，向上注入肺，交于手太阴肺经（图 3-42）。

足厥阴肝经一侧 14 穴，左右共计 28 穴。

【常用腧穴】

1. 大敦（井穴）

［定位］在足趾，大趾末节外侧，趾甲根角侧后方 0.1 寸（指寸）（图 3-43）。

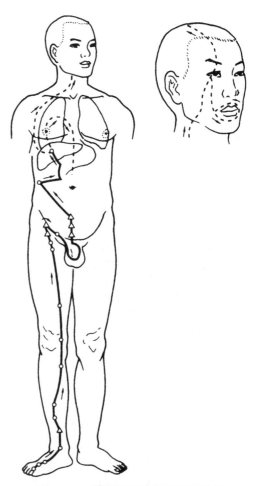

图 3-42　足厥阴肝经经脉循行示意图

［简便取穴］足大趾（靠第 2 趾一侧）趾甲根边缘约 2 毫米处即是该穴。

［功效］苏厥醒神，清利湿热，理气调肝。

［主治］疝气，少腹痛；遗尿、癃闭、五淋、尿血等泌尿系病证；月经不调、崩漏、阴缩、阴中痛、阴挺等月经病及前阴病证；癫痫，善寐。

［配伍］配关元，用灸法或并用平补平泻法，能疏通经脉、补益元气、调补冲任、温经散寒、缓急止痛，治疗寒疝、阴挺；大敦配血海，均用泻法，有清肝热、凉血止血之效，治疗血热崩漏；大敦用灸法，配中极用补法并加灸法，能温补肾气、固摄下元，治疗遗尿。

［操作］①浅刺 0.1 ～ 0.2 寸；或点刺出血。②艾炷灸 3 ～ 5 壮，或艾条灸 5 ～ 10 分钟。

［穴位养生］大敦穴位于足大趾，是足厥阴肝经的起始处。肝经由此循行至生殖器、肝、脑、眼等。指压大敦穴，能使头脑清醒、眼睛明亮。一般强压 7 ～ 8 秒后，慢慢呼气，操作 10 次左右。指压大敦穴有速效性，起床前可以进行指压。

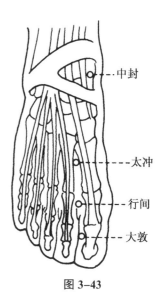

图 3-43

2. 太冲（输穴，原穴）

［定位］在足背，第 1、2 跖骨间，跖骨底结合部前方凹陷中，或触及动脉搏动（图 3-43）。

［简便取穴］大趾、次趾夹缝向脚背方向 2 横指后即是该穴。

［功效］平肝息风，清热利湿，通络止痛。

［主治］中风、癫狂痫、小儿惊风、头痛、眩晕、耳鸣、目赤肿痛、口歪、咽痛等肝经风热病证；月经不调、痛经、经闭、崩漏、带下、滞产等妇产科病证；黄疸、胁痛、口苦、腹胀、呕逆等肝胃病证；癃闭、遗尿；下肢痿痹、足跗肿痛。

［配伍］配大敦，治疗七疝；泻太冲、补太溪、复溜，治疗肝阳上亢之眩晕；配合谷，为"开四关"，治四肢抽搐；配肝俞、膈俞、太溪、血海，治疗贫血、羸瘦；配间使、鸠尾、心俞、肝俞，治疗癫狂痫；配复溜，治疗乳痈。

［操作］直刺 0.5 ～ 0.8 寸。

［穴位养生］用左手拇指指腹揉捻右侧太冲穴 1 分钟，以有酸胀感为宜，然后右手拇指指腹揉捻左侧太冲穴 1 分钟。

3. 期门

［定位］在胸部，第 6 肋间隙，前正中线旁开 4 寸（图 3-44）。

［简便取穴］坐位或仰卧位，乳头直下 2 个肋间即是该穴。

［功效］健脾疏肝，理气活血。

［主治］胸胁胀痛、呕吐、吞酸、呃逆、腹胀等肝胃病证；奔豚气；乳痈。

［配伍］配大敦，治疗疝气；配肝俞、公孙、中脘、太冲、内关，治疗肝胆疾患、

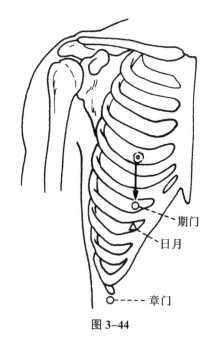

图 3-44

胆囊炎、胆结石及肝气郁结之胁痛、食少、乳少、胃痛、呕吐、呃逆、食不化、泄泻等。

［操作］斜刺或平刺 0.5 ～ 0.8 寸，不可深刺，以免伤及内脏。

［穴位养生］先以手掌轻擦双侧胁部至微微发热，然后用拇指指面着力于期门穴上，力量由轻至重，待产生酸、麻、胀、痛、热和走窜等感觉后，再施以按揉的方式，让刺激充分到达肌肉组织的深层，持续数秒后，渐渐放松。如此反复操作，左右交替，每次每穴按压 3 ～ 5 分钟，每日 2 ～ 3 次。

【其他腧穴】

1. 行间（荥穴）

［定位］在足背，第 1、2 趾间，趾蹼缘后方赤白肉际处。

［主治］目赤肿痛，青盲，失眠，癫痫；月经不调，痛经，崩漏，带下；小便不利，尿痛。

［操作］直刺 0.5 ～ 0.8 寸。

2. 中封（经穴）

［定位］在踝区，内踝前，胫骨前肌肌腱的内侧缘凹陷中。

［主治］疝气，腹痛，遗精，小便不利。

［操作］直刺 0.5 ～ 0.8 寸。

3. 蠡沟（络穴）

［定位］在小腿内侧，内踝尖上 5 寸，胫骨内侧面的中央。

［主治］外阴瘙痒，阳强，月经不调，带下；小便不利，疝气，足肿疼痛。

［操作］平刺 0.5 ～ 0.8 寸。

4. 中都（郄穴）

［定位］在小腿内侧，内踝尖上 7 寸，胫骨内侧面的中央。

［主治］两胁痛，腹胀，腹痛，泄泻，恶露不尽，疝气。

［操作］平刺 0.5 ～ 0.8 寸。

5. 膝关

［定位］在膝部，胫骨内侧髁的下方，阴陵泉后 1 寸。

［主治］膝部肿痛，下肢痿痹，咽喉肿痛。

［操作］直刺 1 ～ 1.5 寸。

6. 曲泉（合穴）

［定位］在膝部，腘横纹内侧端，半腱肌肌腱内缘凹陷中。

［主治］小腹痛，小便不利，遗精，阴挺，阴痒，外阴疼痛；月经不调，赤白带下，痛经；膝股内侧痛。

[操作] 直刺 1 ～ 1.5 寸。

7. 阴包

[定位] 在股前区，髌底上 4 寸，股薄肌与缝匠肌之间。

[主治] 腰骶引小腹痛，小便不利，遗尿，月经不调。

[操作] 直刺 0.8 ～ 1.5 寸。

8. 足五里

[定位] 在股前区，气冲直下 3 寸，动脉搏动处。

[主治] 小腹胀痛，小便不利，阴挺，睾丸肿痛，瘰疬。

[操作] 直刺 0.8 ～ 1.5 寸。

9. 阴廉

[定位] 在股前区，气冲直下 2 寸。

[主治] 月经不调，带下，小腹胀痛。

[操作] 直刺 0.8 ～ 1.5 寸。

10. 急脉

[定位] 在腹股沟区，横平耻骨联合上缘，前正中线旁开 2.5 寸。

[主治] 疝气，腹痛，外阴肿痛，阴茎痛，阴挺，阴痒。

[操作] 避开动脉，直刺 0.5 ～ 1 寸。

11. 章门（脾之募穴；八会穴之脏会；足厥阴、少阳经交会穴）

[定位] 在侧腹部，在第 11 肋游离端的下际。

[主治] 腹胀，泄泻，胁痛，痞块。

[操作] 直刺 0.8 ～ 1 寸。

第十三节　督脉——运转枢机的阳气之脉

督脉是人体奇经八脉之一，六条阳经都与督脉交会于大椎，具有调节阳经气血的作用，故称为"阳脉之海"。其功能贯穿在人的生长发育过程中。因此，督脉为运转枢机的阳气之脉。

主治概要：不仅能治疗与腧穴部位相应的内脏病证及头面、颈项和腰背部的病变，还能治疗热病、神志病等。

【经脉循行】《素问·骨空论》云："督脉者，起于少腹以下骨中央，女子入系廷孔，其孔，溺孔之端也。其络循阴器合篡间，绕篡后，别绕臀，至少阴与巨阳中络者，合少阴上股内后廉，贯脊属肾，与太阳起于目内眦，上额交巅，上入络脑，还出别下项，循肩髆内，夹脊抵腰中，入循膂络肾。其男子循茎下至篡，与女子等。其少腹直上者，贯脐中央，上贯心入喉，上颐环唇，上系两目之下中央。此生病，从少腹上冲心而痛，不得前后，为冲疝；其女子不孕，癃痔遗溺嗌干。督脉生病治督脉，治在骨上，甚者在脐下营。其上气有音者，治其喉中央，在缺盆中者，其病上冲喉者，治其渐，渐者，上夹颐也。"

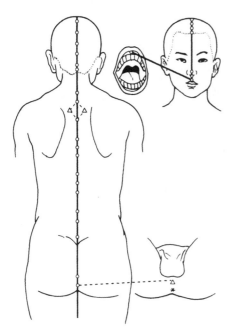

图 3-45　督脉循行示意图

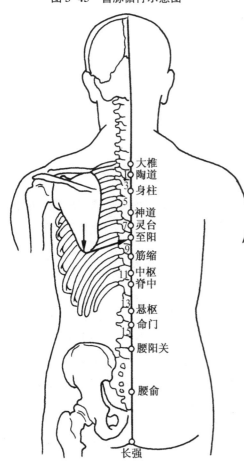

图 3-46

督脉起于小腹内胞宫，体表出于曲骨穴，向下走会阴部，向后行于腰背正中至尾骶部的长强穴，沿脊柱上行，经项后部至风府穴，进入脑内，沿头部正中线，上行至颠顶百会穴，经前额下行鼻柱至鼻尖的素髎穴，过人中，至上齿正中的龈交穴（图 3-45）。

督脉起于长强穴、止于龈交穴，单穴共计 29 穴。

【常用腧穴】

1. 长强（络穴）

[定位]在会阴区，尾骨下方，尾骨端与肛门连线的中点处（图 3-46）。

[简便取穴]位于尾骨尖端下，尾骨尖端与肛门连线的中点处。

[功效]解痉，止痛，通淋。

[主治]痔疾，便血，泄泻，大小便难，阴部湿痒，尾骶骨疼痛，癫痫，癔症，腰脊部疼痛。

[配伍]配承山，可清热通便、活血化瘀，主治痔疾、便结；配小肠俞，可分清泌浊、行气通腑，主治大小便难；配身柱，可行气通督、通经止痛，治疗脊背疼痛；配百会，可升阳举陷，治疗脱肛。

[操作]紧靠尾骨前面斜刺 0.8～1 寸。不得刺穿直肠，以防感染。

[穴位养生]俯卧，双脚稍稍分开，用手指揉、按压此穴，每次揉 4 分钟，双手交替按摩。每日 2 次。

2. 命门

[定位]在脊柱区，第 2 腰椎棘突下凹陷中，后正中线上（图 3-46）。

[简便取穴]第 2 腰椎下取穴。

[功效]培元固本，强健腰膝。

[主治]虚损腰痛，遗尿，泄泻，遗精，阳痿，早泄，赤白带下，月经不调，胎屡坠，汗不出，寒热疟，小儿发痫，胃下垂，前列腺炎，肾功能低下。

［配伍］配肾俞、委中，可温经散寒、通经活络，治疗寒湿性腰痛、腿痛；配肾俞、环跳、足三里，可通经散寒、行气止痛，治疗下肢痿痹；配肾俞、关元，可补肾壮阳，治疗遗精、阳痿；配合谷、三阴交，可益气和血、调经止痛，治疗月经不调、痛经、带下诸疾。

［操作］直刺或向上斜刺 0.5～1 寸。可灸。

［穴位养生］按摩命门穴有催情的作用，能改善性冷感，平衡和恢复性功能，还能有效延缓衰老，推迟更年期。用拇指按住命门穴，以感觉酸胀为度，揉动数十次。

3. 大椎

［定位］在脊柱区，第 7 颈椎棘突下凹陷中，后正中线上（图 3-46）。

［简便取穴］正坐低头，在颈后隆起最高者即为第 7 颈椎，于其下凹陷处取穴。

［功效］益气壮阳。

［主治］热病，疟疾，咳嗽，喘逆，骨蒸潮热，项强，肩背痛，腰脊强，角弓反张，小儿惊风，癫狂痫，五劳虚损，七伤乏力，中暑，霍乱，呕吐，黄疸，风疹。

［配伍］配肺俞，治疗虚损、盗汗、劳热；配间使、乳根，治疗脾虚发疟；配曲池，预防流脑；配合谷，治疗白细胞减少；配足三里、命门，可以提高机体免疫力；配大椎、定喘、孔最，治疗哮喘；配曲池、合谷泄热；配腰奇、间使，治疗癫痫。

［操作］向上斜刺 0.5～1 寸。可灸。

［穴位养生］①防治感冒：在大椎穴处刮痧（要刮出痧点）或拔火罐（留罐 10 分钟，如有咳嗽可在双侧肺俞加拔火罐）；淋浴时也可用水柱冲击大椎穴，水温需要高一些，以能忍受、不烫伤局部皮肤为度。②落枕及颈肩不适：在大椎穴处涂红花油类治疗跌打损伤作用的按摩油，然后拔罐并留罐 10 分钟即可。肩部也可加拔火罐，则效果更好。

4. 风府

［定位］在颈后区，枕外隆凸直下，两侧斜方肌之间凹陷中（图 3-47）。

［简便取穴］位于后正中线上，入发际往上 1 寸。

［功效］清热散风，通关开窍。

［主治］头痛，项强，眩晕，鼻衄，咽喉肿痛，中风不语，半身不遂，癫狂。

［配伍］配百会、太冲，可疏肝理气、通阳止痛，治疗头痛；配肺俞、太冲、丰隆，可化痰理气解郁，治疗癫狂；配人中、太冲，可疏风镇惊、通关开窍，治疗惊风；配肺俞、廉泉，可疏风解表、清热止痛，治疗咽喉肿痛；配风市，有疏风通络的作用，治疗寒伤肌肤经络。

［操作］正坐位，头微前倾，项部放松，向下颌方向缓慢刺入 0.5～1 寸；不可向上深刺，以免刺入枕骨大孔，伤及延髓。

［穴位养生］用中指由上向下按摩风府穴，注意按压时力度要适中，每次按摩 2 分钟或者根据需要而定。

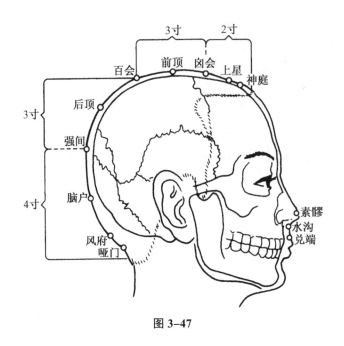

图 3-47

5. 百会

[定位] 在头部，前发际正中直上 5 寸（图 3-47）。

[简便取穴] 正坐，在人体的头顶正中心，可通过两耳角直上连线中点取穴。

[功效] 醒脑开窍。

[主治] 头痛、头重脚轻、痔疮、高血压、低血压、宿醉、目眩失眠、焦躁等；惊悸、健忘、尸厥、中风不语、癫狂、痫病、癔症、耳鸣、鼻塞、脱肛、痔疾、阴挺、泄泻等；眩晕，血管性头痛；增强记忆力。

[配伍] 配天窗，治疗中风失音，不能言语；配百会、长强、大肠俞，治疗小儿脱肛；配百会、人中、合谷、间使、气海、关元，治疗尸厥、卒中、气脱；配脑空、天枢，治疗头风；针刺百会，配耳穴的神门埋揿针，用于戒烟；配养老、百会、风池、足临泣，治疗梅尼埃病；针百会透曲鬓、天柱，治疗脑血管痉挛、偏头痛；配百会、水沟、足三里，治疗低血压；配百会、水沟、京骨，治疗癫痫大发作；配百会、肾俞（回旋灸），治疗炎症。

[操作] 平刺 0.5 ~ 0.8 寸。可灸。

[穴位养生] 端坐在椅子上，用手掌按摩百会穴，每次按顺时针方向和逆时针方向各按摩 50 圈，每日 2 ~ 3 次，可以疏通经络，提升督脉的阳气，有降压效果。而对于低血压者，刺激百会可以起到升血压的作用。

6. 神庭

[定位] 在头部，前发际正中直上 0.5 寸（图 3-47）。

[简便取穴] 正坐或仰卧，在头前部，前发际正中直上量约半横指处，按压有酸胀感。

[功效] 清脑散风，镇静安神。

［主治］头晕、呕吐、头痛、目眩、失眠、鼻渊、鼻炎、流泪、目赤肿痛、结膜炎、癫痫、记忆力减退、精神分裂症等。

［配伍］配兑端、承浆，治疗癫痫呕吐涎沫；配水沟，治疗寒热头痛、喘渴、目不可视；配囟会，治疗中风不语；配太冲、太溪、阴郄、风池，治疗肝阳上亢型头痛、眩晕、失眠等。

［操作］平刺 0.5 ～ 0.8 寸。

［穴位养生］神庭穴可调控神经系统，按揉此穴，能缓解痛风患者的患肢疼痛。如果常头脑昏沉，或者情绪波动很大，每日按摩 50 ～ 100 次，能提神醒脑。

7. 印堂

［定位］在头部，两眉毛内侧端中间的凹陷中（图 3-48）。

［简便取穴］仰靠或仰卧位取穴。在人体前额部，当两眉头间连线与前正中线之交点处。

［功效］明目通鼻，疏风清热，宁心安神。

［主治］头痛、眩晕、失眠、结膜炎、睑缘炎、鼻炎、额窦炎、鼻出血、面神经麻痹、三叉神经痛、子痫、高血压、小儿惊风等。

［配伍］配攒竹、丝竹空、四白、太阳，治疗目痛；配迎香、合谷、风府、鱼际，治疗鼻塞；配上星、曲差、风门、合谷，治疗鼻渊；配太阳、风池，治疗头痛；配攒竹，治疗头重；配丝竹空、头维，治疗眩晕；配中冲、百会、大敦、合谷，治疗中风不省人事；配支沟、足三里，治疗产后血晕。

［操作］提捏局部皮肤，平刺 0.3 ～ 0.5 寸；或用三棱针点刺出血。可灸。

［穴位养生］经常按摩印堂穴，可增强鼻黏膜上皮细胞的增生能力，并能刺激嗅觉细胞，使嗅觉灵敏；还能预防感冒和呼吸系统疾病。

【其他腧穴】

1. 腰俞

［定位］在骶区，正对骶管裂孔，后正中线上。

［主治］腰脊强痛，腹泻，便秘，痔疾，脱肛，便血，癫痫，淋浊，月经不调，下肢痿痹。

［操作］向上斜刺 0.5 ～ 1 寸。可灸。

2. 腰阳关

［定位］在脊柱区，第 4 腰椎棘突下凹陷中，后正中线上。

［主治］腰骶疼痛，下肢痿痹，月经不调，赤白带下，遗精，阳痿，便血。

［操作］直刺或向上斜刺 0.5 ～ 1 寸。可灸。

3. 悬枢

［定位］在脊柱区，第 1 腰椎棘突下凹陷中，

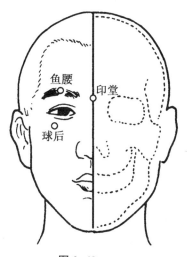

图 3-48

后正中线上。

　　[主治] 腰脊强痛，腹胀，腹痛，完谷不化，泄泻，痢疾。

　　[操作] 直刺或向上斜刺 0.5～1 寸。可灸。

4. 脊中

　　[定位] 在脊柱区，第 11 胸椎棘突下凹陷中，后正中线上。

　　[主治] 腰脊强痛，黄疸，腹泻，痢疾，小儿疳积，痔疾，脱肛，便血，癫痫。

　　[操作] 向上斜刺 0.5～1 寸。

5. 中枢

　　[定位] 在脊柱区，第 10 胸椎棘突下凹陷中，后正中线上。

　　[主治] 黄疸，呕吐，腹满，胃痛，食欲不振，腰背痛。

　　[操作] 向上斜刺 0.5～1 寸。可灸。

6. 筋缩

　　[定位] 在脊柱区，第 9 胸椎棘突下凹陷中，后正中线上。

　　[主治] 癫狂，惊痫，抽搐，脊强，背痛，胃痛，黄疸，四肢不收，筋挛拘急。

　　[操作] 向上斜刺 0.5～1 寸。可灸。

7. 至阳

　　[定位] 在脊柱区，第 7 胸椎棘突下凹陷中，后正中线上。

　　[操作] 向上斜刺 0.5～1 寸。可灸。

8. 灵台

　　[定位] 在脊柱区，第 6 胸椎棘突下凹陷中，后正中线上。

　　[主治] 咳嗽，气喘，项强，脊痛，身热，疔疮。

　　[操作] 向上斜刺 0.5～1 寸。可灸。

9. 神道

　　[定位] 在脊柱区，第 5 胸椎棘突下凹陷中，后正中线上。

　　[主治] 心痛，惊悸，怔忡，失眠健忘，中风不语，癫痫，腰脊强，肩背痛，咳嗽，气喘。

　　[操作] 向上斜刺 0.5～1 寸。可灸。

10. 身柱

　　[定位] 在脊柱区，第 3 胸椎棘突下凹陷中，后正中线上。

　　[主治] 身热头痛，咳嗽，气喘，惊厥，癫狂，痫病，腰脊强痛，疔疮发背。

　　[操作] 向上斜刺 0.5～1 寸。可灸。

11. 陶道

　　[定位] 在脊柱区，第 1 胸椎棘突下凹陷中，后正中线上。

　　[主治] 头痛项强，恶寒发热，咳嗽，气喘，骨蒸潮热，胸痛，脊背酸痛，疟疾，癫狂，角弓反张。

　　[操作] 向上斜刺 0.5～1 寸。可灸。

12. 哑门

[定位] 在颈后区，第 2 颈椎棘突上际凹陷中，后正中线上。

[主治] 舌缓不语，音哑，头重，头痛，颈项强急，脊强反折，中风尸厥，癫狂，痫病，癔症，衄血，重舌，呕吐。

[操作] 正坐位，头微前倾，项部放松，向下颌方向缓慢刺入 0.5 ～ 1 寸；不可向上深刺，以免刺入枕骨大孔，伤及延髓。

13. 脑户

[定位] 在头部，枕外隆凸的上缘凹陷中。

[主治] 头重，头痛，面赤，目黄，眩晕，面痛，音哑，项强，癫狂痫，瘿瘤。

[操作] 平刺 0.5 ～ 0.8 寸。可灸。

14. 强间

[定位] 在头部，后发际正中直上 4 寸。

[主治] 头痛，目眩，颈项强痛，癫狂痫，烦心，失眠。

[操作] 平刺 0.5 ～ 0.8 寸。可灸。

15. 后顶

[定位] 在头部，后发际正中直上 5.5 寸。

[主治] 头痛，眩晕，项强，癫狂痫，烦心，失眠。

[操作] 平刺 0.5 ～ 0.8 寸。可灸。

16. 前顶

[定位] 在头部，前发际正中直上 3.5 寸。

[主治] 癫痫，头晕，目眩，头顶痛，鼻渊，目赤肿痛，小儿惊风。

[操作] 平刺 0.5 ～ 0.8 寸。可灸。

17. 囟会

[定位] 在头部，前发际正中直上 2 寸。

[主治] 头痛，目眩，面赤暴肿，鼻渊，鼻衄，鼻痔，鼻痈，癫疾，嗜睡，小儿惊风。

[操作] 平刺 0.3 ～ 0.5 寸，小儿禁刺。可灸。

18. 上星

[定位] 在头部，前发际正中直上 1 寸。

[主治] 头痛，眩晕，目赤肿痛，迎风流泪，面赤肿，鼻渊，鼻衄，鼻痔，鼻痈，癫狂，痫病，小儿惊风，疟疾，热病。

[操作] 平刺 0.5 ～ 0.8 寸。可灸。

19. 素髎

[定位] 在面部，鼻尖的正中央。

[主治] 鼻塞，鼻衄，鼻流清涕，鼻渊，酒渣鼻，惊厥，昏迷，新生儿窒息。

[操作] 向上斜刺 0.3 ～ 0.5 寸，或点刺出血。不灸。

20. 水沟

[定位] 在面部，人中沟的上 1/3 与中 1/3 交点处。

［主治］昏迷，暑病，癫狂，痫病，急慢惊风，鼻塞，鼻衄，风水面肿，齿痛，牙关紧闭，黄疸，消渴，霍乱，瘟疫，脊背强痛，挫闪腰痛。

［操作］向上斜刺 0.3～0.5 寸，强刺激，或指甲掐按。不灸。

21. 兑端

［定位］在面部，上唇结节的中点。

［主治］昏迷，晕厥，癫狂，癔症，消渴嗜饮，口疮臭秽，齿痛，口噤，鼻塞。

［操作］向上斜刺 0.2～0.3 寸。不灸。

22. 龈交

［定位］在上唇内，上唇系带与上牙龈的交点。

［主治］齿龈肿痛，口臭，齿衄，鼻渊，面赤颊肿，面部疮癣，两腮生疮，癫狂，项强。

［操作］向上斜刺 0.2～0.3 寸，或用三棱针挑刺。不灸。

第十四节 任脉——调理精津的阴气之脉

任脉最早记载于《黄帝内经》，为人体经脉之一，属奇经八脉，有"阴脉之海"之称。任脉主要有调节阴经气血、调节月经的作用，据《灵枢·五音五味》记载："冲脉、任脉皆起于胞中……"胞中也是《难经·六十六难》所说的"脐下肾间动气"所在，一般称为"丹田"，督、任、冲脉之气均发源于此。

主治概要：少腹、脐腹、胃脘、胸、颈、咽喉、头面等局部病证和相应的内脏病证，部分腧穴有强壮作用，可治疗神志病。

【经脉循行】任脉的经脉循行，据《素问·骨空论》记载："任脉者，起于中极之下，以上毛际，循腹里，上关元，至咽喉，上颐，循面，入目。"

任脉起于小腹内胞宫，下出会阴毛部，经阴阜，沿腹部正中线向上经过关元等穴，到达咽喉部（天突），再上行到达下唇内，环绕口唇，交会于督脉之龈交穴，再分别通过鼻翼两旁，上至眼眶下（承泣），交于足阳明胃经（图 3-49）。

任脉为单穴，共 24 穴。

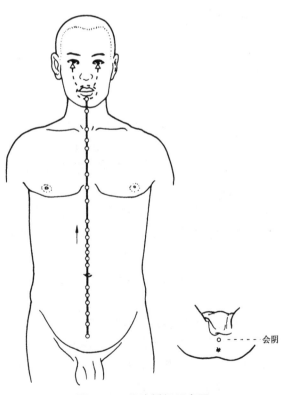

图 3-49　任脉循行示意图

会阴

【常用腧穴】

1. 中极（膀胱之募穴）

［定位］在下腹部，脐中下 4 寸，前正中线上（图 3-50）。

［简便取穴］仰卧位，将耻骨联合上缘的中点和肚脐连线 5 等分，由下向上 1/5 处，按压有酸胀感，即是该穴。

［功效］补肾气，利膀胱，清湿热。

［主治］癃闭，带下，阳痿，痛经，产后恶露不下，阴挺，疝气偏坠；积聚疼痛，冷气时上冲心；水肿，尸厥；肾炎，膀胱炎。

［配伍］配肾俞、合谷、三阴交，能理血调经，治疗闭经；配膀胱俞，可调理膀胱功能，治疗膀胱病证；配关元，能益肾调精，治疗恶露不止；配子宫、三阴交，能益气举陷，治疗子宫脱垂。

［操作］直刺 1～1.5 寸，需排尿后进行针刺；孕妇慎用。可灸。

［穴位养生］掌按中极穴，每次 2 分钟，每日 2 次。

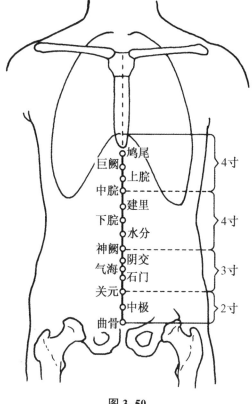

图 3-50

2. 关元（小肠之募穴）

［定位］在下腹部，脐中下 3 寸，前正中线上（图 3-50）。

［简便取穴］脐与耻骨联合上缘中点连线的下 2/5 与上 3/5 的交点处，即是该穴。

［功效］培补元气，导赤通淋。

［主治］阳痿、早泄、月经不调、崩漏、带下、不孕、子宫脱垂、闭经、遗精、遗尿、小便频繁、小便不通、痛经、产后出血、小腹痛、腹泻、腹痛、痢疾等。

［配伍］配阴陵泉、带脉，治疗赤白带下；配子宫、三阴交，治疗月经不调、崩漏；配大肠俞、曲池，治疗脐周作痛；配天枢、气海，治疗腹胀肠鸣、泄泻。

［操作］直刺 1～1.5 寸，需排尿后进行针刺；多用灸法；孕妇慎用。

［穴位养生］①双手交叉重叠置于关元穴上，稍加压力，然后快速、小幅度地上下震颤。操作不分时间、地点，注意不可以过度用力。或按揉关元穴，以有酸胀感为度。②艾条温和灸 5～10 分钟，每日 1 次。

3. 气海

［定位］在下腹部，脐中下 1.5 寸，前正中线上（图 3-50）。

［简便取穴］仰卧位，在下腹部，直线连结肚脐与耻骨上方，将其 10 等分，在肚脐下 3/10 的位置，即为该穴。

［功效］补气益肾，涩精固本。

［主治］虚脱、形体羸瘦、脏气衰惫、乏力等气虚病证；水谷不化、绕脐疼痛、腹泻、痢疾、便秘等肠道病证；小便不利、遗尿等泌尿系病证；遗精、阳痿、疝气；月经不调、痛经、闭经、崩漏、带下、阴挺、恶露不尽、胞衣不下等妇科病证。

［配伍］配三阴交，治疗白浊、遗精；配关元，治疗产后恶露不止；配关元、膏肓、足三里，用灸法，治疗喘息短气（元气虚惫）；配关元、命门（重灸）、神阙（隔盐灸），用于中风脱证急救；配足三里、脾俞、胃俞、天枢、上巨虚，治疗胃腹胀痛、呃逆、呕吐、水谷不化、大便不通、泻痢不止（脾气虚弱）；配足三里、合谷、百会，治疗胃下垂、子宫脱垂、脱肛。

［操作］直刺 1～1.5 寸。多用灸法。孕妇慎用。

［穴位养生］①先以右掌心紧贴于气海穴，顺时针方向分小圈、中圈、大圈按摩100～200次。再以左掌心逆时针方向，如前法按摩100～200次，按摩至有热感。②气海穴是保健穴，常用艾火灸之，可治百病。

4. 中脘（胃之募穴，八会穴之腑会）

［定位］在上腹部，脐中上 4 寸，前正中线上（图 3-50）。

［功效］降逆和胃，止呕。

［主治］胃痛，腹痛，腹胀，呕逆，反胃，食不化；肠鸣，泄泻，便秘，便血，胁下胀痛；喘息不止，失眠，脏躁，癫痫，尸厥。

［配伍］配足三里，能健脾和胃，治疗胃痛；配天枢，能健脾化湿，治疗腹泻、痢疾；配内关，能理气和胃，治疗呕吐、反胃；配梁门、内关，能理气解郁，治疗吞酸；配至阳、胆俞，能化湿利胆，治疗黄疸；配期门、上巨虚，能疏肝解郁，治疗喘息；配百会、气海，能升阳益气和胃，治疗气虚；配阴都，治疗呃逆。

［操作］直刺 1～1.5 寸。可灸。

［穴位养生］以双手食指、中指四指并拢，点按中脘穴，力量以能够承受为度，坚持 10 秒钟，松开，然后再点按。

5. 膻中（心包之募穴，八会穴之气会）

［定位］在胸部，横平第 4 肋间隙，前正中线上（图 3-51）。

［简便取穴］正坐或仰卧，在人体前正中线上，两乳之间连线的中点，平第 4 肋间隙，按压有酸胀感。

［功效］宽心顺气。

［主治］胸部疼痛、腹部疼痛、咳唾脓血、胸痹心痛、呼吸困难、过胖、过瘦、呃逆、缺乳症等；产妇少乳、乳腺炎等。

［配伍］配曲池、合谷（泻法），治疗急性乳

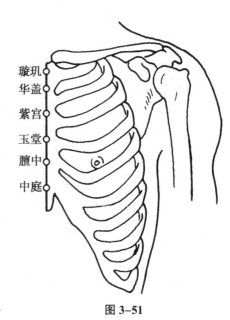

璇玑
华盖
紫宫
玉堂
膻中
中庭

图 3-51

腺炎；配内关、三阴交、巨阙、足三里，治疗冠心病急性心肌梗死；配中脘、气海，治疗呕吐反胃；配天突，治疗哮喘；配乳根、合谷、三阴交、少泽，治疗产后缺乳；配肺俞、丰隆、内关，治疗咳嗽痰喘；配厥阴俞、内关，治疗心悸、心烦、心痛。

［操作］平刺 0.3 ～ 0.5 寸。

［穴位养生］膻中穴可舒缓胸闷、咳喘、吐逆、心悸、气喘、气短、咳唾脓血、肺痛，提高性能力，可用揉法和推法，以中指端按揉 50 ～ 100 次；或用双手拇指指腹自膻中穴向外推。

6. 天突

［定位］在颈前区，胸骨上窝中央，前正中线上（图 3-52）。

［功效］化痰顺气。

［主治］咳嗽、哮喘、胸痛、咽喉肿痛、暴喑等肺系病证；瘿气、梅核气、噎膈等气机不畅病证。

［配伍］配定喘、膻中、丰隆，可宣肺降气化痰，治疗哮喘；配内关、中脘，可理气降逆和胃，治疗呃逆；配涌泉、内关，可降气通络，治疗失语。

［操作］先直刺 0.2 ～ 0.3 寸，然后将针尖向下，紧靠胸骨柄后方刺入 1 ～ 1.5 寸。必须严格掌握针刺的角度和深度，以防刺伤肺和有关动、静脉。

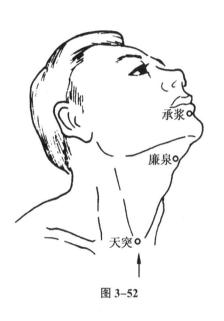

图 3-52

【其他腧穴】

1. 会阴

［定位］在会阴区，男性在阴囊根部与肛门连线的中点；女性在大阴唇后联合与肛门连线的中点。

［主治］溺水窒息，昏迷，癫狂，惊痫，小便难，遗尿，阴痛，阴痒，阴部汗湿，脱肛，阴挺，疝气，痔疾，遗精，月经不调。

［操作］直刺 0.5 ～ 1 寸；孕妇慎用。

2. 曲骨

［定位］在下腹部，耻骨联合上缘，前正中线上。

［主治］少腹胀满，小便淋沥，遗尿，疝气，遗精阳痿，阴囊湿痒，月经不调，赤白带下，痛经。

［操作］直刺 1 ～ 1.5 寸，需排尿后进行针刺；孕妇慎用。

3. 石门（三焦之募穴）

［定位］在下腹部，脐中下 2 寸，前正中线上。

［主治］腹胀，泻痢，绕脐疼痛，奔豚疝气，水肿，小便不利，遗精，阳痿，经

闭，带下，崩漏。

［操作］直刺 1～1.5 寸；孕妇慎用。

4. 阴交

［定位］在下腹部，脐中下 1 寸，前正中线上。

［主治］腹痛，水肿，疝气，阴痒，月经不调，带下。

［操作］直刺 1～1.5 寸；孕妇慎用。可灸。

5. 神阙

［定位］在脐区，脐中央。

［主治］腹痛，泄泻，脱肛，水肿，虚脱。

［操作］禁刺，宜灸，多用艾条灸或艾炷隔盐灸法。

6. 水分

［定位］在上腹部，脐中上 1 寸，前正中线上。

［主治］腹痛，腹胀，肠鸣，泄泻，翻胃，水肿，小儿囟陷，腰脊强急。

［操作］直刺 1～1.5 寸。

7. 下脘

［定位］在上腹部，脐中上 2 寸，前正中线上。

［主治］腹痛，腹胀，呕吐，泄泻，痞块，食谷不化，脾胃虚弱。

［操作］直刺 1～1.5 寸。

8. 建里

［定位］在上腹部，脐中上 3 寸，前正中线上。

［主治］胃脘疼痛，腹胀，呕吐，食欲不振，肠中切痛，水肿。

［操作］直刺 1～1.5 寸。

9. 上脘

［定位］在上腹部，脐中上 5 寸，前正中线上。

［主治］胃脘疼痛，腹胀，呕吐，呃逆，纳呆，食谷不化，黄疸，泻痢，虚劳吐血，咳嗽痰多，癫痫。

［操作］直刺 1～1.5 寸。

10. 巨阙（心之募穴）

［定位］在上腹部，脐中上 6 寸，前正中线上。

［主治］胸痛，心痛，心烦，惊悸，尸厥，癫狂，痫病，健忘，胸满气短，咳逆上气，腹胀暴痛，呕吐，呃逆，噎膈，吞酸，黄疸，泻痢。

［操作］向下斜刺 0.5～1 寸；不可深刺，以免伤及肝脏。

11. 鸠尾（络穴）

［定位］在上腹部，剑胸结合下 1 寸，前正中线上。

［主治］心痛，心悸，心烦，癫痫，惊狂，胸中满痛，咳嗽气喘，呕吐，呃逆，反胃，胃痛。

［操作］向下斜刺 0.5～1 寸。

12. 中庭

［定位］在上腹部，剑胸结合中点处，前正中线上。

［主治］胸腹胀满，噎膈，呕吐，心痛，梅核气。

［操作］平刺 0.3 ～ 0.5 寸。

13. 玉堂

［定位］在胸部，横平第 3 肋间隙，前正中线上。

［主治］胸膺疼痛，咳嗽，气短，喘息，喉痹咽肿，呕吐寒痰，两乳肿痛。

［操作］平刺 0.3 ～ 0.5 寸。

14. 紫宫

［定位］在胸部，横平第 2 肋间隙，前正中线上。

［主治］咳嗽，气喘，胸胁支满，胸痛，喉痹，吐血，呕吐，饮食不下。

［操作］平刺 0.3 ～ 0.5 寸。

15. 华盖

［定位］在胸部，横平第 1 肋间隙，前正中线上。

［主治］咳嗽，气喘，胸痛，胁肋痛，喉痹，咽肿。

［操作］平刺 0.3 ～ 0.5 寸。

16. 璇玑

［定位］在胸部，胸骨上窝下 1 寸，前正中线上。

［主治］咳嗽，气喘，胸满痛，喉痹咽肿。

［操作］平刺 0.3 ～ 0.5 寸。

17. 廉泉

［定位］在颈前区，喉结上方，舌骨上缘凹陷中，前正中线上。

［主治］舌下肿痛，舌纵流涎，舌强不语，暴喑，喉痹，吞咽困难。

［操作］向舌根斜刺 0.5 ～ 0.8 寸。

18. 承浆

［定位］在面部，颏唇沟的正中凹陷处。

［主治］口歪，齿龈肿痛，流涎，暴喑，癫狂。

［操作］斜刺 0.3 ～ 0.5 寸。

第十五节　经外奇穴

　　奇穴是十四经穴以外具有固定位置和有较为特殊治疗作用的一类腧穴，又称经外奇穴。奇穴一般是在阿是穴的基础上发展而来的。其中部分腧穴如膏肓俞、厥阴俞等，后来还补充到十四经穴中，由此可推论奇穴本身又是十四经穴发展的来源。奇穴的分布较为分散，有的在十四经循行路线上，有的虽然不在十四经循行路线上，但却与经络系统有着密切的关系；有的奇穴并不是指某一个部位，而是由多穴位组合而成，如十宣、四缝、华佗夹背等。奇穴在临床治疗上针对性较强，如四缝穴治疗小儿疳积；百劳穴治疗瘰疬；十二井穴治疗高热昏迷等。

【主要腧穴】

1. 四神聪

［定位］在头部，百会前后左右各旁开 1 寸，共 4 穴（图 3-53）。

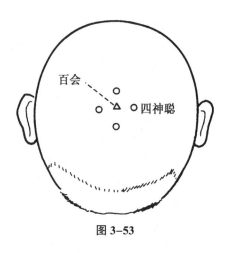

图 3-53

［简便取穴］正坐仰靠位，先取头部前后正中线与耳郭尖端连线的交叉点（百会），再从百会穴向前、后、左、右各开 1 寸处取穴。

［功效］清利头目，醒脑开窍。

［主治］癫狂，痫病，中风，偏瘫，健忘，失眠，头痛，眩晕，大脑发育不全，头顶疼痛等。

［配伍］配发际、合谷、太阳，治疗头痛；配神门、三阴交，治疗失眠；配曲池、合谷、足三里，治疗半身不遂；配印堂、太阳、列缺，治疗头目疾患；配人中、涌泉、丰隆，治疗癫狂、痫病；配风池、角孙、水沟加对症取穴，治疗病毒性脑炎后遗症；配风池、曲池、合谷、阳陵泉、太冲、太溪，治疗帕金森病；配合谷、太冲、三阴交，治疗颈性眩晕；配百会，治疗偏头痛；配通天、印堂、太冲、太溪，治疗小儿多动症；配风池、太阳、合谷，治疗脑震荡后遗症；配膻中、太阳、内关，治疗夜尿；配肝俞、太冲、风池，治疗肝阳上亢所致头顶痛；配安眠及耳穴神门、心点，治疗失眠；配人中、合谷、内关，治疗不省人事；配哑门、风池，治疗大脑发育不全等。

［操作］平刺 0.5 ～ 0.8 寸。

［穴位养生］①推拿可选用推揉、点、按等手法，按揉时力度要缓和、适中，每次施治时间为 3 ～ 5 分钟，每日 2 ～ 3 次即可。②刮痧时以百会穴为中心，向前、后、左、右四个方向各刮 30 次，向前从百会刮到神庭，向后从百会刮至风府穴，向左右从百会刮至耳尖。

2. 太阳

［定位］位于头部侧面，眉梢和外眼角中间向后 1 横指凹陷处（图 3-54）。

［简便取穴］正坐或仰卧、仰靠位，太阳穴在外眼角外上方大概 1 寸左右，用手摸有一个很明显的凹陷。

［功效］清肝明目，通络止痛。

［主治］偏正头痛、神经血管性头痛、三叉神经痛、眼睛疲劳等；缓解目赤肿痛、视神经萎缩等；解除疲劳、振奋精神、止痛醒脑、解除掉发危机等。

［配伍］配太冲、委中、关冲、风池、合谷，有清热解毒、疏风散邪作用，治疗天行赤眼；配攒竹、肝俞、太冲、光明、肾俞、照海，有滋补肝肾、养肝明目的作用，治疗视物易色；配头维、率谷、风池，有

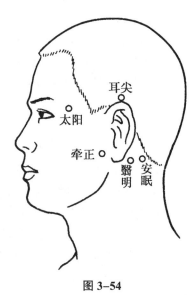

图 3-54

通经活络作用，治疗偏头痛；配印堂、合谷，治疗感冒头痛；配百会、四神聪、太阳，治疗偏头痛；配颊车、耳门、听会、耳尖、风池，治疗目睛斜视。

［操作］直刺或斜刺 0.3～0.5 寸，或点刺出血。可灸。

［穴位养生］双手拇指指腹分别按在两侧太阳穴，其余四指自然放松、弯曲，按揉 4 圈，同时刮眼眶。或者双手食指按揉太阳穴 2 圈，同时以第 2 指间关节内侧用力刮 2 次。该法可清脑明目、疏风解表。

3. 十宣

［定位］在手指，十指尖端，距指甲游离缘 0.1 寸（指寸），左右共 10 穴（图 3-55）。

［简便取穴］仰掌，十指微屈，在手十指尖端，距指甲游离缘 0.1 寸取穴。

［功效］清热开窍醒神。

［主治］①用于急救：热病、癫痫、小儿惊风、失眠、昏厥昏迷、休克、中暑、癔症、惊厥等。②用于各种热证：急性咽喉炎、急性胃肠炎、高血压、手指麻木。

［配伍］配曲池，有泄热镇痉的作用；配十二井穴，有开窍醒脑的作用，治疗中风闭证。

［操作］①浅刺 0.1～0.2 寸，或点刺出血。②可灸，艾炷灸 5～10 分钟。

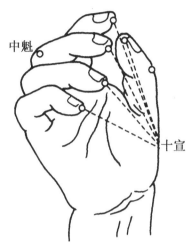

图 3-55

［穴位养生］按摩十宣穴，最方便的方式是用拇指指甲用力反复重掐，以有酸痛感为度，不超过 5 分钟；或用牙签等物品，以适当的力量按压 3～5 分钟，视个人感受可延长时间；或者用十宣穴从额头开始向后脑方向点叩，可提神醒脑，对神经衰弱性头痛、抑郁症、失眠等有效。

【其他腧穴】

1. 当阳

［定位］在头部，在瞳孔直上，入前发际 1 寸。

［主治］偏、正头痛，神经性头痛，眩晕。

［操作］①平刺 0.3～0.5 寸。②艾炷灸 1～3 壮；艾条灸 3～5 分钟。

2. 鱼腰

［定位］在头部，瞳孔直上，眉毛中。

［主治］①目赤肿痛，眼睑下垂，近视，急性结膜炎。②面神经麻痹，也用于治疗面瘫、三叉神经痛。③防治眼部疾病（近视、沙眼、青光眼、角膜炎、视神经炎）。

［操作］平刺 0.3～0.5 寸。

3. 内迎香

［定位］鼻孔内上部，当鼻翼软骨与鼻甲交界的黏膜处，左右 2 穴。

［主治］中恶、猝死、喉闭、中暑、急惊风、头痛、眩晕、目赤肿痛、鼻痒、不闻

香臭、咽喉肿痛等。

［操作］三棱针点刺出血，有出血倾向或高血压病患者忌用。禁灸。

4. 金津、玉液

［定位］在口腔内，舌下系带的静脉上。左侧为金津，右侧为玉液。

［主治］口疮，舌强，舌肿；呕吐，消渴。

［操作］点刺出血。

5. 聚泉

［定位］口腔内，舌背正中缝之中点处。

［主治］舌强、舌缓、味觉减退、久嗽不愈、哮喘、消渴等。

［操作］直刺 0.1～0.2 寸，或点刺出血，局部或整个舌体胀痛感。

6. 耳尖

［定位］在耳区，在外耳轮的最高点。

［主治］目赤肿痛，急性结膜炎，角膜炎，偏正头痛，咽喉肿痛。

［操作］直刺 0.1～0.2 寸。

7. 颈百劳

［定位］在颈部，第 7 颈椎棘突直上 2 寸，后正中线旁开 1 寸。

［主治］咳嗽、气喘、哮喘、骨蒸潮热、盗汗、自汗、肺结核、百日咳、顿咳、颈肌痉挛、落枕、产后周身疼痛、角弓反张、瘰疬等。

［操作］直刺 0.5～1 寸。

8. 子宫

［定位］在下腹部，脐中下 4 寸，前正中线旁开 3 寸。

［主治］阴挺、月经不调、痛经、崩漏、不孕等妇科病证。

［操作］直刺 0.8～1.2 寸。

9. 夹脊

［定位］在脊柱区，第 1 胸椎至第 5 腰椎棘突下两侧，后正中线旁开 0.5 寸，一侧 17 穴。

［主治］第 1 胸椎至第 3 胸椎，主治上肢疾患；第 1 胸椎至第 8 胸椎，主治胸部疾患；第 6 胸椎至第 5 腰椎，主治腹部疾患；第 1 腰椎至第 5 腰椎，主治下肢疾患。

［操作］根据部位的不同直刺 0.3～1 寸，或用梅花针叩刺。

10. 胃脘下俞

［定位］在脊柱区，横平第 8 胸椎棘突下，后正中线旁开 1.5 寸。

［主治］胃痛，腹痛，胸胁痛，消渴，咽干。

［操作］斜刺 0.3～0.8 寸。

11. 痞根

［定位］在腰区，横平第 1 腰椎棘突下，后正中线旁开 3.5 寸。

［主治］痞块，腰痛。

［操作］直刺 0.5～1 寸。

12. 腰眼

［定位］在腰区，横平第 4 腰椎棘突下，后正中线旁开约 3.5 寸凹陷中。

［主治］腰痛，尿频，月经不调，带下。

［操作］直刺 1 ～ 1.5 寸。

13. 十七椎穴

［定位］在腰区，第 5 腰椎棘突下凹陷中。

［主治］腰骶痛，腰腿痛，下肢瘫痪，崩漏，痛经，月经不调，遗尿，转胞，胎位不正。

［操作］直刺 0.5 ～ 1 寸。

14. 腰奇

［定位］在骶区，尾骨端直上 2 寸，骶角之间凹陷中。

［主治］癫痫，失眠，头痛，便秘。

［操作］向上平刺 1 ～ 1.5 寸。

15. 肘尖

［定位］在肘后区，尺骨鹰嘴的尖端。

［主治］颈淋巴结结核，痈疔疮疡。

［操作］艾炷灸 7 ～ 15 壮。

16. 中泉

［定位］腕背侧横纹中，当指伸肌腱桡侧的凹陷处。

［主治］胸胁胀痛，咳嗽，气喘，心痛，胃脘疼痛，掌中热。

［操作］①直刺 0.3 ～ 0.5 寸。②艾炷灸 3 ～ 7 壮；艾条灸 5 ～ 15 分钟。

17. 中魁

［定位］在手指，中指背面，近侧指间关节的中点处。

［主治］牙痛，鼻出血。

［操作］直刺 0.2 ～ 0.3 寸。

18. 大骨空

［定位］在手指，拇指背面，指间关节的中点处。

［主治］目痛、目翳、内障等各种眼病；急性胃肠炎，吐泻；鼻出血。

［操作］灸。

19. 小骨空

［定位］在手指，小指背面，近侧指间关节的中点处。

［主治］目赤肿痛，目翳，喉痛，咽喉炎；掌指关节痛。

［操作］灸。

20. 八邪

［定位］在手背，第 1 ～ 5 指间，指蹼缘后方赤白肉际处，左右共 8 穴。

［主治］手背肿痛、手指麻木、手指关节疾患；头项五官病证，如头痛、项痛、咽痛、目痛、牙痛等；烦热、疟疾、毒蛇咬伤等。

［操作］斜刺 0.5 ～ 0.8 寸；或点刺出血。

21. 四缝

［定位］在手指，第 2 ～ 5 指掌面的近侧指间关节横纹的中央，一手 4 穴。

［主治］小儿疳积，腹泻，百日咳。

［操作］点刺出血或挤出少许黄色透明黏液。

22. 髋骨

［定位］大腿前面下部，当胃经梁丘穴两旁各 1.5 寸，一侧 2 穴。

［主治］膝关节痛，中风偏瘫，腿疼痛无力，膝部红肿。

［操作］直刺 0.5 ～ 1.2 寸，或向膝关节方向平刺 1.8 寸。可灸。

23. 鹤顶

［定位］在膝前区，髌底中点的上方凹陷中。

［主治］鹤膝风、腿足无力、下肢痿软、瘫痪、脚气、膝关节酸痛、膝关节炎等。

［操作］直刺 0.8 ～ 1 寸。

24. 八风

［定位］在足背，第 1 ～ 5 趾间，趾蹼缘后方赤白肉际处，左右共 8 穴。

［主治］牙痛、胃痛、足跗肿痛、月经不调等。

［操作］斜刺 0.5 ～ 0.8 寸，或点刺出血。

25. 独阴

［定位］在足底，第 2 趾的跖侧远端趾间关节的中点。

［主治］胸胁痛，卒心痛，呕吐；胞衣不下，月经不调，疝气。

［操作］直刺 0.1 ～ 0.2 寸；孕妇禁用。

26. 气端

［定位］足十趾尖端，距趾甲游离缘 0.1 寸，左右共 10 穴。

［主治］中风急救、脑出血、足趾麻木、足背红肿、足痛、脚气等。

［操作］直刺 0.1 ～ 0.2 寸，或点刺出血。可灸。

中篇 技法篇

第四章 经络推拿

经络推拿主要是用手法作用于十四经脉、十二经筋、十二皮部、经外奇穴、阿是穴，以及小儿的推拿特定穴和特殊部位等。经络推拿可以促进血液循环，提升人体的免疫力。

一、概述

（一）推拿的发展源流

推拿属中医外治法，是中医学伟大宝库的重要组成部分。经络推拿的特点：操作简便、适应证广、疗效显著、经济安全。

推拿古称"按摩""按跷""乔摩"等。"推拿"一词，始见于明代小儿推拿著作《幼科发挥》。起初，人们无意识地用手按压、拍打、抚摩伤痛部位，却意外地获得减轻或消除肿痛的效果，由此逐渐认识了按摩的治疗作用，并有目的地将按摩应用于医疗实践，通过不断总结，形成了最古老的推拿术。唐代之前，常常将"导引"和"按摩"联系在一起。《导引图》描绘了44种导引姿势，并注明了各种动作所防治的疾病。《黄帝岐伯按摩》十卷（已佚），是我国最早的推拿专著。在隋唐时期，推拿进入鼎盛，已成一门专业的治疗方法。隋代最高的医学教育机构——太医署设有按摩博士之职务；唐代太医署设置的4个医学部门中就有按摩科，按摩医师分成按摩博士、按摩师和按摩工。隋唐时期推拿学术发展的五大特点：①推拿已成为骨伤科疾病的普遍治疗方法，对骨伤科推拿手法的发展作出了重大贡献。②推拿疗法渗透到内、外、儿诸科。③推拿被广泛地应用于防病养生。④膏摩盛行。⑤推拿对外交流较为活跃。到了明代，太医院设有十三医科进行医学教育，推拿成为医学"十三科"之一。中华人民共和国成立后，推拿学在临床、教学、科研方面都呈现了空前的繁荣景象。1956年第一所推拿专科学校成立；1958年建立了国内第一所中医推拿门诊部；20世纪60年代出版了推拿专业教材和专著，开展了推拿的实验和文献研究；20世纪70年代后期至80年代，高等中医药院校正式设置推拿专业；1986年上海中医学院（现上海中医药大学）成立了推拿系，招收了全国第一批推拿硕士研究生，全国的医疗机构及康复机构普遍设立推拿科；1987年推拿学会成立；1991年上海市中医药研究院推拿研究所成立；进入20世纪90年代，全国多数中医药院校开展推拿学专业本科教育，1997年首次招收推拿专业博士研究生。

（二）推拿的作用原理

疏通经络，调和气血；理筋整复，舒筋缓急；滑利关节，松解粘连；平衡阴阳，调整脏腑；增强体质，防病保健。

二、经络推拿常用手法

（一）摆动类手法

摆动类手法是指以指或掌、腕关节做协调地连续性摆动，使手法产生的力轻重交替、持续不断地作用于体表施术部位的一类手法。主要代表手法有一指禅推法、㨰法、揉法。

1. 一指禅推法　以拇指端或螺纹面着力，通过腕部的摆动，使其所产生的力通过拇指持续不断地作用于施术部位或穴位上，称为一指禅推法。由一指禅推法演变而来的有一指禅偏峰推法、一指禅屈指推法。

〔动作要领〕手握空拳，拇指伸直盖住拳眼，以拇指端或螺纹面着力于体表施术部位或穴位上。沉肩、垂肘、悬腕，前臂主动运动，带动腕关节有节律地左右摆动，使其所产生的力通过拇指端或螺纹面轻重交替、持续不断地作用于施术部位或穴位上（图4-1）。

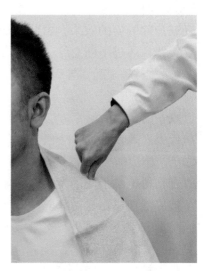

扫码观看操作视频

〔注意事项〕①本法在初练时要以掌握动作要领为主，不可在开始练习时就有意识地用力。只有在掌握动作要领的基础上，逐步而自然用力，才能使手法柔和有力。②本法在操作时必须做到沉肩、垂肘、悬腕、指实、掌虚。③本法应在练好吸定的基础上再进行循经移动练习。在体表移动操作时，前臂应维持较快的摆动频率，即120～160次/分，但拇指端或螺纹面在体表的移动宜缓慢，即所谓"紧推慢移"。④本法的临床操作有屈伸拇指指间关节和不屈伸拇指指间关节两种式式，前者刺激柔和，后者着力较稳，刺激较强。若术者拇指指间关节较柔软，或治疗时要求较柔和的刺激，宜选用屈伸拇指指间关节的操作；若术者拇指指间关节较硬，或治疗时要求的刺激

图4-1　一指禅推法

较强，宜选用不屈伸拇指指间关节的操作。

2. 滚法 以小指掌指关节背侧吸附于体表施术部位，通过前臂的旋转运动，带动腕关节做屈伸运动，使手背尺侧在施术部位上做持续不断地滚动，称为滚法。根据不同的着力部位有掌指关节滚法、小鱼际滚法、前臂滚法、指间关节滚法。

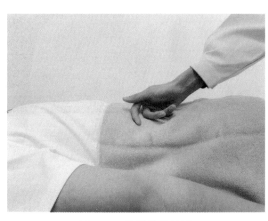

图 4-2 掌指关节滚法

［动作要领］拇指自然伸直，其余四指自然屈曲，无名指与小指的掌指关节屈曲约呈 90°，手背沿掌横弓排列呈弧面，以小指掌指关节背侧吸附于体表施术部位，以肘关节为支点，前臂主动做内外旋转运动，带动腕关节做屈伸和一定的旋转运动，使手背尺侧在施术部位进行持续不断地滚动（图 4-2）。

［注意事项］①滚法操作时不宜拖动、跳动和摆动。拖动是由于吸定点不牢而形成拖擦；跳动是由于前滚时推旋力过大，回滚时旋力过小而形成跳弹；摆动则是腕关节屈伸幅度过小所致。②滚法移动操作时，移动的速度不宜过快，即在滚动频率不变的情况下，在操作部位上的移动宜缓慢。③操作时压力、频率、摆动幅度要均匀，动作要灵活协调。手法频率为 120～160 次/分。

3. 揉法 以手指螺纹面、手掌大鱼际、掌根或全掌着力，吸定于体表施术部位或穴位上，做轻柔缓和的环旋运动，且带动吸定部位的组织一起运动，称为揉法。根据着力部位的不同分为掌揉法和指揉法。掌揉法又可分为大鱼际揉法、掌根揉法和全掌揉法；指揉法又可分为拇指揉法、中指揉法和三指揉法。

［动作要领］

（1）掌揉法：用手掌大鱼际、掌根部或全掌吸定于体表施术部位或穴位上，沉肩、垂肘，腕关节放松，以肘关节为支点，前臂做主动运动，带动腕部摆动，使手掌着力，在施术部位或穴位上做轻柔缓和的环形转动（图 4-3）。

（2）指揉法：用拇指、中指或食指三指指腹吸定于体表施术部位或穴位上，腕关节微屈，以肘关节为支点，前臂做主动运动，带动腕和掌指摆动，使着力的指腹在施术部位或穴位上做轻柔缓和的环形转动（图 4-4）。

［注意事项］①揉法操作时压力要适中，且注意吸定于施术部位，带动吸定部位的组织一起运动，不能在体表产生摩擦。②大鱼际揉法操作时前臂应有推旋动作，且腕部宜放松；掌根揉法操作时腕关节略背伸，松紧适度，压力可稍重些；指揉法操作时，腕关节要保持一定的紧张度，且轻快。③揉法操作动作要灵活，有节律性，频率一般为 120～160 次/分。

扫码观看
操作视频

扫码观看
操作视频

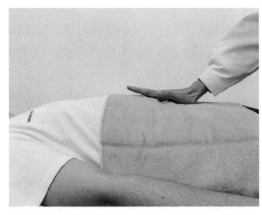

图 4-3　掌揉法

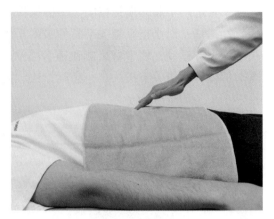

图 4-4　指揉法

（二）摩擦类手法

摩擦类手法是指以掌、指或肘贴附于体表做直线或环旋移动的一类手法。主要代表手法有摩法、擦法、推法、搓法、抹法等。

1. 摩法　用指或掌附着在体表施术部位上做环形抚摩，称为摩法。操作时根据着力部位的不同可分为指摩法和掌摩法。

［动作要领］

（1）指摩法：指掌部自然伸直，食、中、无名指三指并拢，腕关节微屈，用食、中、无名指三指指面附着于施术部位，以肘关节为支点，前臂主动运动，使指面随同腕关节做环形抚摩（图 4-5）。

（2）掌摩法：沉肩、垂肘，腕关节放松并略背伸，手掌自然伸直，将手掌平放于体表施术部位上。以肘关节为支点，前臂主动运动，使手掌连同腕关节一起做环形抚摩（图 4-6）。

扫码观看
操作视频

扫码观看
操作视频

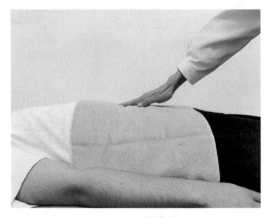

图 4-5　指摩法

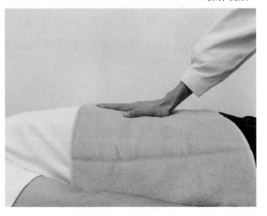

图 4-6　掌摩法

［注意事项］①指摩法操作时，腕关节要保持一定的紧张度；而掌摩法操作时，则

腕部要放松。②摩法操作时，速度不宜过快，也不宜过慢；压力不宜过轻，也不宜过重。③摩法要根据病情的虚实来决定手法的摩动方向，传统以"顺摩为补，逆摩为泻"。现代应用时，常以摩动部位的解剖结构及病理状况决定顺摩、逆摩的方向。

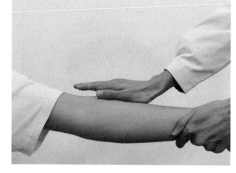

图4-7　大鱼际擦法

2.擦法　用手掌掌面、大鱼际或小鱼际贴附于体表的一定部位，做较快速的直线往返运动，使之摩擦生热，称为擦法。

［动作要领］以手掌掌面、大鱼际或小鱼际置于体表施术部位。沉肩，屈肘，腕伸平，指掌伸直。以肩关节为支点，上臂做主动运动，带动着力部位做均匀的前后或上下直线往返摩擦移动，使施术部位产生一定的热量。用全掌面着力称掌擦法；用大鱼际着力称大鱼际擦法（图4-7）；用小鱼际着力称小鱼际擦法。

扫码观看
操作视频

［注意事项］①施术部位应充分暴露，并涂少许润滑剂，以保护患者的皮肤。②着力部分要紧贴皮肤，压力适度。呼吸自然，不可屏气操作。③往返距离要尽量拉长，操作连续不断。擦时速度宜先慢后快。④以局部深层组织得热为度，即所谓"透热"。⑤擦法运用后，局部不宜再施用其他手法，以免损伤皮肤。

3.推法　以指、掌、拳或肘部着力于体表一定部位或穴位上，做缓缓地单方向直线或弧形推移，称为推法。

［动作要领］

（1）拇指平推法：以拇指螺纹面着力于施术部位或穴位上，其余四指置于其前外方以助力，腕关节略屈曲。拇指及腕部主动施力，向食指方向呈单方向直线推移。在推移的过程中，拇指螺纹面的着力部位逐渐偏向桡侧，随拇指的推移腕关节也逐渐伸直（图4-8）。

（2）掌推法：以全掌或掌根部着力于施术部位，全掌推时腕掌部伸直，掌根推时腕关节略背伸，肘关节伸直。以肩关节为支点，上臂部主动施力，通过肘、前臂、腕、掌，使全掌或掌根部向前方做缓慢的单方向直线推移（图4-9）。

扫码观看
操作视频

扫码观看
操作视频

（3）拳推法：手握实拳，以食指、中指、无名指、小指四指的第1指间关节突起部着力于施术部位，腕关节挺劲伸直，肘关节略屈。以肘关节为支点，前臂主动施力，向前呈缓慢的单方向直线推移（图4-10）。

（4）肘推法：屈肘，以肘关节尺骨鹰嘴突起部着力于施术部位，可用另一手掌扶握屈肘侧拳顶以固定助力。以肩关节为支点，上臂主动施力，做较缓慢的单方向直线推移（图4-11）。

扫码观看
操作视频

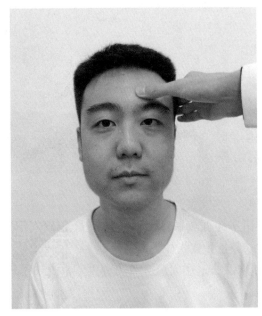

图 4-8　拇指平推法

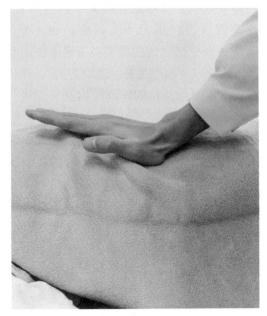

图 4-9　掌推法

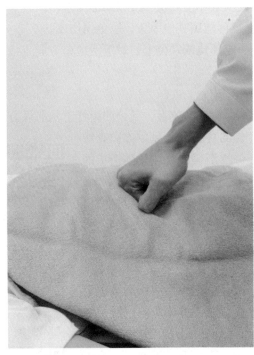

图 4-10　拳推法

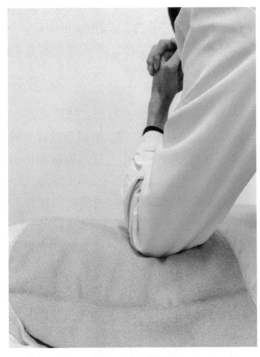

图 4-11　肘推法

　　[注意事项]①推法操作时，为了防止推破皮肤，一般要使用润滑剂，成人多用冬青膏、凡士林，儿童多用凉水、稀释酒精、滑石粉等。②推法操作时，着力部位要紧贴体表，呈单方向直线推移。不可耸肩，不可左右滑动，忽快忽慢。压力要平稳适中，成人

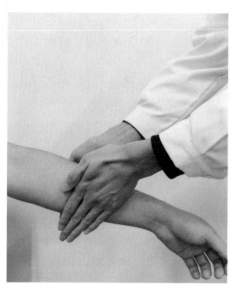

图 4-12　搓法

推时，速度宜缓慢，小儿推时速度宜稍快。

4. 搓法　用双手掌面对称地夹住肢体的一定部位，做相反方向的快速搓动，称为搓法。

［动作要领］沉肩，垂肘，腕部微背伸，手指自然伸直，以双手掌面夹住施术部位，令受术者肢体放松。以肘关节和肩关节为支点，前臂与上臂部主动施力，做相反方向的较快速搓动，并同时缓慢地做上下往返移动（图 4-12）。

扫码观看
操作视频

［注意事项］①搓法操作时两手夹持不宜太紧，避免造成手法呆滞。②两手用力要对称，动作要协调、连贯，搓动速度应快，移动速度宜慢。③操作过程中要气沉丹田，呼吸自然，不可屏气发力。

5. 抹法　以拇指螺纹面或掌面着力，紧贴于体表的一定部位，做上下或左右直线往返或弧形曲线的抹动，称为抹法。

［动作要领］

（1）指抹法：以单手或双手拇指螺纹面置于一定的施术部位，其余四指置于相应的位置以固定助力。以拇指的掌指关节为支点，拇指主动施力，做上下或左右直线往返或弧形曲线的抹动（图 4-13）。

（2）掌抹法：以单手或双手掌面置于一定的施术部位。以肘关节为支点，前臂部主动施力，腕关节放松，做上下或左右直线往返或弧形曲线的抹动（图 4-14）。

扫码观看
操作视频

扫码观看
操作视频

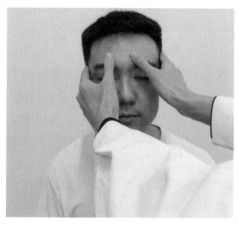

图 4-13　指抹法

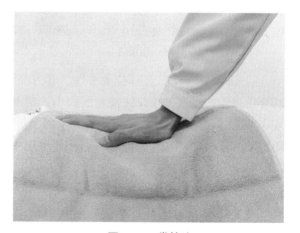

图 4-14　掌抹法

［注意事项］①注意抹法与推法的区别。通常所说的推法是指平推法，其运动是单

向、直线；而抹法则是或上或下，或左或右，或直线往返，或曲线运转，可根据不同的部位灵活变化运用。②抹法操作时压力要均匀，动作应和缓，即重而不滞，轻而不浮，连贯性要强。抹动时，不宜带动深部组织。

（三）挤压类手法

用指、掌或肢体其他部位在施术部位做按压或相对挤压的一类手法，称为挤压类手法。主要代表手法有按法、点法、捏法、拿法、捻法和拨法。

1. 按法　以指或掌按压体表的一定部位或穴位，逐渐用力，按而留之，称为按法。

［动作要领］

（1）指按法：以拇指螺纹面着力于受术部位，其余四指张开，置于相应部位以支撑助力，腕关节屈曲 40°～60°。以腕关节为支点，掌指部主动施力，垂直向下按压。当按压达到所需的力度后，稍停片刻，即所谓的"按而留之"，然后松劲撤力，再做重复按压，使按压动作既平稳又有节奏性（图 4-15）。

（2）掌按法：以单手或双手掌面重叠置于施术部位。以肩关节为支点，利用身体上半部的重量，通过上臂、前臂及腕关节传至手掌部，垂直向下按压，用力原则同指按法（图 4-16）。

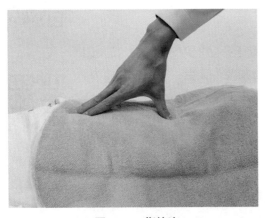 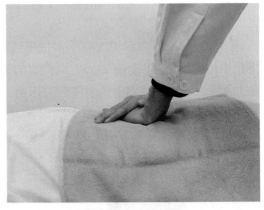

図 4-15　指按法　　　　　　　　　　　图 4-16　掌按法

［注意事项］①按压部位要准确，着力部紧贴体表，按压的用力方向多为垂直向下或与受力面相垂直。指按法接触面积小，刺激较强，常在按后施以揉法，组成"按揉"复合手法，有"按一揉三"之说。②不可突施暴力，不论指按法还是掌按法，其用力原则均是由轻而重，再由重而轻，按压到一定深度后，需在受术部位停留一定时间，结束时，指、掌应慢慢撤力。

2. 点法　用拇指端或屈曲的指间关节凸起部着力于施术部位或穴位，持续地进行点压，称为点法。点法有拇指端点法和屈食指点法，临床常用屈食指点法。

［动作要领］

（1）拇指端点法：手握空拳，拇指伸直并紧靠食指中节，以拇指端着力于施术部位或穴位。前臂与拇指主动静止性发力，进行持续点压（图 4-17）。

（2）屈食指点法：屈食指，其他手指相握，以食指第1指间关节突起部着力于施术部位或穴位，拇指末节尺侧缘紧压食指指甲部以助力。前臂与食指主动静止性发力，进行持续点压（图4-18）。

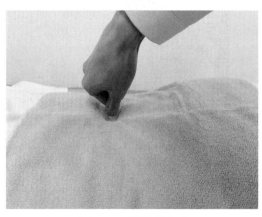

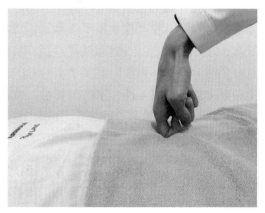

图 4-17　拇指端点法　　　　　　　　　　　　图 4-18　屈食指点法

［注意事项］①点法操作时，用力方向宜与受力面垂直，点取部位、穴位要准确，用力平稳，由轻到重，以"得气"或患者能耐受为度，不可久点。点后宜加揉，以免造成局部软组织损伤。②点法操作时，术者要呼吸自然，不可屏气发力，也不可施用暴力或蛮力。③年老体弱、久病虚衰的患者用点法要慎重；心功能较弱者忌用点法。

3. 捏法　用拇指和其余手指在施术部位做对称性的挤压，称为捏法。

［动作要领］用拇指和食指、中指指面，或用拇指和其余四指指面夹住施术部位肢体或肌肤，相对用力挤压，随即放松，再用力挤压、放松，重复以上动作，并循序移动（图4-19）。

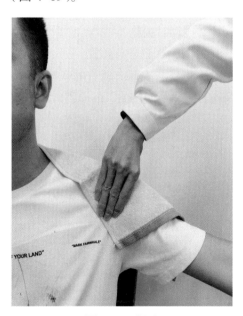

图 4-19　捏法

［注意事项］①捏法操作时拇指与其余手指用力要对称，宜由轻到重，动作要连贯而有节奏性。②捏法操作时尽量以拇指指腹接触治疗部位，以增强柔和感。③挤捏时沿肌纤维方向对称移动，一般由近端向远端操作。

4. 拿法　用拇指和其余手指相对用力，有节律性地提捏或揉捏肌肤，称为拿法。以拇指与食指、中指指面为着力部的称三指拿法；以拇指与食指、中指、无名指指面为着力部的称四指拿法；以拇指与其余四指为着力部的称五指拿法。

［动作要领］以拇指与其余手指的指掌面相对用力，在腕关节与掌指关节的协调活动下，捏住施术部位的肌肤并逐渐收紧挤压、提起，以拇指同其他手指的对合

扫码观看
操作视频

力进行轻重交替、连续不断、有节奏地提捏，并施以揉动（图4-20）。

［注意事项］①拿法操作时宜用拇指与其余手指的指掌面着力，不能用指端内扣施力。②拿法含有捏、提、揉3种手法术式，或捏而提起，或捏而揉之，或捏而既提且揉，实则为复合手法。③拿法操作时腕关节要放松，动作柔和而灵活，连绵不断，富有节奏性。拿法同捏法一样，用力要由轻渐重。

5. 捻法　用拇指、食指夹住治疗部位进行捏揉捻动，称为捻法。

［动作要领］用拇指螺纹面与食指桡侧缘或螺纹面相对捏住施术部位，拇指与食指做相反方向的主动运动，稍用力做较快速的捏、揉、捻动，如捻线状（图4-21）。

扫码观看
操作视频

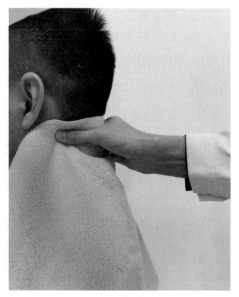

图4-20　拿法

［注意事项］①捻法操作时以揉动为主，搓动为辅。②捻动动作要柔和有力，灵活连贯；捻动的速度宜稍快，而在施术部位上的移动宜缓慢。

6. 拨法　用拇指端等着力于施术部位进行单向或往返拨动的手法，称为拨法，又称指拨法、拨络法。

［动作要领］拇指伸直，以指端着力于施术部位，其余四指置于相应位置以助力。拇指适当用力下压至一定深度，待有酸胀感时，再做与肌纤维或肌腱、韧带、经络成垂直方向的单向或来回拨动（图4-22）。

扫码观看
操作视频

［注意事项］①按压力与拨动力方向互相要垂直。②拨动时拇指不能与皮肤表面有摩擦移动，应带动肌纤维或肌腱、韧带一起拨动。③注意与弹拨法的区别。弹拨法除对肌纤维或肌腱、韧带施以弹拨外，对皮肤表面有较重的摩擦移动。④注意用力应由轻到重，避免损伤性用力。掌握"以痛为腧，不痛用力"的原则。

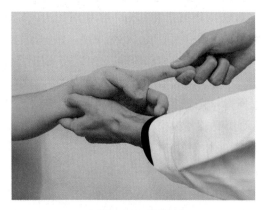

图4-21　捻法

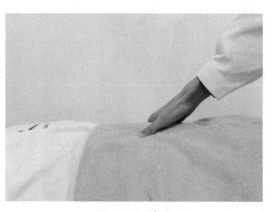

图4-22　拨法

三、经络推拿的应用原则

1.体位 ①患者体位：可采用的体位有仰卧位、俯卧位、侧卧位、端坐位、俯坐位。②医者体位：应根据手法操作的需要，随时做相应的调整、变换，做到进退自如，转侧灵活。一般来说，术者的体位有站立位和坐位两种，常用的体位是站立位。站立位又分正立、丁字步、弓步和马步等。

2.介质 推拿时，为了减少对皮肤的摩擦损伤，或者为了借助某些药物的辅助作用，可在施术部位的皮肤涂抹液体、膏剂或酒粉末，统称推拿介质，亦称推拿递质。

介质的种类与作用如下：①滑石粉：有润滑皮肤的作用，一般在夏季常用，适用于各种病证。②爽身粉：有润滑皮肤、吸水的作用，可代替滑石粉应用。③葱姜汁：能加强温热散寒的作用，常用于冬春季及小儿虚寒证。④酒精或白酒：有活血祛风、散寒除湿、通经活络的作用，对发热患者尚有降温作用，一般用于急性扭挫伤。⑤冬青膏：具有温经散寒和润滑的作用，常用于治疗软组织损伤及小儿虚寒性腹泻。⑥薄荷水：具有温经散寒、清凉解表、清利头目和润滑的作用，常用于治疗小儿虚寒性腹泻及软组织损伤。⑦木香水：有行气、活血、止痛的作用，常用于急性扭挫伤及两胁疼痛等症。⑧凉水：有清凉肌肤和解热的作用，一般用于外感热证。⑨红花油：有消肿止痛等作用，常用于急性或慢性软组织损伤。⑩传导油：有消肿止痛、祛风散寒的作用，适用于软组织慢性劳损和痹证。⑪麻油：可增强手法透热的作用，提高疗效，常用于刮痧疗法。⑫蛋清：有清凉解热、化积消食的作用，适用于小儿外感发热、消化不良等症。⑬外用药酒：有行气活血、化瘀通络的功效，适用于骨和软骨退行性病证。

选择介质的方法主要有以下3种：①辨证选择，根据证型的不同选择不同的介质，即辨寒热和辨虚实，其他证型可用一些中性介质。②辨病选择，根据病情的不同选择不同的介质。③根据年龄选择，成年人水剂、油剂、粉剂均可选用，老年人常用的介质有油剂和酒剂，小儿主要用滑石粉、爽身粉、凉水、薄荷水、葱姜汁、蛋清、酒精等。

3.禁忌证 ①皮肤损害。②出血性病证。③传染性病证。④感染性病证。⑤某些急腹症。⑥某些严重疾病。⑦肿瘤、恶性肿瘤。⑧急性损伤一般在24小时或48小时之内，均不宜做推拿治疗。⑨病证波动时期。⑩妇女妊娠期、月经期。⑪不能配合的精神病、年老体弱、久病体虚、过饥过饱、醉酒者，不宜或慎用推拿。

4 注意事项 ①术者要掌握熟练手法技能及有关中西医知识，从而做到诊断明确，操作得当。②操作过程中要认真、严肃，注意力集中，随时观察患者对手法的反应，若有不适，应及时进行调整，以防发生意外。③要经常修剪指甲，不佩戴装饰品。④治疗室要光线充足，通风保暖。⑤除少数直接接触患者皮肤的手法（如擦法、推法等），治疗时要用按摩巾覆盖治疗部位。小儿推拿多使用介质，以保护患儿皮肤。⑥对于过饥过饱、酒后、暴怒及剧烈运动后的患者，一般不予立即施以推拿治疗。⑦推拿的1个疗程以10～15次为宜，疗程之间宜休息2～3天。

第五章　经络刮痧

刮痧疗法是中国传统的自然疗法之一，是以中医皮部理论为基础，用牛角、玉石等在皮肤相应部位刮拭，以达到疏通经络、活血化瘀之目的。刮痧可以扩张毛细血管，增加汗腺分泌，促进血液循环，对于高血压、中暑、风寒痹证都有立竿见影之效。经常刮痧，可起到调整经气、解除疲劳、增强免疫功能的作用。

经络学说是刮痧选经配穴的理论基础。经络是人体最高的综合调控系统，是人体气血运行的通路，腧穴是经络之气输注于体表的部位，也是刮痧治疗疾病的主要刮拭部位。根据不同病证选择最佳的经脉、腧穴进行刮痧治疗，可以对相应脏腑起到很好的保健和治疗作用。

一、概述

（一）刮痧的发展源流

刮痧的历史悠久，源远流长。其确切的发明年代及发明人难以考证。刮痧是砭石疗法或刺络疗法的一种，长期流传于民间，薪火相传，沿用不废。

相传在远古时期，人类在发明火的时候，在用火取暖时发现火在烤到身体的某些部位时，会很舒服。后来人类又发现当石头被烘烤热了刺激身体时，可以治疗风湿、肿毒（以前的人类居住在原始的山洞中，很容易患风湿、肿毒）。再后来人类又发现可将砭石烤热后用于刺破脓肿。渐渐地，当时的人类觉得用热的石头可以治愈一些疾病。这就是刮痧治病的雏形。

到了青铜器时代，人们发明了冶金技术。随着冶金技术的发展，可以冶炼铁，比砭石更加精细。当时的人类把铁制作成像现代人用的针。随着针灸经络理论的发展，在民间开始流传用边沿钝滑的铜钱、汤匙、瓷杯盖、钱币、玉器、纽扣等器具，在皮肤表面相关经络部位反复刮动，直到皮下出现红色或紫色瘀斑，来达到开泄腠理、祛邪外出以调理痧症目的的方法。在不断的实践中，这种方法被演绎成一种自然疗法，即刮痧健康疗法。

较早有文字记载刮痧的医籍，是元代医家危亦林于1337年撰成的《世医得效方》。"痧"字是从"沙"衍变而来。最早的"沙"是指一种病证。刮痧使体内的痧毒，即体内的病理产物得以外排，从而达到治愈痧症的目的。因很多病证在刮拭过的皮肤表面会出现红色、紫红色或暗青色的类似"沙"样的斑点，人们逐渐将这种疗法称为"刮痧疗法"。

在宋代，王棐在《指迷方·瘴疟论》中将刮痧疗法称之为"挑草子"。《保赤推拿法》记载："刮者，医指挨儿皮肤，略加力而下也。"当时刮痧多用于治疗痧症，即夏季外感中暑或湿热、温疟、疫毒之疾，皮肤每每出现花红斑点。元、明以后，民间治疗痧症的经验引起医家的注意。如危亦林的《世医得效方》就对"搅肠沙"进行了记述："心腹绞痛，冷汗出，胀闷欲绝，欲谓搅肠沙。"杨清叟的《仙传外科秘方》、王肯堂的《证治准绳》、虞抟的《医学正传》、龚廷贤的《寿世保元》、张景岳的《景岳全书》等，均记载有关痧症及治痧的经验。至清代，郭志邃撰写了第一部刮痧专著《痧胀玉衡》，从痧的病源、流行、表现、分类、刮痧方法、工具及综合治疗方法等方面都做了较为详细的论述。如在治疗方面指出："背脊颈骨上下及胸前胁肋、两背肩痧，用铜钱蘸香油刮之。头额腿上痧，用棉纱线或麻线蘸香油刮之。大小腹软肉内痧，用食盐以手擦之。"此后又有另一部刮痧专著，即陆乐山的《养生镜》问世。从此，清代论述痧症的专著日渐增多，有 10 余部，其他著作中记载刮痧术的则更多。

刮痧疗法发展到今天已经成为一种适应病种非常广泛的自然疗法。

（二）刮痧疗法的保健机理

常说的"痧"是什么？痧是指皮肤下可见的一种红色或紫色的斑点和斑片，是气血经络中的"痧秽物质"，可阻碍气血的运行、营养物质和代谢产物的交换，是引发组织器官病变的决定因素，故有"百病皆可发痧"的说法。刮痧通过对身体各部位的刺激作用，可以改善身体存在的很多问题，有除湿祛火、加快新陈代谢的功效，改善亚健康状态。刮痧疗法作用部位为体表皮肤。皮肤是机体暴露于外的最表浅部分，直接接触外界，且对外界气候等变化起到适应与防卫作用。皮肤所以具有这些功能，主要依靠机体内卫气的作用。卫气出于上焦，由肺气推送，先循行于皮肤之中，卫气调和，则"皮肤调柔，腠理致密矣"（《灵枢·本脏》）。体健者常刮痧（如取背俞穴、足三里等）可增强卫气，卫气强则护表能力强，外邪不易侵表，机体自可安康。

二、刮痧工具

刮痧板是刮痧的主要工具。常见的刮痧板主要为水牛角和玉制品。水牛角及玉质刮痧板均有行气活血、疏通经络之功，而无毒副作用。此外，还有以贝壳（如蛤壳）、木制品（如木梳），以及边缘光滑的嫩竹板、瓷器片、小汤匙、铜钱、硬币、玻璃、苎麻等制成的刮痧用具。从形状上来说，刮痧板有鱼形、长方形、三角形，以及这几种形状的变形。不管什么形状的刮痧板，最好是选择两边厚薄不一致的，厚的一侧可以用于日常保健，薄的一侧可以用于理疗（图 5-1）。

刮痧时常以刮痧乳或刮痧油为介质，也可选用石蜡油、红花油、麻油等为介质。

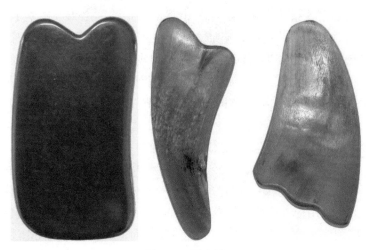

图 5-1　刮痧板

三、经络刮痧的操作方法

1. 持板　术者用手握住刮痧板，刮痧板的底边横靠在手掌心部位，拇指与其余四指自然弯曲，分别放在刮痧板的两侧。

2. 刮拭方向要点　在操作部位涂抹刮痧油（乳）后，术者手持刮痧板，在施术部位按一定的力度刮拭，直至皮肤出现痧痕为止。刮痧时，除了向刮拭的方向用力施加一定的压力外，还要对刮拭部位向下按压。向下的按压力因人而异，力度大小根据患者体质、病情及承受能力决定。每次刮拭应保持速度均匀、力度平稳，不要忽轻忽重。刮拭时还应注意点、线、面结合，这是刮痧的一个特点。所谓点，其实就是穴位；线是指经脉；面即指刮痧板边缘接触皮肤的部分，约 1 寸宽。点、线、面结合的刮拭方法，是在疏通经脉的同时，加强重点穴位的刺激，并掌握一定的刮拭宽度，可以提高治疗效果。

3. 常用刮痧法

（1）面刮法：适用于身体比较平坦的部位。

（2）角刮法：多用于人体面积较小的部位或沟、窝、凹陷部位，刮痧板与刮拭皮肤呈 45°。

（3）点按法：刮痧板的一角与操作部位呈 90°，由轻到重逐渐加力再抬起，适用于人体无骨骼的凹陷部位。

（4）拍打法：用刮痧板一端的平面或五指合拢的手掌拍打体表部位的腧穴。拍打前一定要在施术部位上涂刮痧油。该手法多用在四肢，特别是肘窝和腘窝处。

（5）揉按法：用刮痧板的一角，呈 20° 倾斜按压在操作部位，做柔和的旋转运动。该手法常用于对脏腑有强壮作用的腧穴，以及项、背、腰部的痛点。

此外，特殊刮痧法包括撮痧法、挑痧法和放痧法，其中撮痧法又分为扯痧法、夹痧法和抓痧法；放痧法又分为泻血法和点刺法。

四、经络刮痧的应用原则

刮痧疗法具有疏通经络、活血化瘀、开窍泄热、通达阳气、泻下秽浊、排除毒素等作用,临床应用范围较广,可用于内、外、妇、儿、五官等科病证,还可用于强身健体、减肥、美容等,尤其对实热或湿热引起的急性"痧症",或因气机闭阻、经络瘀滞所致的疼痛、酸胀,有立竿见影的功效。

1.适应证 ①痧症:多发于夏秋两季,微热形寒,头昏、恶心、呕吐,胸腹或胀或痛,甚则上吐下泻,多起病突然。取背部脊柱两侧自上而下刮治,如见神昏可加用印堂穴、太阳穴。②中暑:取脊柱两侧自上而下轻轻顺刮,逐渐加重。伤暑表证,取患者颈项双侧刮治。伤暑里证,取背部刮治,并配用胸部、颈部等处刮治。③湿温初起:多见厌食、倦怠、低热等症,取背部自上而下顺刮,并配用苎麻蘸油在腘窝、后颈、肘窝部位擦刮。④感冒:取生姜、葱白各10g,切碎和匀布包,蘸热酒先刮擦前额、太阳穴,然后刮拭背部脊柱两侧,也可配合刮肘窝、腘窝。如有呕恶者,加刮胸部。⑤发热咳嗽:取颈部向下至第4腰椎处顺刮,同时刮治肘部、曲池穴。如咳嗽明显,再刮治胸部。⑥风热喉痛:取第7颈椎至第7胸椎两旁(蘸盐水)刮治,并拧提颈部两侧肌肉(胸锁乳突肌)约50次。⑦呕吐:取脊柱两侧自上而下至腰部顺刮。腹痛取背部脊柱两侧刮治,也可同时刮治胸腹部。⑧疳积:取长强穴至大椎穴处刮治。伤食所致呕吐腹泻,取脊椎两侧顺刮,如胸闷、腹胀剧痛,可在胸腹部刮治。

2.禁忌证 ①孕妇或女性经期:刮痧能促进血液循环,操作稍有不慎会有流产的危险。因此,在孕期的女性严禁刮痧。女性在月经期也不可刮痧,需要在经期结束后才可操作。②皮肤病者,刮痧易使皮下血管破裂,故所刮之处会出现瘀青和黑斑。若皮肤本来就有溃疡、肿块或湿疹等问题,刮痧可能会加重病情。有接触性皮肤病,如湿疹、皮癣类等,刮痧可能将疾病传染给他人。③气血虚弱者不适合刮痧。④心脏病者不适合进行刮痧。⑤有创口者不宜刮痧,可使创口感染或者加重伤情,对愈合不利。⑥骨折、急性扭伤及创伤者需谨慎刮痧,有出血倾向者亦不适宜刮痧。

3.注意事项

(1)术前注意事项:①刮痧疗法须暴露皮肤,且刮痧时皮肤汗孔开泄,如遇风寒之邪,邪气可从开泄的毛孔入里,引发新的疾病。因此,刮痧前要选择空气流通、清新的治疗场所,注意保暖,夏季不可在有过堂风的地方刮痧。②术者的双手要消毒,刮痧工具也要严格消毒,防止交叉感染。刮拭前须仔细检查刮痧工具,以免刮伤皮肤。③勿在受术者过饥、过饱,以及过度紧张的情况下进行刮痧治疗,以防晕刮。

(2)术中注意事项:①刮拭手法要用力均匀,以受术者能忍受为度,达到出痧为止。婴幼儿及老年人的刮拭力度宜轻。②不可一味追求出痧而用重手法或延长刮痧时间。一般情况下,血瘀之证出痧多;实证、热证出痧多;虚证、寒证出痧少。③刮拭过程中,如遇晕刮,出现精神疲惫、头晕目眩、面色苍白、恶心欲吐、出冷汗、心慌、四肢发凉或血压下降、神志昏迷时,应立即停止刮痧,抚慰受术者,让其平卧,注意保暖,饮温开水或糖水,一般即可恢复。

（3）术后注意事项：①刮痧治疗使汗孔开泄，邪气外排，要消耗体内津液，故刮痧后饮 1 杯温水，补充足够的水分，休息片刻。②刮痧治疗后，为避免风寒之邪侵袭，须待闭合的毛孔恢复原状后方可洗浴，一般为 3 小时。③刮痧也不是刮得越勤、刮的范围越广越好，还是要针对可刮的范围，每周以刮 1 次为宜。

第六章　经络艾灸

一、概述

（一）艾灸的发展源流

艾灸疗法（简称灸法）有着悠久的历史，可追溯至人类对火的发现和使用。在远古时期，距今约 30000 年的山顶洞人在烤炙食物的过程中发现，有时火星溅到身体上，身体的某些部位的疼痛感觉明显减轻了，于是就发明了用火炙烤疼痛部位的方法来减轻痛苦。久而久之，艾灸疗法产生。

灸法在春秋战国时期兴起。《黄帝内经》将灸法作为重要内容写入书中，并对其进行了系统介绍，自灸法的起源开始到各种灸法的发展，以及适应证等，在书中均有论述，如"脏寒生满病，其治宜灸焫"之说。三国时期，曹翕所著的《曹氏灸方》（七卷）是继先秦时期《足臂十一脉灸经》《阴阳十一脉灸经》的又一灸法专著。与《足臂十一脉灸经》等相比，书中所记载的灸法孔穴增加，同时还具体论述了灸法禁忌的原因。由此可以看出，秦、汉、三国时期，灸法又有了一次进步。

西晋时期，医家皇甫谧编著的《针灸甲乙经》是我国现存最早的针灸学专著，书中对灸法进行了专门化、系统化论述，对针灸学的发展有重要的推动作用。晋代医家葛洪编著的《肘后备急方》中，对霍乱吐利的救治及其他急救等措施中，亦着重使用灸法，强调了灸法对传染病和急救的重要作用。

唐代建立的医科学校中设立针刺艾灸科，由针博士教授。唐太宗又命甄权等人对《明堂图》进行了校订，制成《明堂人形图》，可以充分看出当时对针刺、灸法的重视。孙思邈撰写的《备急千金要方》《千金翼方》中，也有提倡针刺与灸法并用的记载，特别强调注重灸量，施灸的壮数甚至可多至几百壮。书中还有关于艾灸和药物结合运用于临床的论述，如隔蒜灸、豆豉灸、黄蜡灸、隔盐灸、黄土灸等，说明此时的灸法内容已经十分丰富多样，并有了专门的处方。而且，在唐代已有了"灸师"这一专门职称。这些都充分说明在盛唐时期，灸法已经正式发展成为一门独立的学科。

在宋代，灸法在医疗中更加受到重视，列为十三科之一，使灸法得到了进一步发展。此外，宋代的医学书籍中还有对"天灸""白灸"操作的记载，是一种不同于温热刺激的另类施灸方法。在《太平圣惠方》《普济本事方》和《圣济总录》等书籍中，收集了大量的灸法内容。到元代，艾灸的发展并没有停滞，《西方子明堂灸经》和《备急灸法》为灸法的发展亦作出了巨大贡献。

明代是灸法的全盛时期，此时灸疗学家辈出，他们参照古代树枝灸的方法，又出现了"桑枝灸""桃枝灸""神针火灸"和艾条灸、药条灸等形式，此外还有灯火灸的记载。灯火灸是用灯草蘸油点火在患者皮肤上直接烧灼的一种灸法，还有利用铜镜集聚日光，作为施灸热源的操作，谓之"阳燧灸"。明代医家李时珍在《本草纲目》中有 35 处提到艾和艾灸的用途及方法。这说明灸法在当时已经得到广泛的应用。同时期的医家李梴编著的《医学入门》亦云："药之不及，针之不到，必须灸之。"通过临床实践证明了灸法的疗效不亚于针刺的效果；书中还有灸法中补法和泻法的适应证的相关记载。

在清代，灸法的发展到达了一个新的高度。吴谦等人撰写的《医宗金鉴·刺灸心法要诀》以歌诀的形式论述针灸的各种内容，十分有利于初学和记诵。由吴亦鼎所著的《神灸经纶》是我国历史上又一部灸法专著。灸法已经成熟，现代应用的灸法，如直接灸、间接灸（隔物灸）、温灸器灸、雷火针、太乙神针等，在当时已基本出现，并且有相当明确的记载。

中华人民共和国成立后，针灸在医疗、科研、教学等方面都得到了很大发展，我国各级中医院均开设了针灸科，在综合医院及卫生院也开展了针灸医疗，全国各地先后建立了一批针灸研究机构，部分中医药院校将针灸学设立为一个独立专业。1984 年，国务院正式批准筹建北京针灸学院（2000 年并入北京中医药大学）。近年来，我国为了继承和发掘针灸法，卫生部（现国家卫生健康委员会）组织人力对一批古代针灸著作进行了校勘整理。

（二）灸法的作用机理

灸法具有温散寒邪、温通经络、活血逐痹、回阳固脱、消瘀散结等功效，不仅有治疗作用，还可以用于预防保健。宋代医家窦材在《扁鹊心书·住世之法》中就有"保命之法，灼艾第一，丹药第二，附子第三"之说，可见在古代的医疗保健中灸法曾发挥着重要作用。现代研究表明，灸法通过调整脏腑功能，促进人体新陈代谢，提高机体的免疫功能，以达到防病治病的目的，有良好的局部刺激作用。

艾灸材料在燃烧过程中会对机体产生一个温热刺激，是产生治疗效果的重要因素。艾火的热力不仅对腧穴的表层产生影响，还能通过腧穴深入人体内，影响经气，深透筋骨、脏腑以至全身，发挥整体调节作用。这种温热刺激，使局部皮肤充血，毛细血管扩张，血液循环加快，局部的皮肤组织代谢能力加强，促进炎症、瘢痕、浮肿、粘连、渗出物、血肿等病理产物消散吸收，同时又能使汗腺分泌增加，有利于代谢产物的排泄；还可引起大脑皮质抑制的扩散，降低神经系统的兴奋性，发挥镇静、镇痛作用；同时，温热作用还能促进药物的吸收。

二、经络艾灸的操作方法

（一）艾炷灸

艾炷灸是将艾炷直接或间接放在穴位或部位上施灸的方法。艾炷有圆锥形、牛角形和纺锤形 3 种形状，其中最常用的是圆锥形艾炷（图 6-1）。根据临床需要的不同，艾炷可制成不同的规格。小炷如麦粒大，常放在穴位或病变部位烧灼，常用于直接灸；中炷如半截枣核大，相当于大炷的一半，常用于间接灸；大炷如半截橄榄大，炷高、炷底直径均约 1cm，燃烧时间可持续 3 ～ 5 分钟，常用于间接灸。

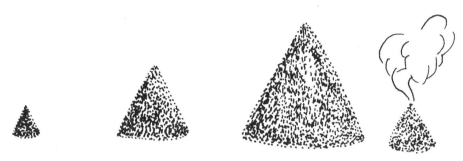

图 6-1　艾炷

艾炷灸可分为直接灸和间接灸。

1. 直接灸　又称着肤灸、明灸，是将艾炷直接放在皮肤上施灸的一种方法（图 6-2）。直接灸根据灸后是否烧伤化脓、有无瘢痕，分为瘢痕灸和无瘢痕灸。

（1）瘢痕灸：将陈年细艾绒制作成黄豆般大小的小艾炷，平稳地放置在患者的体表部位，在施灸部位处涂上蒜汁或是凡士林，使之能够固定，从上端点燃施灸。每壮艾炷必须燃尽，除去灰烬后，方可换新的小艾炷再灸，一次一般灸 5 ～ 7 壮。正常情况下，灸后 1 周左右，施灸部位无菌性化脓（脓液色白清稀）形成灸疮，经 5 ～ 6 周灸疮结痂，脱落后留下瘢痕。

功能主治：直接灸具有扶正祛邪、疏通经络、调理脏腑、行气活血等功效，适用于大病、重病、慢性顽固性疾病，也可用于防病保健、延缓衰老。临床适应证包括感冒、哮喘、肺结核、消化性溃疡、慢性肠炎、慢性肝炎、肝硬化、慢性胆囊炎、高血压病、脑血管疾病、癫痫、遗尿、前列腺炎、男子性功能障碍、高脂血症、痛风、类风湿关节炎、风湿性关节炎、再生障碍性贫血、颈部淋巴结结核、血栓闭塞性脉管炎、神经性皮炎、颈椎病、肩周炎、肱骨外上髁炎、腰椎间盘突出症、骨关节炎、陈旧性软组织损伤、骨髓炎等，以及月经不调、围绝经期综合征等妇科疾病。

注意事项：要重视灸后化脓期间的调养，注意休息，禁房事，在化脓期间不宜吃发物，保护好疮面，不能搔抓，洗浴时应注意不要伤及灸处。无菌性化脓脓色较淡，多为白色，如果继发感染，脓色会由白色转为黄绿色，并出现疼痛、渗血等现象，这时需用消炎药膏或玉红膏涂抹。还应注意面部禁

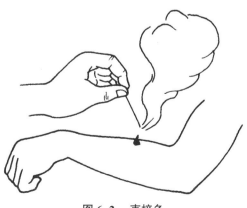

图 6-2　直接灸

灸，糖尿病患者、瘢痕体质者禁灸。身体衰弱者，劳累、饥饿、饱餐、醉酒、情绪不稳定时，均不宜施灸。

（2）无瘢痕灸：施灸前在皮肤上涂抹少许蒜汁或凡士林，将艾炷放在选定的穴位上，一般选用小艾炷或中艾炷。用线香点燃艾炷尖端，当艾炷燃烧到一半左右，患者感到皮肤发烫或疼痛时，用镊子将艾炷移去，更换新炷再施灸，连续灸 3 ～ 7 壮，以皮肤红晕而不起疱为度。因皮肤无灼伤，故灸后不化脓，不留瘢痕。

功能主治：无瘢痕灸具有调和气血、温肾健脾、消瘀散结、散寒蠲痹等功效，适用于内、外、妇、儿、五官等各科病证，如哮喘、急慢性肠炎、高血压病、面神经麻痹、坐骨神经痛、男子性功能障碍、白细胞减少症、急性乳腺炎、鸡眼、寻常疣、腰椎间盘突出症、肱骨外上髁炎、梅尼埃病、月经不调、发育不良等。

注意事项：艾炷大小应介于间接灸与瘢痕灸之间，根据患者体质和病情的不同，一般选择花生米到绿豆大小的不同规格。无瘢痕灸后如果皮肤出现小水疱，无须挑破，让水疱自然吸收即可，禁止抓挠；若水疱较大，可以使用消毒注射针具吸去疱液，盖敷料，一般不会遗留瘢痕。对于昏迷、感觉功能障碍者，应注意掌握灸量，避免造成患者烫伤。

2. 间接灸　又称为隔物灸、间隔灸，是将艾炷用药物或其他材料与施灸部位皮肤隔开的施灸方法（图 6-3）。其火力较温和，不易造成皮肤损伤，施灸时不仅可以发挥灸法本身的功能，还可以发挥药物的作用。常用的间接灸有隔姜灸、隔蒜灸、隔盐灸和隔附子灸。

（1）隔姜灸：是在皮肤与艾炷之间隔姜片施灸的方法。选择新鲜的老姜，切成厚度 0.2 ～ 0.3cm 的姜片，大小应根据施灸部位和艾炷大小而定。用针在姜片上扎数个孔，而后放在施灸部位上，再在姜片上放大艾炷或者中艾炷，用线香点燃。当患者有灼烫感时，将姜片提起，离开皮肤片刻，待凉再放下继续施灸，艾炷燃尽后，易炷继续施灸。一次一般 5 ～ 10 壮，以皮肤潮红为度。

功能主治：生姜味辛，微温，归肺、脾、胃经，故隔姜灸具有祛寒解表、温中止呕的作用，适用于感冒、支气管炎、哮喘、肺心病、矽肺、胃炎、消化性溃疡、胃下垂、膈肌痉挛、肠易激综合征、肠梗阻、急慢性肠炎、缺血性心脏病、头痛、失眠、周围性面神经麻痹、慢性肾炎、尿潴留、尿失禁、乳糜尿、尿血、前列腺增生、男子性功能障碍、化疗后白细胞减少症、疖、冻伤、肌注硬结、术后肠粘连、寻常疣、带状疱疹、荨麻疹、颞下颌关节紊乱综合征、颈椎病、肱骨外上髁炎、腕管综合征、腱鞘炎、强直性脊柱炎、增生性脊柱炎、脊柱退行性

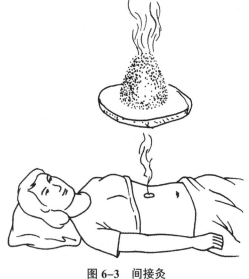

图 6-3　间接灸

病变、腰椎骨质增生、坐骨神经痛、背肌筋膜炎、膝关节痛、跖痛症、过敏性鼻炎、慢性副鼻窦炎、梅尼埃病、痛经、产后关节痛、产后尿潴留、不孕、小儿腹泻、遗尿等。

注意事项：隔姜灸不宜使用干姜或嫩姜，应选用新鲜的老姜，且要现切现用，姜片的厚薄要根据部位和病证而定，比较敏感的部位，姜片可以切厚一些，急性病证、疼痛性病证等姜片可以切薄一些。隔姜灸如果使皮肤起疱，可用消毒针刺破，放出其中的液体，以敷料敷盖，防止感染。

（2）隔蒜灸：是在皮肤与艾炷之间隔蒜片施灸的方法。将独头蒜切成厚度0.2～0.3cm的薄片，用针在蒜片上穿孔数个，把蒜片放在施灸部位或穴位上，再将艾炷放在蒜片中央，用线香点燃。当患者有灼烫感时，应及时更换新炷，蒜片烧烂时另换蒜片继续施灸。隔蒜灸一般是一次灸7壮，以局部皮肤泛红为度。

功能主治：大蒜辛温，归脾、胃、肺经，故隔蒜灸具有清热解毒、消肿散结、杀虫等作用，在临床上外科病证的应用较多，如百日咳、肺结核、急慢性腹泻、痢疾、腹中积块、头痛、带状疱疹后遗神经痛、颈部淋巴结结核、急性乳腺炎、急性淋巴管炎、皮表急性化脓性疾病未溃破者，以及蛇蝎毒虫咬伤、寻常疣、牛皮癣、神经性皮炎、钩虫病、蛲虫病等。

注意事项：大蒜宜选用新鲜的独头蒜，并且现切现用，蒜片厚薄应依据施灸部位和所患病证而定。大蒜的刺激性较强，灸后容易起疱，应注意防护。隔蒜灸一般不适用于头面等部位。

（3）隔盐灸：用食盐将脐部填平，再放上艾炷施灸的方法。肚脐中央即神阙穴处，故又称神阙灸。也可以在盐上先放姜片再放大艾炷施灸。当患者有灼烫感时，更换新炷继续施灸。一次一般灸5～10壮，急性病患者可多灸，不限壮数。

功能主治：食盐性味咸寒，入肾、胃、大肠、小肠经，有涌吐、清火凉血、解毒的功效。隔盐灸有回阳救逆、固脱、温中散寒和保健的作用，临床上可用于大汗亡阳、四肢厥冷、脉微欲绝等症，也可用于急性胃炎、急性腹痛、急慢性肠炎、霍乱、痢疾、尿潴留、尿失禁、尿频、术后排尿困难、腹股沟疝、股疝等。

注意事项：施灸时应嘱咐患者仰卧体位，保持均匀呼吸，不可乱动，防止烫伤，尤其是给年幼患者施灸时，更要格外注意。如果脐部不小心烫伤，可以涂龙胆紫，并用敷料覆盖，以预防感染。应根据病情决定艾灸的壮数，若救治亡阳脱证时，可不计壮数，以患者神清、脉出、汗止、手足温为度。

（4）隔附子灸：是在皮肤与艾炷之间隔上附子片或附子饼施灸的方法。古人多用陈醋炮制成熟附子，或将附子研成粉末后制成附子饼施灸。①隔附子片灸：将熟附子用水浸透后，切成0.3～0.5cm的薄片，用针在薄片上扎数个孔，再将其放在施灸部位，然后把艾炷放在附子片上，点燃施灸。②隔附子饼灸：将生附子研成细末，用黄酒调和制成厚约0.4cm、直径约2cm的药饼，用针扎孔数个，放在施灸部位或穴位上，再将艾炷放在药饼上点燃施灸，附子饼干焦后应及时更换新饼。施灸壮数根据患者病情及体质而定，灸至患者自觉腧穴内有温热感、局部肌肤红晕为度。

功能主治：附子性辛温、大热，有温补脾肾、散寒止痛、回阳救逆的功效，与艾灸并用，有温肺散寒、益气健脾、补肾壮阳、疏通经络、理气止痛、调理冲任的作用，适用于各种阳虚证，还可用于多种急证，如慢性腹痛、慢性肠炎、前列腺炎、前列腺增生、男子性功能障碍、血管闭塞性脉管炎、动脉粥样硬化性闭塞症、膝关节骨性关节炎、过敏性鼻炎、痛经、闭经，以及皮表急性化脓性感染初起和后期久不收口等。

注意事项：隔附子灸一定要在医务人员指导、监视下进行，应选择较平坦且不易滑落的部位或腧穴施灸，若患者感到灼烫，可在皮肤上垫薄纸以免灼伤皮肤。阴盛火旺、过敏体质者禁用隔附子灸，孕妇下腹部亦禁灸。

（二）艾条灸

艾条灸是将艾绒用纸卷成长筒状的艾条（图6-4），点燃一端后在腧穴或病变部位上熏烤的施灸疗法。艾条灸以使局部产生温热或轻度灼痛为度，具有调整人体的生理机能，提高机体抵抗力以防治疾病的功效。艾条灸主要用来治疗寒湿痹证及其他多种虚寒性病证。按照操作方法分类，艾条灸可分为悬起灸和实按灸。

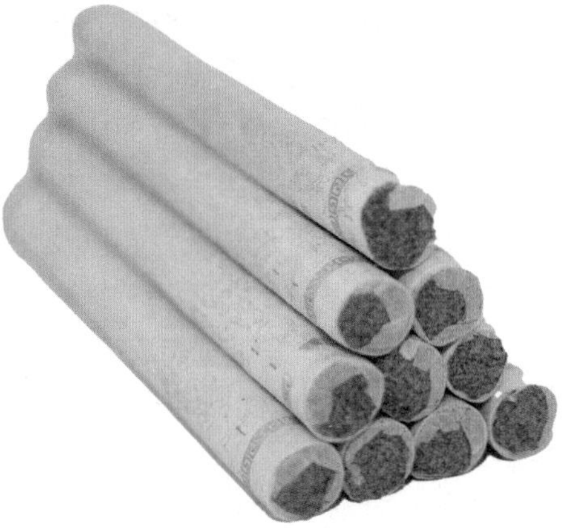

1. 悬起灸　是将点燃的艾条的一端悬在距施灸部位2～3cm处，使患者产生温热感但又不会有灼痛感的方法。悬起灸法可分为温和灸、雀啄灸、回旋灸。

图6-4　艾条

（1）温和灸：将艾卷的一端点燃，对准腧穴或患处，在距皮肤2～3cm处熏灸，使患者产生温热感，但又不觉灼痛的方法（图6-5）。温和灸的特点：温度比较恒定，可以消散局部气血阻滞，主要用于病痛局部。

功能主治：温和灸具有温经通络、散寒祛邪、活血化瘀、软坚散结等功效，临床上可用于慢性气管炎、胃炎、胃神经官能症、胃下垂、膈肌痉挛、消化不良、急性肠炎、肠道易激综合征、原发性低血压、缺血性心脏病、头痛、周围性面神经麻痹、神经衰弱、慢性膀胱炎、泌尿系结石、尿失禁、尿潴留、男性性功能障碍、腹股沟疝、股疝、流行性腮腺炎、体表化脓性疾病、肌注硬结、寻常疣、颈椎病、肱骨外上髁炎、睑腺炎、化脓性耳软骨炎、慢性盆腔炎、原发性痛经、妊娠呕吐、人工流产综合反应、胎位不正、小儿厌食症、婴幼儿腹泻、遗尿及其他多种慢性病证。此法还常用于保健灸。

注意事项：对于昏迷或局部感觉减退的患者，医者须将左手食、中二指放在施灸部位两侧，以测知患者局部受热程度，便于随时调节

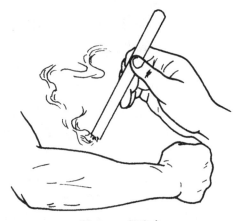

图6-5　温和灸

施灸距离，防止烫伤患者。若施灸处出现小水疱，可让水疱自行吸收，也可以敷料覆盖，辅助消除；若水疱较大，可用消毒针头穿破水疱，排出水液，随后包扎即可。

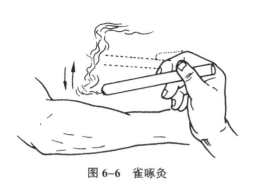

图 6-6　雀啄灸

（2）雀啄灸：将点燃的艾条的一端对准施灸部位或腧穴做一起一落的运动，因施灸动作形如麻雀啄食而得名（图 6-6）。雀啄灸的特点：艾条时远时近，温度忽凉忽温，对经气的激发有较好的刺激作用，故适用于灸治远端的病痛和内脏病变。

功能主治：雀啄灸有较强的温热刺激，故可用于昏厥急救及比较顽固的病证。临床主要用于感冒、腹痛、慢性肠炎、胃肠功能紊乱、高血压病、周围性面神经麻痹、前列腺炎、疖肿、手足癣、甲癣、肱骨外上髁炎、足跟痛、妊娠呕吐、胎位不正、缺乳，以及反复感冒、腹泻、直肠脱垂等。

注意事项：雀啄灸的温热刺激较强，要密切注意不要烧伤皮肤，尤其对于感觉迟钝的患者和小儿，掌握好施灸时间和距离，防止烫伤。

（3）回旋灸：将艾条的一端点燃悬在施灸部位或穴区上方约 3cm 处来回盘旋移动，使皮肤产生温热感而又无灼痛感的方法（图 6-7）。回旋灸的特点：温度渐凉渐温，不仅对局部病痛的气血阻滞有消散作用，还能对经络气血的运行具有促进作用，适用于大面积经气郁滞。回旋灸的操作方法可分为 2 种：①平面回旋灸：将艾条的一端点燃悬在选定的施灸部位或穴区上方熏烤，选定合适的距离后，进行平行往复的回旋运动，每次灸治 20 分钟左右，以局部皮肤潮红为度。平面回旋灸适用于面积较大的病灶。②螺旋式回旋灸：将艾条的一端点燃从离施术部位或穴区最近的地方，由近及远，呈螺旋式反复运动地操作，每次灸治 20 ～ 30 分钟。螺旋式回旋灸热力较强，适用于相对较小的病灶。

功能主治：回旋灸的温热刺激范围较大，适用于病灶浅、面积大的病证，如神经性皮炎、股外侧皮神经炎、带状疱疹、压疮等病证，对脑血管病后遗症、周围性面神经麻痹、类风湿关节炎、耳郭假性囊肿、输液发热反应、肛门瘙痒、扁平疣、骨关节炎、近视、白内障、慢性鼻炎、咽炎、输卵管炎、妊娠呕吐、小儿遗尿、新生儿先天性肌性斜颈等，有较好的治疗作用。

注意事项：施灸时艾条与皮肤之间既要保持一定距离，又要达到足够的温度。回旋灸不适于急重症及慢性病证的急性发作期。

2. 实按灸　将点燃的艾条隔数层布或绵纸实按在腧穴上，使热力透达深部，火灭热减后重新点火按灸，称为实按灸。灸量以反复灸熨 7 ～ 10 次为度。若在艾绒内加特定药物后，用纸卷成艾卷施灸，称为"太乙神针"和"雷火

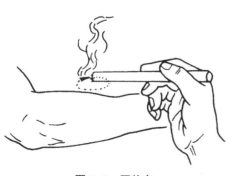

图 6-7　回旋灸

神针"。

（三）其他灸法

1. 温针灸　是在针刺过程中，在针柄上放置艾绒（2～3cm艾条段）施灸的方法（图6-8）。操作时，在针刺得气并适当补泻手法操作后，将艾绒或艾条段置于针尾，点燃施灸，待艾绒或艾条段燃尽，除去灰烬，再取针。注意应防止艾火烧伤皮肤。温针灸将针刺与艾灸结合，适用于既需要留针而又需用艾灸的病证。

2. 温灸器灸　是利用专门的灸器施灸的一种方法。从史料记载可知，瓦甑、苇管、铜钱、泥钱、灸板、灸罩、面碗、银制灸盏等均曾充当过灸器。目前较为常用的温灸器有灸架、灸筒和灸盒（图6-9）。操作时，将艾绒或艾条装入温灸器中，点燃后置于腧穴或应灸部位施灸，以施灸部位的皮肤出现红晕为度。温灸器灸有调和气血、扶正祛邪、温里散寒的作用，适用范围较广，受众者广，特别适合小儿、妇女及畏灸者。

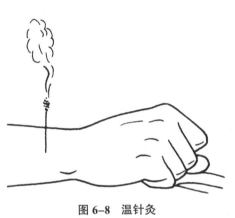

图 6-8　温针灸

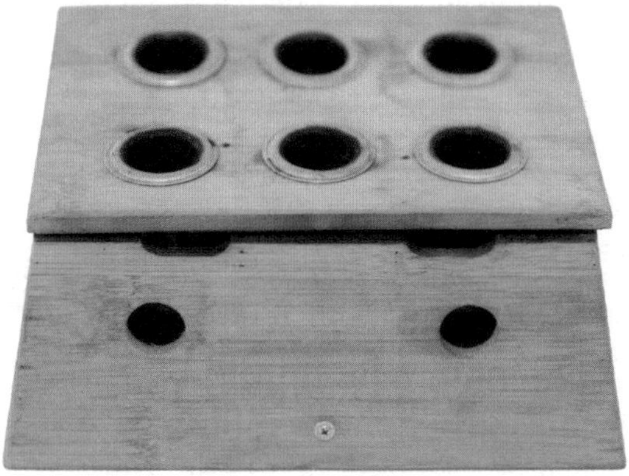

图 6-9　灸盒

三、经络艾灸的应用原则

1. 禁灸病证　无论外感或阴虚内热证，凡脉象数疾者禁灸；存在某些传染病、高热、昏迷、抽搐期间，或身体极度衰竭、形瘦骨立等状况时忌灸；自发性出血或损伤后出血不止者忌灸；精神病患者发作期不能自控者忌灸；凡高热、大量吐血、中风闭证及肝阳头痛等证，一般不适宜用灸法。

2. 禁灸部位　心脏虚里处、大血管处、皮薄肌少筋肉积聚部位；妊娠期妇女下腹部及腰骶部，睾丸、乳头、阴部不可灸。颜面部不宜着肤灸。关节活动处不能瘢痕灸。皮肤感染、溃疡、瘢痕等部位不宜灸。

3. 其他禁忌　对于药物过敏、过饱、过饥、过劳、醉酒、大汗淋漓、大渴、大惊、大恐、大怒者或妇女经期时，慎用灸法。另外，少数患者可能对艾叶过敏，此类患者可采用非艾灸疗法或其他穴位刺激法。

第七章　经络拔罐

一、概述

（一）拔罐的发展源流

拔罐疗法又称"火罐疗法"，有着非常悠久的历史，是我国古代劳动人民在与疾病的长期斗争过程中慢慢积累的宝贵经验，并在这一过程中逐渐发展，不断完善和成熟。拔罐疗法是我国传统治疗方法之一，因设备简单，方便易学，疗效可靠，在民间广为流传与应用。

在古代，拔罐疗法又称为"角法"，这是因为在当时作为治疗工具的多为动物的角。角法的最早记载可见于湖南长沙马王堆汉墓出土的《五十二病方》，书中有以角法治疗痔疾的记载。晋代葛洪所著的《肘后备急方》中也有用兽角制成罐状以吸拔脓毒血液的记载。唐代王焘所著的《外台秘要》记载了竹罐的制作和以水煮罐的吸拔方法，除此之外还记载了刺血拔罐疗法。唐代所设置的太医署，将学生分科，其中专设角法一科，学制定为 3 年，使其成为一门独立的学科。由此可知，拔罐疗法在唐代是相当普及和鼎盛的。宋代唐慎微在《证类本草》中云："治发背，头未成疮及诸热肿痛，以竹筒角之。"明代的《外科正宗》与《外科启玄》对拔罐疗法的记载则更加详细，首次提出了以中药煮竹筒应用于临床。在清代，拔罐疗法在各个方面均有了进一步的发展。《医宗金鉴》首次将辨证用药与拔罐疗法紧密结合，书中还专门记载了先用针刺，继而用中草药煮罐后拔之的针药筒疗法。《本草纲目拾遗》对拔罐疗法做出了更加详细的论述，甚至专列了《火罐气》一节，对火罐的形状、应用范围、出处、大小、适应证及使用方法等进行了较为明确的记载。

中华人民共和国成立后，随着中国传统医学事业的复兴，拔罐的治疗范围也逐渐扩大，针罐合用、灸罐合用、药罐并用在临床中得到了广泛应用，逐渐出现了现代化的电拔罐、电温罐、磁疗罐、经穴电动拔罐治疗仪、红外线真空穴位治疗仪等，丰富并发展了拔罐疗法，以用于治疗内、外、妇、儿、五官、皮肤及神经等各科的多种疾病。

（二）拔罐疗法的作用机理

1. 调整阴阳　《黄帝内经》中记载："阴平阳秘，精神乃治。"这一观点提出机体阴阳平衡失调是疾病发生的根本原因。拔罐疗法是通过吸拔身体某一特定部位，以此调整脏器功能，使机体恢复到阴阳平衡的状态。

现代研究表明，拔罐疗法是一种负压机械刺激作用，这种刺激可以通过皮肤和毛细血管的感受器，经过传入神经传至大脑皮质，反射性地调节兴奋或者抑制的过程，从而使整个神经系统趋于平衡状态。这种调节属于一种"双向调节功能"，针对人体病理特征进行良性调节。当身体处于兴奋状态时，拔罐可使其抑制，而当身体处于抑制状态时，拔罐又可使其兴奋。例如，当胃发生饥饿性收缩时，吸拔脾俞、胃俞则立即出现胃蠕动的抑制状态；吸拔腹部穴位既可治疗肠麻痹，又可治疗腹泻；心动过速时，拔罐可使心率减慢，心动过缓时，拔罐可使心率加快……拔罐疗法的双向调节作用与疾病的转归保持一致。

2. 扶正祛邪　中医学认为，拔罐可以鼓舞正气，振奋衰弱的脏腑功能，同时通过吸拔作用，能吸出风、寒、湿邪及瘀血等邪气，使邪去正自安。

现代研究认为，拔罐疗法可增强白细胞和网状内皮系统的吞噬功能，从而增强机体的抗病能力。在背部两侧强力吸拔或走罐，于拔罐前后测定白细胞的吞噬（细菌）指数及血清补体效价，在拔罐后都有了明显提高。此外，拔罐疗法对某些非特异性的免疫功能的提升也有效果。

在日常生活中，红细胞免疫功能作为机体的一个重要防御系统，越来越受到人们的重视。大量临床研究表明，红细胞具有识别抗原，清除血循环中的免疫复合物、免疫黏附细菌病毒、肿瘤细胞、效应细胞，免疫调节等重要作用。红细胞在机体进行抗感染、抗肿瘤及在自身免疫性疾病中所发挥的重要作用也是其他细胞不可代替的。因此，设法提高红细胞免疫功能，对提高机体的抗病能力有着十分重要的临床意义。有实验表明，在背部膀胱经走罐可以使正常人红细胞免疫功能得到明显提高。机体的免疫功能在中医学属于"正气"范畴。所以，现代研究证明拔罐具有扶正祛邪的作用。

3. 疏经通络，活血祛瘀，缓解疼痛　经络是运行营、卫、气、血的通路，当人体患病时，经络气血功能失调，就会出现脉络瘀滞等一系列病理改变。拔罐则能起到通经络、消瘀滞的作用，获得"通则不痛"的止痛效果。

进行拔罐疗法操作时，对局部皮肤会产生温热刺激，使局部的浅层组织发生被动充血，局部血管扩张，促进局部的血液循环，加速新陈代谢。局部血液循环的改善，可以迅速带走炎性渗出物及致痛因子，进而消除肿胀和疼痛。

拔罐疗法具有明显缓解疼痛的作用，特别是刺络拔罐法的止痛效果最为突出。中医学认为，若疼痛的原因是由于"气滞血瘀，不通则痛"，此时使用刺络拔罐法，可吸出局部瘀血，使局部气血通畅，疼痛自然可以得到缓解。而现代医学研究认为，拔罐疗法可刺激神经，调节神经所支配的相应部位的血管和肌肉的功能活动，反射性地解除血管平滑肌的痉挛，获得比较明显的止痛效果。

拔罐疗法由于有很强的负压吸吮力量，使局部毛细血管破裂，局部产生瘀血，引起自身溶血现象；刺激机体组织释放组胺、5-羟色胺等神经介质，通过神经－体液机制，取得刺激整个机体功能的效果，有效地调动免疫系统，对治疗过敏性疾病、免疫功能低下所致的低热不退等有较好的疗效。

总之，拔罐疗法的治病机理有两个方面，即整体作用和局部作用，通过温热的机械负压刺激作用，引起局部甚至全身反应，从而调整机体功能，消除病理因素，以达到治病的目的。

二、经络拔罐的操作

（一）准备工作

1. 选择拔罐器材

（1）玻璃罐（图 7-1）：在临床上目前最常用的是玻璃罐，在许多医疗仪器商店及药店均有售卖。罐如球状，口平底圆，口小肚大，口边稍厚略向外翻而光滑，有大、中、小等很多不同的规格。玻璃罐的特点是质地透明，可以直接观察到罐内皮肤的瘀血程度或者罐内的出血情况，以便于术者合理掌握拔罐时间。玻璃罐的价格便宜，适用于医院治疗及家庭保健，但也存在缺点，即容易破碎。

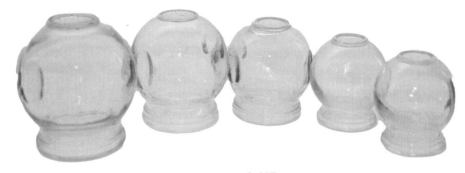

图 7-1 玻璃罐

（2）竹罐（图 7-2）：是由高质量且坚固的青竹筒制作而成，将毛竹截成长 6～9cm 的竹管，将一端留节为底，另一端打磨光滑作为罐口，不同大小规格的竹罐可用不同粗细的竹筒制成。竹罐的特点是价格便宜，方便携带，不易破碎，吸拔力强，因其能够吸收药液，可用中药煎煮后作药罐使用。

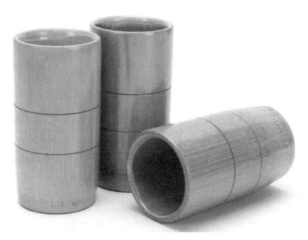

图 7-2 竹罐

（3）橡胶罐（图7-3）：是依照玻璃罐的形状和规格以橡胶为原材料制作而成的一种罐具，其优点是携带方便，不易破碎，无须用火，适用于惧针者，而且可以在比较小的不易拔罐的部位操作，适合家庭使用。缺点则是负压吸力不够强，也无温热感觉。

除此之外，还有电动拔罐器。将负压、温热、磁疗、电针等综合疗法结合为一体，负压程度及温度均可通过电流控制，而且还可以连接测压仪器，以此来观察罐内负压的情况。电罐的特点是使用安全，不易烫伤，温度和负压等均可以按需自行控制，使患者

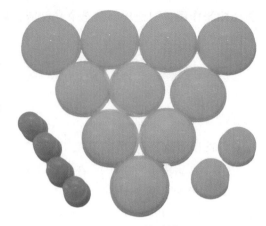

图7-3　橡胶罐

的感受更加舒适。其缺点是体积较大，不便搬运，成本较高，费用昂贵，使用范围较局限，只适用于拔固定罐，不能实现其他手法的施行。

在选择好拔罐器材后，还应准备浓度95%的酒精、止血钳、棉球、火柴、润滑液、药液等，以及其他辅助用品。

2.选择合适的体位　原则上使患者舒适，能够持久，同时也要便于术者进行操作。一般有下列4种体位：①仰卧位：适于胸、腹、下肢的前侧部位和腧穴。②俯卧位：适用于背、腰、下肢的后侧部位和腧穴。③侧卧位：适用于背、肩、髋、下肢的后侧、外侧部位和腧穴。④坐位：适用于肩、背、腰等部位，以及颜面部和颈部腧穴。

3.选择施术部位　拔罐部位的选取多以局部为主，即以阿是穴所在部位为主。对于内科病证，一般以胸、腹部腧穴和背、腰部腧穴为拔罐的常用部位，因此部位的肌肉丰满、部位宽广，拔罐易于操作。

（二）罐的吸附方法

1.点火吸引法

（1）闪火法（图7-4）：术者一手用镊子或者止血钳夹持酒精棉球，另一手握住罐体，罐口朝下。将酒精棉球点燃后，迅速伸入罐中至罐体底部并马上抽出，再迅速将罐体扣在需要施术的部位。此操作可使罐内迅速形成负压即可吸附住施术部位的皮肤。本法的优点是不易造成烫伤，是一种适用于各种部位和体位的拔罐方法。

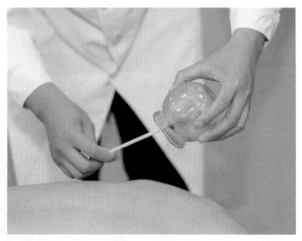

图7-4　闪火法

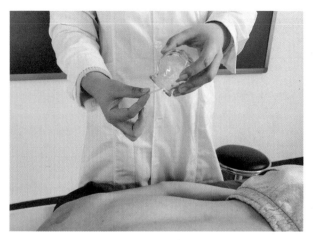

图 7-5 投火法

（2）投火法（图 7-5）：是一种民间常用的拔罐方法，其操作是术者将酒精棉球或者纸片点燃后，迅速投入罐内，然后迅速将火罐扣在要吸拔部位。操作时要将罐体横置，以免棉球或纸片掉在皮肤上，造成烫伤。

此外，点火吸引法还有架火法、贴棉法、滴酒法等操作，因其存在一定的危险，临床已较少应用。

2. 抽气吸引法 是一种直接抽出罐内空气使之形成负压的拔罐方法。此法多使用注射器抽出罐内空气，使罐体吸拔在选定的部位或是腧穴上，目前临床也较少应用。

（三）拔罐的方法

1. 留罐法（图 7-6） 其操作是在治疗部位上留置一定时间，是最常用的一种拔罐方式，一般留罐 10 ～ 15 分钟，可用单罐进行，也可多罐同时进行。

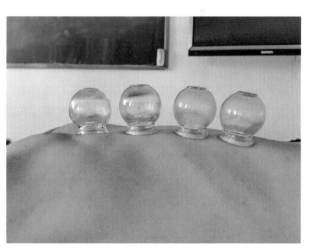

图 7-6 留罐法

2. 闪罐法（图 7-7） 火罐刚刚吸住就立即拔下，反复多次，以使皮肤渐红为度。此法可用于局部麻木、感觉稍迟钝的风湿病、末梢神经炎等疾病。

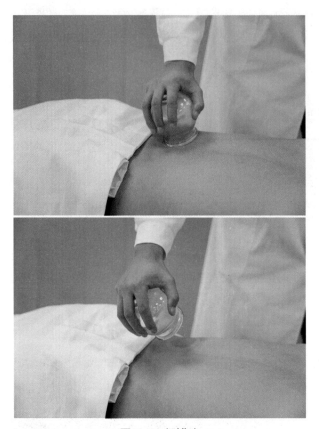

图 7-7 闪罐法

3. 走罐法（图 7-8） 在治疗部位及火罐的边缘薄薄地涂一层凡士林或是其他油类物质，待火罐吸住皮肤后，手握罐体，均匀用力，在皮肤上进行上、下、左、右的缓慢移动，操作至皮肤渐红或出现瘀血为止。此法可用于治疗麻痹、风湿病、跌打损伤所致的疼痛及脊神经根炎、发热等。

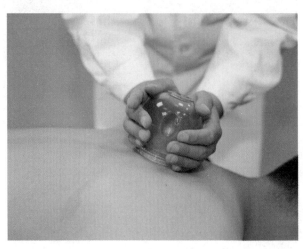

图 7-8 走罐法

（四）起罐（图7-9）

一手拿着罐体稍向一方倾斜，另一手则置于火罐倾斜的对侧方向火罐口附近的肌肉上，用手指缓缓向下按压皮肤，使罐口与皮肤之间形成一个空隙，则空气由空隙进入罐内，此时吸力就会逐渐消失，火罐便会自然脱落下来。起罐时避免强力取下，以防造成皮肤损伤。

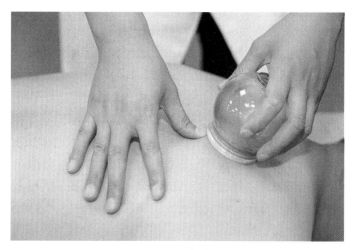

图7-9　起罐

三、经络拔罐的应用原则

1. 拔罐的适应证　拔罐的适应证范围非常广泛，在内、外、妇、儿、五官、骨伤、皮肤等临床各科中，拔罐疗法几乎都能有所作为。

2. 不适宜拔罐的情况　①狂躁不安，或者全身剧烈抽搐者。②精神失常，精神疾病处于发作期者。③久病身体极度虚弱，皮肤失去弹性者。④容易出血且凝血机制差，患出血性疾病，如过敏性紫癜、血小板减少性紫癜、白血病、血友病及血管脆性试验阳性者。⑤广泛的皮肤病，皮肤严重过敏或疥癣等皮肤传染病，皮肤破损溃烂者。⑥恶性肿瘤患者。⑦怀孕期间，腹部、腰骶部、乳部禁止拔罐，其他部位拔罐手法宜轻柔。⑧心衰、肾衰竭、肝硬化腹水者。⑨醉酒、过饥、过饱、过渴、过劳者。⑩五官、前后二阴部不宜拔罐。⑪外伤、骨折、静脉曲张、大血管体表投影处不宜拔罐。

3. 注意事项

（1）拔罐操作中的注意事项：①在颈部两侧有颈动脉窦，切忌拔罐。②罐的大小应按部位选择，既要因人而异，也要因部位而异：肌肉丰满、平坦的部位用大罐，部位窄小、肌肉较薄及皮下脂肪较少处宜用小罐。③在进行闪火法操作时，棉絮蘸的酒精宜少，防止造成烫伤。④应用密排法进行多罐操作时，罐距不得超过1寸，这种操作适用于体壮者；应用疏排法时，罐距在2寸以上，此法适用于体弱者。⑤在骨突出处或小关节处及皮肤有皱襞、细嫩之处不宜使用走罐法，以免损伤皮肤。⑥拔上火罐后，应询问患者感觉如何，若患者有过紧、灼痛、难受等感觉时，可能是吸拔的力量过大而造成不适，应立即起罐。

（2）拔罐的疗程：拔罐治疗急性病应每日1次，治疗慢性病应隔日1次，连续治疗10～15次为1个疗程。

（3）拔罐的印迹：①若罐印紫黑而暗，患者一般是有血瘀和受寒。②若走罐操作时出现大面积的黑紫印迹时，提示患者外感风寒。③如果印迹数日仍不消退，常表示病程已久，患者需要多治疗一段时间。④若罐印呈散在紫癜且深浅不一，提示为气滞血瘀。⑤若罐印淡紫发青伴斑块，为气虚血瘀之征。⑥若罐印鲜红，提示阴虚火旺。⑦吸拔后，施术部位若没有罐印或者虽然有罐印，但起罐后便立即消失、恢复常色者，提示病邪尚轻浅，但也存在肥胖和贫血者施术后没有吸拔印迹。⑧若吸拔的部位在5分钟内出现明显的吸拔体征，则说明该部位为有病变的部位。⑨在背部大面积走罐后，如果出现了红色小点集中于某腧穴附近，提示该腧穴所属的脏腑可能出现异常。

（4）晕罐的处理：拔罐过程中，也有极少数患者会出现休克和晕厥的现象，如果患者出现头晕眼花、心烦欲吐、面色苍白、四肢厥冷、冷汗淋漓、呼吸迫促、脉搏频数而细小等现象，应立即将罐取下，使患者卧床，喝温热开水。稍重者针刺十宣、人中等腧穴，或指压人中，即可恢复常态，继续平卧床上休息15分钟后，才能离开治疗室。

（5）水疱、烫伤的处理：拔罐后，如果发生水疱，可能是与拔罐的时间过长，或所患疾病为风湿病、水肿等有关。处理措施：在常规碘酒和酒精消毒后，用注射器在水疱的边缘刺入，将水抽出来，然后涂抹紫药水或是烫伤膏即可。为了预防感染，或者出现感染，可用抗菌药物。

（6）吸拔时间和吸拔力量：一般吸拔的时间为10～15分钟，最短可为5分钟，最长可达30分钟。如果遇到患者感觉不适时，也可以提早起罐。如果患者感觉舒适，罐的吸拔力量也不是很大，而且局部的肌肉又比较丰满，留罐时间可以稍长一些。对于体质消瘦虚弱者，力量要小，时间要短，拔罐的数量宜少；对于体质健壮、肌肉丰满者，吸拔的力量要大，吸拔的时间要长，拔罐的数量要多；若患者比较敏感，耐受能力较差，吸拔的时间宜短；患者耐受力较强，则吸拔时间可稍长。首次接受拔罐治疗者，吸拔时间要短；经常接受拔罐治疗者，吸拔的时间可长一些。对于需要兴奋、提高机体功能状态者，吸拔时间要短，吸拔力量要小，拔罐的数量要少。如果进行闪罐操作，一般5～10分钟，可用于治疗各种麻痹。对于各种疼痛，吸拔的时间要长，吸拔力量也要大。

第八章 经络导引

一、概述

经络导引是通过调身、调气、调神来增强体质、促进健康、益寿延年的一种强身保健方法。其中，静功以安神、运动内脏为主；动功以健身、运动形体为主。动静结合的经络导引，兼而有之。实践证明，经络导引在抵抗早衰方面有着特殊的功用，深得我国人民的喜爱，历经3000多年的实践，形成了一门独特的具有民族风格的医学专科——气功学。

（一）经络导引的发展源流

经络导引是中医学的重要组成部分，对其明确的记载可追溯至春秋时期。《素问·上古天真论》曰："上古之人，其知道者，法于阴阳，和于术数……故能形与神俱，而尽终其天年，度百岁乃去……上古有真人者，提挈天地，把握阴阳，呼吸精气，独立守神，肌肉若一，故能寿敝天地，无有终时……"《素问·异法方宜论》中还记载："中央者，其地平以湿……其民食杂而不劳……其治宜导引按跷。"明确指出了经络导引的基本理论是阴阳学说，其具体方法是调气、调神、调身。此外《素问·刺法论》论述了经络导引的具体应用，其曰："肾有久病者，可以寅时面向南，净神不乱思，闭气不息七遍，以引颈咽气顺之，如咽甚硬物，如此七遍后，饵舌下津令无数。"证明在春秋时期经络导引已经用于防治疾病了。

除《黄帝内经》外，道家、儒家、墨家、兵家、阴阳家、杂家等各家的著述中也从多方面论述了经络导引的有关问题，如四气调神、势子导引等。老子提倡"保和全真""宽泰自若""恬淡自守"，以期达到"形神安静"。《行气玉佩铭》则说："行气，深则蓄，蓄则伸，伸则下，下则定，定则固，固则萌，萌则长，长则退，退则天。天几春在上，地几春在下，顺则生，逆则死。"称气功为行气，指出经络导引的气应当深，气沉丹田，深才能固、才能长；并提出吸取清气，吐出浊气；还认为生长之机当顺，顺才能有益于机体的健康。

道家养生防病的学术思想，对于经络导引的形成与发展也具有积极的推动作用。明代周履靖在《赤凤髓·彭辂序》中有云："养生之学，仿于上古之广成子，屏居崆峒之上，而轩辕以万乘师之，其言止曰：无视无听，抱神以静，形将自正，无泄汝精，无挠汝形，乃可以长生，若是而已。"认为从上古时期的广成子便开始了意守精一，静养神明。庄子则谓"吐故纳新，熊经鸟伸，此导引之士，养形之人也。熊经若熊之攀枝自悬，鸥顾身不动而回顾也。"提出了"吐故纳新""熊经鸟伸"是气功的导引法。从"导引之士"还可以看出，在当时可能已有从事指导经络导引养生防病的专门人才，也说明经络导引的应用当时已经较为普遍。

长沙马王堆汉墓出土的导引图谱——《导引图》，可见经络导引的具体方法，图中有40多个工笔彩绘的经络导引姿势，每图都标有名称，说明功用，指出养生防病的具体内容。由此可见，经络导引的养生防治法在当时社会也是颇为流行的。

在汉代，经络导引的基本理论已经建立，并且普遍推广应用。东汉唯物论思想家王充说："或以老子之道可以度世，恬淡无欲，养精爱气，以精神为寿命，精神不伤则寿命长而不死。或以真人食气，以气而为食。或以道家养性，度世而不死，以为血脉在形体之中，不动摇曲伸，则闭塞不通，不适积聚，则为病而死，或以服食药物，轻身益气，延年度世。"可见他将经络导引作为一种养生方法加以提倡，与用药防治相提并论。在意守技术上，《太平经》曾说"人得一以明"，简明扼要地指出"以一念代万念"而排除杂念的道理。这对后世意守水平的提高有着良好的影响。

东汉医家张仲景对于应用经络导引防治内科杂病也很重视。他认为："若人能养慎，不令邪风干忤经络，适中经络，未流传脏腑，即医治之；四肢才觉重滞，即导引、吐纳、针灸、膏摩，勿令九窍闭塞。"说明在汉代，人们不仅认识到经络导引能够养生防病，还具有疏通经络、祛邪治病的实际作用。

医家华佗精于医理，爱好养生之术，对体育锻炼十分重视。他根据经络导引之理并结合亲身实践，创制了"五禽戏"：一曰虎，二曰鹿，三曰熊，四曰猿，五曰鸟。指出运动的目的为"除疾，兼利蹄足"，"引腰挽体，动彻关节，以求难老"，"动摇则各气得消，血脉流通，病不得生"。华佗创制的五禽戏，旨在治病防病延年。华佗的弟子吴普，应用五禽戏防病强身，活了90多岁身体依旧硬朗，耳目聪明。他的另一个学生樊阿，也应用五禽戏锻炼身体，活了100多岁，仍头发乌黑、齿牙完坚，精神状态极佳。由于吴普、樊阿的提倡，五禽戏得以在世间流传，虽然经历了各种演变，形成不同的流派，但其特点仍旧是重视精、气、神的培养，内功与外功并行，刚劲与柔劲共济，动静与松紧相结合。

在晋代，养生防治学进一步发展，经络导引的基本理论与实践都得到了显著的提高。加之佛家禅功（佛教在汉代传入中国）、道家炼气的影响，医学气功导引更为广泛地用于防治疾病。晋代医家许逊著《灵剑子》一书，首先应用了气功二字，其云："气若功成，筋骨和柔，百关调畅。"此外还有"减气功一年""减气功二年"之论。又云："凡欲胎息，服气导引为先，开舒筋骨，调理血脉，引气臻圆，使气存至极力后见焉。"充分认识了气功导引的重要作用。葛洪重视导引，认为"曲伸，或俯仰，或行卧，或倚立，或蹲踞，或徐步，或吟，或息，皆导引也"，对经络导引的内容进行了发展，并提出经络导引与药物相配合"收益甚速"的观点，开始重视综合疗法的应用。

隋代医家巢元方所著的《诸病源候论》中强调预防医学，也对经络导引在治疗中的应用尤其重视，引录中的《无生经》及《养生方·导引法》都属于经络导引的专门著述，虽然原书难寻，但其内容方法得以保存。从巢元方的论述中可以看出经络导引治疗疾病的范围十分广泛，如"风病诸候""虚劳病诸候""腰背病诸候""黄病诸候""咳嗽病诸候""五脏六腑病诸候"……诸多疾病均可以应用经络导引法进行治疗。经络导引的姿势、方法极多，已有卧式（正、偃、侧、俯卧）、坐式（正、踞、蹲、端、跪、舒两腿坐）、立式、动式等，与现代应用的经络导引方法极为相近，说明当时经络导引法的水平已经很高。

唐代孙思邈所述的"调气法"对老年病的防治有积极作用和深远影响。他躬身实践，在医学气功学中首先介绍了"六字气诀"，认为"和神导气之道，当得密室，闭户安床暖席，枕高二寸半，正身偃卧，瞑目闭气于胸膈中，以鸿毛著鼻上而不动，经三百息，耳无所闻，目无所见，心无所思，为此则寒暑不能侵，蜂虿不能毒……"

宋代科学家沈括和文学家苏轼在《苏沈良方》中亦论述了经络导引之术，认为"其法至简易，惟在长久不废"。告诫运用经络导引法强身防病祛病者，须持之以恒才能获效。《圣济总录》对于经络导引的重要部分"咽津、服气、导引"列有专论，对经络导引的应用与普及有一定的作用。《奉亲养老书》也将经络导引列为防治老年病的重要措施。

金元时期的医家对经络导引在疾病防治中的作用有比较深刻的论述，刘完素提出"饮食者养其形，起居者调其神"；李东垣称"夜半收心，静坐片时"可"生发元气"；朱丹溪主张"调息养神"，可见当时应用经络导引防治疾病也是十分普遍的。

明代徐春甫编著的《古今医统大全》将经络导引作为专科。李时珍在《奇经八脉考》中论述了洞察"内景隧道"（内景即脏腑，隧道即经络），指出他认为的经络导引意义的所在。通过经络导引可以得知脏腑的结构、经络的循行走向等。龚廷贤认为行导引要任其自然，循序渐进，不可操之过急，以致情志损伤，对经络导引的发展也起到了积极的推动作用。由于经络导引的广泛应用，明代涌现出很多相关专著，如周履靖编辑的《赤凤髓》收集了《太上玉轴六字气诀》《幻真先生服内元气诀》《李真人长生一十六字妙诀》《去病延年六字诀》《五禽戏图》《八段锦导引决》等。还有王文禄辑注的《胎息经疏略》及赵台鼎的《脉望》，都是经络导引专著，对医疗气功学的发展具有一定的推动作用。

在清代初期，汪昂有"勿药元铨"之论，对经络导引有较为深刻的认识，对调气、调神、调身方面有简要的论述。其云："调息之法，不拘时候，随便而坐，平直其身，纵任其体，不倚不曲，解衣缓带，务令调适，口中舌搅数遍，微微吐出浊气，鼻中微微纳之，或三五遍，或一二遍，有津咽下，叩齿数通，舌抵上腭，唇齿相着，两目垂帘，令胧胧然，渐次调息，不喘不粗，或数息出，或数息入，以一至十，以十至百，摄心在数，勿令散乱。"

沈金鳌所著的《杂病源流犀烛》中，对经络导引术的应用也很广泛，认为"精守其一，皆可起病"，有"运动规法"总论及"南旋式""北旋式""运规十二则"等。其具体应用时，针对病证需要，辨病诊断之后辨证施治，成功地发展了医学经络导引的应用。

王祖源的《内功图说》也促进了经络导引的推广与应用，其吸收了嵩山少林寺功法，把拳家、佛家功法融于经络导引之中，并载有"十二段锦""易筋经""却病延年法"等姿势图 35 帧，不仅理论有发展，而且有利于推广，在防治疾病中起到了较大的作用。

（二）经络导引的作用原理

经络导引主要在于养精、益气、安神，协调精、气、神的相互作用，充分调动人身三宝（精、气、神）的积极因素，发挥其主观能动作用，从而调节脏腑，调和气血，平衡阴阳，宣通经脉。

1. 补脑安神，调节脏腑功能　脑为元神之府，故曾有"人神在脑"之说。全身各部，内有脏腑，外有肢节，其正常的生理功能都是在脑的指挥协调下进行的。如果脑神损伤，神明外耗，则会导致精神不振，脏腑、肢节失调，机体的正常生理功能受到损伤。在进行经络导引时，首先要求意守。意，即练功者的意念活动（精神活动）。守，即指练功者守神，不使精神外耗。意守成功则神明安藏，意守紊乱则神明躁亡。经络导引意守若达到理想境界，既能补脑安神，又能调节精神活动，达到脑神的健康、安宁、平静、自然、舒缓，以及精神、思维、意识高度的统一、协调，从而使全身脏腑、肢节均能充分发挥其生理功能，使正气内存，邪不可干。葛洪在《抱朴子·内篇·杂应》云："内心澄则真神守其位，气内则邪物去其身。"意守是判断经络导引能否取得成效的一个重要问题。实践证明，深得经络导引之术要领者，行功之后，可以感到头脑清醒，耳目聪明，思维活泼，面色红润，身体轻健，正是"炼琼丹以补脑，化金津以留神""固守虚无，以养神气"的结果。

2. 调和气血，润泽内外周身　气血是维持脏腑、肢节、肌肉、毛发正常生理功能的物质基础。如果离开了气血的濡润，脏腑功能便会停滞，生命活动也将受到影响。可以说，损伤了气血，就会损害机体的正常生理活动，就是损害了健康。经络导引要在意念的作用下，"以呼而自泻脏腑之毒气，以吸而自采天地之清气"。气为血之帅，气行则血行，气郁则血滞。经络导引的作用，"疗未患之疾，通不和之气，动之则百关气畅"，从而内调脏腑经络之气而使气行、气顺、气畅。由于气血之间的相互作用，调气有助于调血，气血因此都会得到调和。因经络导引可调动脏腑经络之气，旺盛脏腑功能，尤其有加强肺、脾功能的作用，强壮了气化之源，从而收到了益气补血的良好效果。因气血调和，脏腑功能旺盛，生命活动欣欣向荣，机体自然健康强壮，益寿延年。

由此可以看出，经络导引调和气血是其重要的一个环节。因此在进行经络导引时，必须先从调气方面加强实践，领会了基本理论，才能收到满意的效果。因调气在经络导引中的独特作用，调气便受到经络导引者的极大重视。一般均主张以意引气，也就是在意识的作用下对呼吸进行调节。在整个经络导引中，均是意与气的运动，在意识的作用下调和气血。

3. 平衡阴阳，调整脏腑节律　平衡阴阳，调整脏腑节律在经络导引中发挥着重要作用。《内功图说》云："天地本乎阴阳，阴阳主乎动静，人身一阴阳也，阴阳一动静也，动静合宜，气血和畅，百病不生，乃得尽终其天年。"又云："以动化静，以静运动，合乎阴阳，顺乎五行，发其生机，神其变化，故能通和上下，分理阴阳，去旧生新，充实五脏，驱外感之诸邪，消内生之百病，补不足，泻有余，消长之道，妙应无穷。"明确指出经络导引的作用即平衡阴阳，调整脏腑功能的生理节律，以此来加强内脏的自控能力。

人体的功能始终是在节律性的运动，如心脏的跳动，肺的呼吸运动，肠胃的受纳与排泄，月经、情绪变化，体力更复等，都在进行周期性的变化。人与自然相统一，人体的这些节律性变化与自然界存在的周期性节律是一致的，"岁有十二月，日有十二辰……阳主昼，阴主夜。故卫气之行，一日一夜五十周于身，昼日行于阳二十五周，夜行于阴二十五周，周于五脏。"一年之中，四季在变换；一月之中，月盈又月缺；一日之中，白天又黑夜……都是在有规律的运动。一旦这种节律发生紊乱，在自然便是灾害，在人体便是疾病。自古以来，机体都是有一定节律的，这种规律一旦发生紊乱，轻则会损害健康，重则便会影响生命。经络导引的作用，旨在调整节律。经络导引的方法虽然纷繁复杂，内容有别，但无论是静功还是动功，都是有规律的内脏或是肢节的运动。正如王祖源所述的"分行外功诀"，即是对称的上下左右的运动，其中"肩功"以"两肩连手，左右轮转，为转辘轳各二十四次"，"调息神思，以左手擦脐十四遍，右手亦然，复以两手数擦肋，连肩摇摆七次，咽气纳于丹田，握固两手"。

4. 运动脏腑肢体，宣通经脉 经络导引运动脏腑、肢体，宣通经脉，悦怡精神，祛除疾病，强身延年。肢体的运动容易理解，内脏的运动则不易理解，在意识控制下的运动，则更加不易理解。经络导引的作用也正在于此，即将运动内在脏腑、控制内在脏腑运动作为目的。

需要说明的是，五脏六腑的运动，主要是气的推动作用，许逊说："气之为母，血之为子。血之为母，精之为子。精之为母，神之为子。神之为母，形之为子。未有无气而自成形者也，气因形有乃魂魄偕之。神者气之母也……三元之内，毛发之中，无不通透。"说明气能宣通经脉，和畅气血，使机体处于不停的运动之中。经络导引"外静内功，动静结合""秉静以制动，恒动而不失静之本"的道理正在于此。

二、经络导引的方法

由于历代流派不同，经络导引功法多种多样，临床可根据锻炼者的体质和病情，选用不同的功法。

（一）准备工作

在进行经络导引锻炼之前，应做好准备工作，如先解大小便、选择适宜的地点等，休息片刻，衣着宽松，待精神、形体均处于放松状态，心情愉快时，即可开始。如果锻炼时间较长，有一定经验心得者，休息时间可稍短些，亦可边休息边入静。

有条件者，在进行经络导引锻炼之前，可以先进行体格检查，根据病情、体质，在医生或专业人士的指导下选择不同的功法。若患者体弱多病，不能站立可选择坐式或卧式功法；若身体基础好，病情轻缓的可采用站式功法，老年前期或刚进入老年期，身体尚好的，可采用太极拳、五禽戏等动静相兼的功法。

（二）经络导引的姿势

由于经络导引功法不同，姿势差异很大。下面介绍几种常用的姿势。

1. 自然站式（图8-1）　自然站立，双脚分开与肩同宽，双膝微曲，松胯圆裆，正身松腰，两手下垂，头直如悬，眼平视，或半垂帘，舌抵上腭，闭口呼吸。

2. 三圆站式（图8-2）　两脚自然站立，与肩同宽，两足踏地，足尖微向外（或稍向内）。两膝弯曲，大小腿向前，使之有圆形状（注：膝不过足尖）。两手臂向前抬起，略低于肩的高度，肘关节内收，使双臂呈圆形。十指内收，如握球。两手臂在上不过眉、下不过脐的中间调整，使两臂向前抬起时舒适得宜。身腰正直，垂肩虚腋，头正眼平。

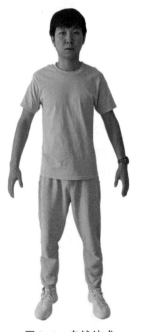 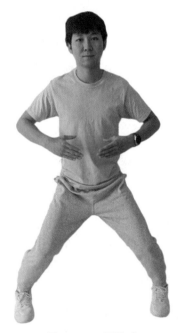

图8-1　自然站式　　　　　　图8-2　三圆站式

3. 坐式（图8-3）　身体端坐于凳子或椅子上，两腿分开，脚着地面，与肩同宽。膝关节呈90°，头身正直。两手臂自然向下，肘关节放松，掌心向下，平放于双腿之上。注意背不要靠在椅背上。

4. 盘脚坐式（图8-4）　左腿（或右腿）屈曲置于右腿（或左腿）上，足跟靠近小腹，足掌与大腿平齐。右足（左足）置于左腿（右腿）之下，足跟靠近臀部。双臂垂肩，掌心向下，放于两腿之上；或双手指交叉，掌心向上，置于小腹前。头颈部正直，自然得宜，闭目闭口，舌抵上腭。

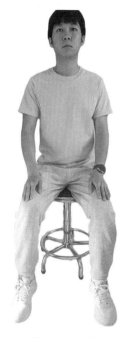

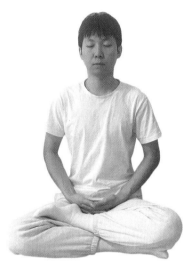

图 8-3　坐式　　　　　　　　　　　图 8-4　盘脚坐式

5. 仰卧式（图 8-5）　自然全身平躺，手脚伸直，腰身平直，全身内外放松，闭目闭口，舌抵上腭。注意双脚不能交叉，手不要置于胸腹部。

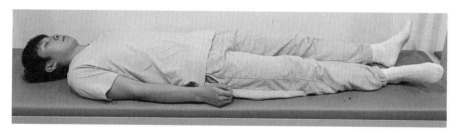

图 8-5　仰卧式

6. 侧卧式（图 8-6）　一般向右侧卧位，头侧枕于枕上，枕高度适中。右手前伸屈肘，手置于枕上。左手伸直，复放于左腿上。右腿伸直，左腿膝关节弯曲，呈 45°。全身内外放松。

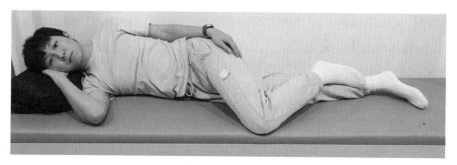

图 8-6　侧卧式

以上几种姿势，各有特点及适应证，一般认为坐式效果好，易于入静和调息；站式不易入静，应在练功较久，深有体会时采用；卧式最易入静，但在练功时容易入睡，适宜于体弱者。

（三）意守——集中，适意自然

意守，或谓调脑，或谓调神。通常有如下几种。

1. 意守身体的某个部位

（1）意守丹田：即将意念集中于丹田。丹田的具体部位在《针灸资生经》中云："丹田在脐下三寸。"又有言脐中为丹田；亦有上、中、下三丹田之说，即上丹田在两眉间（印堂穴），中丹田为脐，下丹田为脐下 3 寸之关元穴。一般多认为脐下 3 寸为丹田。但在静坐练功时，意守丹田一般泛指脐下少腹部，这样更加简便易行，不必强调在丹田一点。《针灸资生经》亦说："丹田在脐下三寸，方圆四寸，着脊梁两肾间中央是也"。

（2）意守命门：即意念集中在命门。命门的具体部位在十四椎下（第 2 腰椎下），身体适中的正常男性，命门与肚脐相对。意守命门，也可以理解为以命门为圆心，半径 3 寸左右的圆，故有人称命门为后丹田。

（3）意守会阴：即意念集中在会阴。会阴的具体部位在前阴（尿道口）与后阴（肛门）连线的中点。会阴有人又称为下丹田。

（4）意守涌泉：即意念集中在涌泉穴。涌泉穴左右各一，均在左右屈足卷趾时足心陷中，亦可以足前后正中连线前 1/3 处取穴。

（5）意守大趾：即意念集中在足大趾。

（6）意守内脏五色：意念集中在内脏五色，即肝青、心赤、脾黄、肺白、肾黑。

（7）意守经络：意念按经络循行线循环，如大周天、小周天。

2. 意守自然景物　意念集中在太空，或地球上的自然景象，如蓝天白云，或山光水色，或温暖的阳光，或是空中太和之气，又或意守松、竹、柏、梅等。

3. 女性意守　现代女性意守的部位与男性相同。古时有女性意守关元、气海的说法。关元在脐下 3 寸，即是丹田；气海在脐下 1.5 寸，泛指脐下少腹。但如果单独提出意守脐下少腹部的气海或关元，其实际意义不大，仅供参考。

意守的问题应注意以下几点：①找到意守点是练功的第一步，如意守丹田或自然景物。意守目标选定以后，宜"精守其一，专事一处"，要把精神活动相对集中于此。②排除固有的众多念头，避免杂乱无章的精神活动，把意守点从中独立并稳定下来，使精神意识保持宁静，集中于意守点，使意守单一化。③对意守目标的选择，平时要有锻炼，尤其是意守自然景物，选定的目标要能使精神畅快，心绪安逸。选定以后，不可随意更改，见异思迁，如今天意守丹田，明天意守自然景物是不可以的。同时还应注意意守要适宜自然，初期可略为引导，慢慢适应，循序渐进，不断深化，逐步做到"安心定意，调和气息，莫思余事，专意念气"。④意守时不宜过于紧张，尤其是初学者，意念如果过于紧张，常可引起精神躁扰，使形体僵硬、肌肉关节滞着，容易出现偏差，导致气机紊乱，或动作死板，或头昏眩晕，或胸脘胀闷，或心悸失眠等。因此，经络导引练习，如果急于求成，则违反自然，反而事与愿违。

（四）关于调息

调息即呼吸，古称调息或调气。经络导引的内脏运动，除意念导引之外，呼吸导引也是重要的一个方面。因为呼吸使膈、肺、心、胃、肠等运动，呼吸自如，渐深渐远，使内在脏腑逐步得到锻炼，内脏功能协调。

1. 调息的方法 鼻吸口呼或鼻吸鼻呼。鼻吸口呼时，鼻深吸自然清气，舌抵上腭，唇口轻启，让气流从舌两边轻缓流出。鼻吸鼻呼者，鼻引清气平缓和顺，鼻出浊气轻慢舒缓。

2. 自然调息 呼吸不快不慢，不必求其深远（开始时），完全听其自然，身体放松，逐渐进入意境。在自然呼吸的基础上，随着经络导引锻炼的深入，呼吸逐渐加深。但是不能静息，不能有意识地憋气。呼吸深远也应是以呼吸柔和、细缓、均匀、平顺为适中。

3. 调息与意念结合 经络导引的呼吸，不仅要深远，还要与意念密切结合，所谓"以意引气""神息相依"。意守丹田时要注意气沉丹田，然后再从丹田徐出。意守命门时要注意气流纳入命门，呼出也从命门开始。意守与呼吸结合，不仅锻炼呼吸，还可以帮助入静。但意守自然景物，这种结合不宜施行，只要呼吸深远即可。

4. 调息与动作协调 经络导引不同于平常的体育运动。因为经络导引要求呼吸与动作相结合，协调一致。如《易筋经》韦驮献杵第三势即明确指出："掌托天门目上观，足尖踏地立身端，力周腿胁浑如植，咬紧牙关莫放宽，舌可生津将腭抵，鼻能调息觉心安，两拳缓缓收回处，用力还将夹重看"。太极拳、五禽戏、八段锦等对于呼吸与动作结合的要求更为严谨。只有通过呼吸与动作的结合，促进动作的缓和轻慢，连绵不断，才能帮助入静，强固意念活动。

三、注意事项

1. 明白基本理论，不断深入实践 进行经络导引锻炼，首先要学习经络导引的基本理论，还应掌握经络导引的基本要点及注意事项，如藏象、经络及精、气、神的基本概念，经络导引的作用原理及意念、入静、调息、姿势等。应根据自身的体质或病情，选择适合的经络导引项目，同时根据身体的变化及病情的需要，进行适当的调整。在实践中认真体会经络导引的基本要领、动作，尤其应该认真体会意念及呼吸的细微变化、呼吸与动作的关系等。

2. 循序渐进，持之以恒 经络导引取效缓、周期长，练习者可能在短时间内不能取得理想的效果，容易出现中途停止的情况。因此，进行经络导引锻炼，一定要树立信心，坚持不懈，做到"寒暑不易，晨昏无间"，"功夫不到不方圆"，只有"长久不废，才有深功"，最后才能达到身体悦泽，面色光辉，鬓毛润泽，耳目聪明，令人食美，气力强健，有病皆去的目的。

扫码学习
简化二十四式太极拳

扫码学习
八段锦

第九章　五音疗法

一、概述

五音指的是宫、商、角、徵、羽 5 个音阶，相当于现代音阶 1（Do）、2（Re）、3（Mi）、5（Sol）、6（La）。若以某一个音阶为主音，其余四个音阶配合主音进行组合排列，便构成了宫、商、角、徵、羽 5 种特定调式的音乐。5 种不同调式音乐的声波振荡，对生物体内气的运动方式的影响，则分别顺应土气的平稳（宫）、金气的内收（商）、木气的展放（角）、火气的上升（徵）、水气的下降（羽），对人类经络的影响则分别针对脾经、肺经、肝经、心经、肾经。

（一）五音疗法的发展源流

从距今七八千年前的新石器时代出土的文物中发现，一些图案中已有音乐舞蹈行为，并可以意会到其中的保健治疗意义。5000 多年前，医者苗父用竹管乐器演奏为患者治病，应该是我国最早的音乐疗法文献记录。我国古代用于治疗疾病、保健养生的音乐起源于祭祀礼乐。而后，随着中华古代文明的全面发展、人们认知水平的不断提高，中国音乐保健治疗意识和方法也得到完善和发展，音乐开始运用于疾病的治疗并取得了良好的疗效，后来逐渐演变为中医疗疾的一种有效手段。

秦汉以前，我国处于音乐养生的萌芽时期，以《乐记》音乐理论和《黄帝内经》的五音理论为集中代表，形成早期的中医音乐疗法的思想体系。《白虎通》中提出"调和五声以养万物"，可见音乐与心理、生理调节方面的关系非常密切。《黄帝内经》提出了"五音疗疾"的理论，运用阴阳五行学说首次将五音全面引入医学领域，指出音乐声调的不同，对人体五脏生理或病理活动，以及人的情志变化有不同的影响：肝属木，在音为角，在志为怒；心属火，在音为徵，在志为喜；脾属土，在音为宫，在志为思；肺属金，在音为商，在志为忧；肾属水，在音为羽，在志为恐。这是古人根据阴阳五行理论，将五音（宫、商、角、徵、羽）与人的五脏（脾、肺、肝、心、肾）、五行（土、金、木、火、水）、五志（思、忧、怒、喜、恐）有机地联系在一起，即五音配五脏、五脏配五行、五行配五志。魏晋时期竹林七贤之一的嵇康也在《琴赞》中指出音乐能"祛病纳正，宣和养气"。清代吴师机《理瀹骈文·略言》云："七情之病者，看书解闷，听曲消愁，有胜于服药者也。"不难看出，他认为音乐可以有效治疗情志类疾病，且效果胜于服用药物。

虽然历代医家将音乐（五音）用于养生保健与疾病的治疗，积累了不少经验，但就理论体系和操作规范性而言，没有突破性的进展。中华人民共和国成立以来，随着人类医学模式的变化和对中国传统医学的再认识，中医传统音乐疗法（五音疗法）开始受到关注并展开了相关研究，逐渐成为一个新的研究领域。

（二）五音疗法的作用机理

不同的曲调与情志、脏气共鸣互动，起到动荡血脉、通畅精神和心脉的作用。人体内部脏腑存在多种经络，树状、网状纵横交错，分布于脏腑、组织之间。音乐振动可以使人体的经络、脏腑发生振动，不同脏腑、经络有着明显差异的共振频率，当与人体内的生理振动（心率、心律、呼吸、血压、脉搏等）相吻合时，就会产生生理共振、共鸣。这便是"五音疗疾"的身心基础。

二、五音疗法的应用

（一）角—肝—木—怒（肝与胆经）

角调式乐曲亲切爽朗，有"木"之特性，可入肝及所属经脉。肝体阴而用阳，性喜条达、恶抑郁，人体若长期被一些烦恼的事情所困惑，就会使机体内本该流动的气处于停滞状态，从而产生忧郁、易怒、口苦、舌边部溃疡、眼部干涩、胆小、容易受惊吓等肝郁症状。

适宜曲目特点　肝顺需要木气条达，适合欣赏的曲目如《胡笳十八拍》。这首曲子中属于金的商音元素稍重，刚好可以克制体内过多的木气，同时曲中婉转地配上了较为合适的属于水的羽音，水又可以很好地滋养木气，使之柔软、顺畅。根据五行相生相克的原理，金能制木，"悲胜怒"，因此，对于极度愤怒的人，也可以听商调式的乐曲，如《广陵散》《江河水》《走西口》等，商调式乐曲风格高亢悲壮、肃静，具有"金"的特性，可制约易怒的情绪。

（二）徵—心—火—喜（心与小肠经）

徵调式乐曲以热烈欢快、活泼轻松为主要特征，构成层次分明，气氛欢畅，具有"火"之特性，可入心。如果生活和工作压力大、睡眠减少及缺少运动等不良因素不断伤害心脏，很容易引起心慌、胸闷、胸痛、烦躁、舌尖部溃疡等症状。

适宜曲目特点　属心的音阶为徵音，相当于简谱中的"5（Sol）"。徵音顺应火气而高亢，抑扬咏越，通调血脉，抖擞精神。适宜欣赏的曲目为《紫竹调》。这首曲子运用了属于火的徵音和属于水的羽音，配合独特，补水可以使心火不至于过旺，补火又可使水气不至于过凉，利于心脏的功能运转，使心气平和。"恐胜喜"，对于过度欢喜的人，也可以听羽调式的乐曲，如《二泉映月》《梁祝》，羽调式乐曲具有"水"的特性，悠扬、澄清，听者能平和心气，补水而使心火不至于过旺。

（三）宫—脾—土—思（脾与胃经）

宫调式乐曲风格悠扬沉静，犹如"土"般宽厚结实，可入脾。脾是机体的重要能量来源，暴饮暴食、思虑过度等都会使脾胃负担过重而发生腹胀、便稀、肥胖、口唇溃疡、面黄、月经量少色淡、疲乏、胃或子宫脱垂等。

适宜曲目特点　属脾的音阶为宫音，相当于简谱中的"1（Do）"。宫音顺应土气而平稳，悠扬和谐，助脾健运，旺盛食欲。适宜欣赏的曲目为《十面埋伏》。脾气需要温和，这首曲子运用了比较频促的徵音和宫音，能够很好地刺激脾胃，使之在乐曲的刺激下，有节奏地进行对食物的消化、吸收。"怒胜思"，对于思虑过度的人，也可以听一些角调式的乐曲，如《胡笳十八拍》《梅花三弄》等。角调式的乐曲具有大地回春、万物萌生的"木"的特性，肝气疏通，则使得脾胃气机通畅。

（四）商—肺—金—悲（肺和大肠经）

商调式乐曲风格高亢悲壮，铿锵雄伟，具有"金"之特性，可入肺。中医学认为，肺是管理呼吸的器官，与外界接触频繁，故污染的空气、各种灰尘、致病细菌等，均会引起咽部溃疡疼痛、咳嗽、鼻塞、气喘、容易感冒、易出汗等肺系疾患。

适宜曲目特点　属肺的音阶为商音，相当于简谱中的"2（Re）"。商音顺应金气而内收，铿锵肃劲，善制躁怒，使人安宁。适宜欣赏的曲目为《阳春白雪》。肺气需要滋润，这首曲子曲调高昂，包括属于土的宫音和属于火的徵音，一个助长肺气，一个平衡肺气，再加上属于肺的商音，可以通过音乐把肺从里到外彻底地梳理一遍。"喜胜悲"，对于极度悲伤者，也可听徵调式乐曲，如《紫竹调》《十面埋伏》。徵调式的乐曲欢快明亮，具有"火"的特性，可以解除悲伤压抑的情绪。

（五）羽—肾—水—恐（肾与膀胱经）

羽调式乐曲风格清纯、凄切哀怨，如天垂晶幕，行云流水，具有"水"之特性，可入肾。当身体内的其他器官缺少足够的能量时，通常从肾中抽调，久而久之，肾的能量就会处于匮乏状态，从而出现面色暗淡、尿频、腰酸、黎明时分腹泻等现象。

适宜曲目特点　属肾的音阶为羽音，相当于简谱中的"6（La）"。羽音顺应水气而下降，柔和透彻，发人遐思，启迪心灵。适宜欣赏的曲目为《梅花三弄》。肾气需要蕴藏，这首曲子中舒缓合宜的五音搭配，不经意间运用了五行互生的原理，反复、逐一地将产生的能量源源不断地输送到肾中。一曲听罢，神清气爽，倍感轻松。"思胜恐"，极度受到惊吓、恐惧的人也可以听宫调式的乐曲，如《春江花月夜》《月儿高》。宫调式的乐曲淳厚庄重，能缓解恐惧，起到安神定志的作用。

第十章　经络养生保健操

一、捏脊与暖脊

（一）捏脊

督脉是诸阳之会，人体阳气借此宣发，是元气的通道。督脉位于人体后背正中线上，最能够展现机体的精、气、神，疏通督脉可以起到祛病强身的功效。捏脊是疏通督脉的非常有效的方法，在调节脏腑的生理功能方面有较好的作用，特别是对胃肠功能的调节作用效果极佳，还可以有效地提高身体抵御外邪的能力。

1. 操作方法　①受术者取俯卧位。②术者用双手的拇指、中指和食指指腹，捏起脊柱上面的皮肤。③将皮肤轻轻提起，从长强穴开始，一边捻动一边向上行，直至大椎穴为止（图 10-1）。④由下向上操作，单方向进行，一般捏 3 ～ 5 遍，以皮肤微微发红为度。

2. 注意事项　①捏脊路线应沿脊柱直行，不要歪斜。②捏拿肌肤时要注意松紧适宜。③尽量避免肌肤从手指间滑脱。

（二）暖脊功

操作方法　平卧地面，然后滚动。此时脊椎受力，以头和臀为两边，似小船般地在两边摇动脊柱，有疏通督脉之功。

二、运球操

运球操可以让身体在柔缓的画圆运动中，使全身经络得到疏通。

操作方法　①右腿横跨一步，根据身体的耐受程度，将膝关节弯曲 90° ～ 135°，呈马步，即骑马蹲式。②双臂前伸，双手五指自然分开，呈抱"球"状，并始终保持这个姿势。③运用腰、髋、肩、背的活动，充分

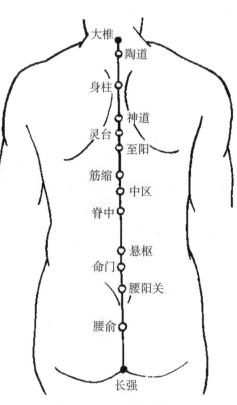

图 10-1 捏脊的起止点

向左、右、上、下不同的方向转圈。④同时颈部也随之轻微转动，眼睛跟随运球的方向移动，逐渐达到形、意、神合一的状态。⑤重复动作 30 次。

三、跐脚功

操作方法　①起势：双腿直立，双脚分开与肩同宽，双手自然放于体侧。②将双臂向前抬起并甩过头顶，同时深吸气。③双臂回落至与肩平齐，再沿着体侧将双臂尽量向后甩动，甩动的同时双脚跐起（提踵），同时呼气。④回复至起势状态。⑤反复进行 50 ～ 100 次。

跐脚可以使大肌群进行小强度、较长时间的运动，在增强心肌泵力和回心血量、扩张外周血管、改善微循环、增加热量消耗的同时，还能增加机体的平衡性及协调性，以及上下肢的肌力，对老年性慢性疾患，特别是高血压、糖尿病和轻度冠心病者，可以收到较好的辅助效果。

四、上下转动

这套动作自上而下转动身体的 6 个部位，分别是转眼、转颈、转肩、转腰、转胯和转膝踝。在转动的过程当中，各个部位的转动幅度都要逐渐由小到大，动作要缓慢，方向左右交替，转转停停，这样能够使气血贯穿上下，通达全身。

1. 转眼　可以活动眼部肌肉，加快气血流通，既能缓解眼部疲劳，又能起到明目的作用。操作时，要尽量睁大双眼并平视前方，以能够看到远处的树木为度，维持 10 秒钟，头身保持不动。①按照"左—上—右—下—左"的顺序缓慢转动眼球，转动的幅度逐渐放大，然后反方向转动 1 圈。重复 3 次后，闭眼休息 5 秒。②按照上述步骤再重复 1 遍。

2. 转颈　可以活动颈部肌肉，加快气血流通，通过缓慢牵拉颈肌，从而缓解颈肌疲劳，有助于防治颈椎病。①双脚自然分开，与肩同宽，挺胸收腹，双手自然下垂。②按照"左—后—右—前—左"的顺序缓慢转动颈部 10 圈，转动的幅度逐渐放大。③然后颈部后仰，静止 5 ～ 10 秒。④反方向重复上述步骤 1 遍。

3. 转肩　能充分活动并牵拉肩颈部肌肉，使肩颈部的经络畅通，可达到预防颈椎病和肩周炎的目的。①双脚自然分开，与肩同宽，挺胸收腹，双手手掌始终自然贴住大腿外侧。②按照"上—前—下—后—上"的顺序缓慢做耸肩和转肩的旋转运动 10 圈。③双手贴住大腿外侧不动，同时用力挺胸并向前探头，维持 10 秒。④按照上述步骤，反方向即"上—后—下—前—上"的顺序做耸肩和转肩的旋转运动 10 圈。⑤双手仍然贴住大腿外侧不动，同时用力挺胸并向前探头，维持 10 秒。

4. 转腰　可以充分活动和牵拉腰骶部的肌肉韧带，同时还可以对腰骶部的经络进行按摩，有助于经络畅通，防治腰肌劳损等慢性腰腿痛。①双腿分开，与肩同宽。②将双手背靠在背腰部，握拳，用掌指关节顶住腰骶部脊柱两侧，让腰部产生旋转力，使掌指关节一直处于按摩状态。③缓慢转动腰部：先顺时针方向转动，后逆时针方向转动，各转 20 圈。④每一次练习结束时，均需保持双拳顶住背腰部前挺、颈部后仰的姿势 10

秒，进一步增强腰肌的力量。

5. 转胯 可以充分活动并牵拉会阴部和髋部的肌肉韧带，对泌尿、生殖系统的功能有保健作用。①双腿分开，与肩同宽。②膝关节微微弯曲，双手叉腰，转动胯部，先向右转动，然后向左转动。旋转的同时做提肛动作，腰部以上尽量保持端正，只旋转胯部，每个方向各转 20 圈。③结束后，保持胯部前挺姿势 10 秒。

6. 转膝踝 能够使膝、踝关节得到活动，使下肢后群肌肉得到牵拉，有利于畅通下肢经络，提高膝、踝关节的灵活性。①双腿分开，与肩同宽。②膝关节微屈，双手手掌轻按于双膝，同时做向内、外或是同方向的转动膝、踝关节，每个方向转 20 圈。③结束后，双手手掌要保持稍用力向后压膝关节的姿势，尽量保持 10 秒。

五、梳头功

梳头功是做类似梳头发的动作，在这个简单的动作当中蕴藏着多种保健功效。通过对头颈部的梳刮动作产生热量，促使头颈部气血运行，使头颈部交汇的多条经络相贯通，从而增加头颈部的供血量，可以起到护发、提神、醒脑、明目的功效，还可缓解一些因慢性病引起的头痛症状。

操作方法 将双手五指微微张开，从前向后对头发进行梳理，操作 100 次。在梳理过程中，应该指掌并用，梳刮动作同时进行，有意识地让指力经过印堂、上星、头维、百会、风池等腧穴；在梳理到头顶向后下方向时，应用手掌小鱼际，沿着耳后，稍用力一直刮向颈根部，其中刮过的腧穴包括翳风、翳明、风池等。

六、推搓面部及胸腹部

通过推搓面部和胸腹部，可以疏通身体前部经络，保养五官，使各个系统的功能均能够得到增强。

1. 推搓面部 可以改善面部气血运行，有美容养颜、保养五官、增强上呼吸道抗病能力的功效。

操作方法 ①用中指指腹沿眉峰上缘向外推压至太阳穴，重复进行 20 ～ 30 次。②按照"印堂—发际—眼圈—鼻翼两侧—口角—印堂"的顺序，用中指指腹对面部皮肤进行推搓。注意在推搓的过程中，在经过印堂、睛明、四白、迎香、地仓这些腧穴时应有意识地进行按压。③在用中指指腹进行推搓时，拇指沿着面部外侧，即沿耳前下关、耳门、听宫、听会到颊车等腧穴来回推搓 20 ～ 30 次。

2. 推搓胸腹部 能够改善心血管系统、呼吸系统、消化系统和泌尿生殖系统的功能。推搓胸腹部实质上是对胸腹部的腧穴进行按摩，涉及的腧穴包括大包、乳中、乳根、章门、膻中、上脘、中脘、神阙、气海、关元、中极、天枢等。

操作方法 用双手手掌稍微用力，沿胸腹正中线自上而下不断地进行左右画圆圈运动。当手掌向上操作时需吸气，手掌向下操作时需呼气。

七、拉扯法

拉扯法不仅可以对耳郭、颈肌进行刺激，还可以增强身体柔韧性，起到舒筋活络、补肾强身、通经活血的作用，在补肾、颈肩部的保健方面可收到较好的效果。拉扯法包括提耳、横拉颈部和背后握手 3 个动作。

1. 提耳　一侧手臂经过头顶，捏住对侧的耳朵，慢慢向上提拉耳郭。在持续用力的同时，突然松手，每侧反复进行 30 次。中医学认为，有众多经络汇集于耳，而肾又开窍于耳。在进行提耳操作时，绕过头顶的手臂正好捏住对侧耳轮的"三角窝"，对这一区域进行拉扯刺激，可以补肾强身，通经活血，调节机体的生殖功能。

2. 横拉颈部　将头向左转，右手从右方放于颈后直至左下颌，用整个手掌将颈部捏紧，然后稍用力往回拉，头同时慢慢向右转动，连续操作 20 次；换左手以相反方向再操作 20 次。这个动作通过对颈肌进行横向的按压和牵拉操作，使颈部肌肉的血液循环明显改善，缓解因颈椎病等引起的颈部气血不通，可以在一定程度上预防颈椎病。

3. 背后握手　有两种操作方法，第一种是双手从身体两侧后伸相握，在向后抻拉的同时向上抬，尽量收腹挺胸，头向后仰，并坚持 5～10 秒。第二种是一只手绕肩，另外一只手位于后背，两手相握，在收腹挺胸、头向后仰的同时，尽量用力拉紧，坚持 5～10 秒。这两种方法，都可以起到通经脉、活气血的作用，可以预防颈椎病、肩周炎、肩背筋膜炎及腰背肌劳损等，特别适合久坐、长时间伏案和使用电脑者。

八、牵拉

牵拉是常用的一种经络养生保健动作，通过牵拉关节、肌肉、肌腱和韧带，或者是对其进行施压，可以疏通经络，使关节、肌肉和韧带的气血得以畅通，增强这些部位甚至是全身的柔韧性与灵活性，健美身形，并能减少运动损伤。牵拉包含很多动作，较为常用的有抱头压肘肩、绕颈揪耳朵和弯腰触地等。

1. 抱头压肘肩　将双臂举过头顶，双掌按住对侧的肘关节，分别向左右侧加压。同时配合做相应的腰部侧弯动作，两侧各做 20 次。这套动作侧重对肩关节和躯干外侧肌群的牵拉，可以增强肩关节和腰部的柔韧性，达到防治肩周炎和腰痛的目的。

2. 绕颈揪耳朵　将一侧上臂屈曲，从前方绕过颈部，尽量去揪住同侧的耳朵。另外一侧的手掌可以按住对侧肘关节的外侧，向体侧加压，以增加对肩关节和颈肌的牵拉效果。每侧坚持 10～20 秒。绕颈揪耳朵有利于增强肩关节和颈肌的柔韧性，对于防治肩周炎和颈椎病有较好的效果。

3. 弯腰触地　双腿并拢或者分开，与肩同宽，向前弯腰，双手掌尽量触地。注意双侧膝关节不能弯曲，并且尽量将脸部向双腿靠拢，要使动作富于节奏，静止 10 秒钟。

整套动作需要持续 1～2 分钟。

九、双推墙

双推墙有助于保持并增强下肢的力量，有利于机体气血畅通。

1. 操作方法　①双脚自然分开，与肩同宽，挺胸收腹，双手掌心向下平举，自然放下并升至胸前交叉。②伴随着深吸气，令双臂保持屈肘状向两侧平推开，推的过程中注意掌心向外。③深呼气并屏气发力，缓缓将两手臂向外伸直，犹如双掌同时在推开两面墙一样。在推的同时，注意慢慢下蹲至全蹲状，整个动作一气呵成。④将双手慢慢放下，随着深吸气再慢慢站直，然后再深呼气 1 次。反复做 10 ～ 20 次。

2. 注意事项　操作时，需要下肢力量的支撑，故不可急于求成，要注意循序渐进，由易到难，特别要注意防止摔倒。

十、拍打周身

《灵枢·逆顺肥瘦》云："手之三阴从脏走手，手之三阳从手走头，足之三阳从头走足，足之三阴从足走腹。"阐述了经络循行联系的规律为手足三阴经与手足三阳经衔接于四肢，手三阳经与足三阳经交汇于头面，足三阴经与手三阴经交接于胸部。所以，只要合理地拍打周身，尽可能拍打相应腧穴或是经络循行的部位，能够达到疏通全身经脉的效果。

用手掌、手背或拳拍打周身，在拍打的过程中注意要用腰身的自然扭转带动双手发力，而且要用爆发力，力度要以部位产生酸痛感且能耐受为宜。每个部位最少需要拍打 20 ～ 30 次。此外，拍打时还要注意呼吸与之相配合，一般要求在拍打前吸气，拍打到身体的那一刻呼气，不可憋气。拍打周身要求能够掌握腧穴的相关知识，这样才能获得更好的保健功效。

1. 拍打上肢　需用手掌操作，能够使气血通达、阴阳调和。因上肢内外侧分布手三阴经和手三阳经，且相互连接。所以，在拍打时遵循这些经络的走行上下拍打 20 ～ 30 次，然后再左右交换即可。在拍打合谷、内关、外关、曲池等主要腧穴时，可以加力多拍打几次。

2. 拍打肩髃穴和肩关节周围　需用手掌操作，可以有助于防治肩周炎。对肩关节周围丰富的腧穴进行左右交替的拍打，各进行 20 ～ 30 次。

3. 拍打肩井、秉风穴　可以防治肩背和肩颈疼痛，也需要用手掌操作。在拍打的过程当中，肩井、秉风穴左右交替，各拍打 20 ～ 30 次。

4. 拍打肺俞、大椎穴　拍打这两个穴位可以使气机通畅，有利于增加上呼吸道的抵御疾病的能力。操作时用手掌对肺俞和大椎穴进行拍打，左右交替进行，各拍打 20 ～ 30 次。

5. 拍打天宗穴　可以治疗肩背痛。应用手掌操作，左右交替，各拍打 20 ～ 30 次，以整个肩背及上肢有酸麻感为宜。

6. 拍打气海、命门穴　可以调节消化、泌尿、生殖、内分泌系统的功能。两手掌相向于腹部与腰部正中，同时发力拍打，除主要拍打气海和命门穴外，还可以兼顾腹部的神阙、关元、中极、天枢和腰阳关等腧穴。每次拍打时，应注意呼气的配合，既可以预防震伤内脏，又可以明显增强舒筋活络的效果。持续拍打 30 ～ 40 次。

7. 拍打脊柱与脊柱两侧　可以疏通全身阳气，具有全面调节各脏腑的功能，防治肩周炎、腰肌劳损、腰腿疼痛及颈椎病等功效。应使用手背进行操作，左右交替拍打脊柱与脊柱两侧部位，特别注意要扭动腰部来带动双臂进行拍打，双臂要抡开，容易有较大的爆发力。从骶部开始，逐渐向上拍打，上至不能再继续拍击为止，然后逐渐向下拍打，慢慢回到骶部。如此反复拍打 10 ～ 20 次。整个拍打过程是刺激分布在脊柱与脊柱两侧的督脉与足太阳膀胱经。

8. 拍打臀部和大、小腿外侧　对于缓解腰腿痛具有明显的效果。操作时用拳的掌侧面对臀部和大、小腿外侧进行有爆发力的拍击，因足三阳经脉都分布在人体大、小腿的外侧面，按照前、中、后的位置分别为足阳明胃经、足少阳胆经和足太阳膀胱经。在对这些部位进行拍击时，双侧可以同时进行，从环跳穴开始拍打，自上而下，再自下而上依次从小腿外侧面的前、中、后位置进行循环拍打 1 遍即可。

9. 拍打大、小腿内侧　可以防治腰腿痛，还有健脾、补肝肾的作用。操作时用拳的小鱼际部进行拍打，人体大、小腿内侧按照前、中、后分布足太阴脾经、足厥阴肝经、足少阴肾经。拍打时，双侧同时进行，以拍打箕门穴开始，自上而下，再自下而上依次从小腿内侧面的前、中、后位置进行循环拍打。

10. 拍打前胸　是全身放松动作。操作方法：拍打左侧前胸用右掌，拍打右侧前胸用左掌，交替进行。拍打前先深吸气，然后自上而下用稍快的节奏进行拍打，同时还要发出"啊"的声音并且深呼气。

十一、全身晃抖

全身晃抖是全身放松动作。

操作方法　①双腿分开，与肩同宽，双膝微微弯曲，两臂下垂，手指自然分开。②闭眼，全身前后左右晃动和抖动 2 ～ 3 分钟。

整个过程尽量使所有肢体的关节都能参与其中，包括颈、肩、肘、腕、腰、髋、膝、踝关节，动作要随意一些。应全身上下不停地振动，这样才能取得充分放松的效果。晃动和抖动的幅度可从小到大，再逐渐从大到小，由慢至快，再逐渐转慢至停止，可使身体很快松弛下来，缓解疲劳，防治神经官能症、高血压等，还可以缓解各个关节的病痛。

下篇 治疗篇

第十一章　肺系病证

第一节　感　冒

感冒是日常生活中常见的疾病，症状多样，通常会出现通气不畅、流鼻涕、打喷嚏，或者咳嗽、咯痰，也有人出现头痛、恶寒怕冷伴随发热等全身不适。中医学又将本病称为"伤风""冒风"。本病全年均可发病，尤以冬、春两季多见。

【病因病机】本病可因时行病毒和风、寒、湿、热等侵袭致病。病位在肺卫。基本病机为卫表失和，肺失宣肃。

【辨证要点】主症：通气不畅，流涕，咳嗽，头痛，恶寒发热，周身酸楚不适。

1. 风寒证　恶寒偏重，发热较轻，四肢、关节酸痛，鼻声重，流清涕，若咽痒作咳，可伴有痰液色清、质稀、色白，不渴或喜热饮，舌苔轻薄、色偏白，脉浮或浮紧。

2. 风热证　发热偏重，恶寒较轻，咽喉肿痛，鼻流浊涕，咯痰色黄而黏，口渴喜饮，苔薄黄，脉浮数。

3. 暑湿证　身热，四肢关节酸重或疼痛，头昏重、胀痛，咳嗽痰黏，心中烦闷，口渴或口中黏腻，虽渴但不多饮，胃脘胀满不舒、泛恶，苔薄黄而腻，脉濡数。

【治疗】

1. 治则　祛风解表。多取手太阴、手阳明经及督脉腧穴为主。

2. 治疗方法

（1）刮痧：主取督脉、手太阴、手阳明经。风寒证选穴风池、大椎、风门、肺俞及肩胛部、中府及前胸、足三里。风热证选穴大椎、合谷、曲池、尺泽、外关、风池。操作：在局部涂抹适量刮痧油。由风池穴到肩髎穴自上而下刮拭，可相对用力。刮大椎穴力量要轻，以出痧即可。胸部正中线可自上而下刮拭。刮拭上肢内侧部腧穴，则由上向下刮，尺泽穴可重刮。

（2）拔罐：取大椎、风门、肺俞、身柱。每次选用 2 ～ 3 穴，用留罐法或背部膀胱经走罐法。适用于风寒证感冒。

（3）耳穴：取肺、内鼻、气管、咽喉、额、三焦。每次选用 2 ～ 3 穴行压籽法。

（4）穴位贴敷：取外关、大椎、肺俞，生姜切片贴敷。用于风寒证感冒。

（5）家庭常用按揉腧穴：取手太阴经、手阳明经及督脉腧穴为主，如列缺、合谷、风池、大椎、外关。①辨证配穴：风寒证配风门、肺俞；风热证配曲池、尺泽；暑湿证配中脘、足三里；体虚配足三里；鼻塞流涕配迎香；全身酸楚配身柱；头痛配印堂、太阳；咽喉肿痛配少商、商阳。②操作：每穴按揉 3 ～ 5 分钟，肌肉丰厚处的腧穴可适当增加 2 分钟，以按压有酸胀感为度。

【按语】①西医学中的上呼吸道感染、流行性感冒属中医学"感冒"范畴。②注意保持居室内空气流通。感冒流行期间可灸大椎、足三里等腧穴进行预防。

第二节 咳　嗽

咳嗽是指肺脏气机不畅，气机上逆而发出咳声，咳吐痰液。有声无痰为咳，有痰无声为嗽，一般多痰声并见，故并称咳嗽。

【病因病机】本病的病因有外感、内伤两大类。外感咳嗽为六淫外邪侵袭于肺，内伤咳嗽为脏腑功能失调伤于肺。本病的病位在肺。基本病机是肺失宣降。

【辨证要点】主症：以咳逆有声，或伴咯痰为主要表现。若起病急骤，病程较短，伴肺卫表证者，多为外感咳嗽；起病缓慢，反复发作，病程较长，伴肺、肝、脾等功能失调，多为内伤咳嗽。

1. 风寒袭肺　咽喉作痒，咯痰稀薄色白，鼻塞，流清涕，头痛，肢体酸楚，无汗，苔薄白，脉浮紧。

2. 风热犯肺　痰黏稠或黄，咳吐不爽，鼻流黄涕，咽喉肿痛，头胀痛，苔薄黄，脉浮数。

3. 痰湿蕴肺　痰多、质黏腻，晨起或食后则咳甚、痰多，胸闷，食欲不振，苔白腻，脉濡滑。

4. 肝火犯肺　胸胁胀痛，面色红，口苦咽干，症状随情绪波动，舌红或舌边红，苔薄黄少津，脉弦数。

5. 肺阴亏耗　干咳，咳声短促，痰少质黏，或痰中带血，口干咽燥，手足心热，潮热盗汗，身体逐渐消瘦，神疲乏力，舌红少苔，脉细数。

【治疗】

1. 治则　宣肺止咳。取肺的背俞穴及手太阴经腧穴为主。

2. 治疗方法

（1）刮痧：外感咳嗽选穴大椎、风门、肺俞、身柱、膻中、中府。内伤咳嗽选穴大椎、风门、肺俞、身柱、膻中、中府、肾俞。操作：在局部涂抹适量刮痧油。大椎穴手法轻柔，以出痧为度。刮拭膀胱经（背部正中旁开 1.5 寸线），从风门穴经肺俞穴向下刮至身柱穴，由中府穴处从上向下刮拭至膻中穴，以耐受为度。

（2）拔罐：取肺俞、风门、大椎。适用于外感咳嗽。

（3）耳穴：取肺、脾、肝、气管、神门。每次选用2～3穴，使用压籽法。

（4）穴位贴敷：取颈后、背部第1胸椎至第2腰椎两侧足太阳经，颈前喉结两侧足阳明经。

（5）家庭常用按揉腧穴：①外感咳嗽主穴：肺俞、列缺、合谷。内伤咳嗽主穴：肺俞、中府、太渊、三阴交。②辨证配穴：风寒袭肺配风门、外关；风热犯肺配大椎、尺泽；痰湿蕴肺配丰隆；肝火犯肺配行间、鱼际；肺阴亏耗配膏肓；痰中带血配孔最。③操作：每穴按揉3～5分钟，肌肉丰厚处腧穴可适当增加2分钟，以按压有酸胀感为度。

【按语】①在西医学中，咳嗽多见于上呼吸道感染、急慢性支气管炎、支气管扩张、肺炎、肺结核、肺心病、肺癌等疾病中。②烟草对本病的严重程度和恢复都有重要影响，应少吸甚至不吸。③内伤咳嗽病程较长，易反复发作，应坚持长期治疗。急性发作时宜标本兼顾；缓解期需从调脏入手，重在治本。

第三节 哮 喘

哮喘是一种发作性的痰鸣气喘疾病，发作时喉中哮鸣有声，呼吸气促困难，甚则不能平卧。哮是呼吸急促、喉间发出的哮鸣。喘是呼吸困难，甚则张口抬肩、鼻翼扇动。本病有反复发作的特点，可发于任何年龄和季节，尤以寒冷季节和气候骤变时多发。

【病因病机】本病以宿痰伏肺为主因，外邪侵袭、饮食不当、情志刺激、体虚劳倦为诱因。病位在肺，与肾、脾、心等密切相关。基本病机是痰气互结，阻塞气道，肺失宣降。

【辨证要点】主症：呼吸急促，喉中哮鸣，甚则张口抬肩、鼻翼扇动、不能平卧。

1.实证 病程短，哮喘发作时，哮喘声高气粗，呼吸深长有余，以深呼为快，体质较强，胸闷或胀，咯痰稀薄或黏稠，可伴寒热表证，苔薄，脉浮。

2.虚证 病程长，反复发作，哮喘声低气怯，动则喘甚，呼吸短促难续，以深吸为快，体质虚弱，伴言语无力、汗出肢冷、形瘦神疲，舌淡，脉沉细或细数。

【治疗】

1.治则 止哮平喘。取肺经的背俞穴、募穴、原穴为主。

2.治疗方法

（1）刮痧：取颈后部、肩胛环、肋间隙、天突、膻中、曲池、内关、足三里、丰隆、三阴交、太溪。局部涂抹适量介质，颈、肩等部位可重刮，其余部位出痧即可。

（2）穴位贴敷：取肺俞、膏肓、胞中、定喘，以三伏天贴敷为佳。

（3）耳穴：取对屏尖、肾上腺、气管、肺、皮质下、交感。每次选用3～5穴，采用压豆法。发作期每日1～2次；缓解期用弱刺激，每周2次。

（4）家庭常用按揉腧穴：①主穴：肺俞、中府、太渊、定喘、脑中。②配穴：喘甚配天突、孔最；实证配尺泽、鱼际；虚证配膏肓、肾俞。③操作：每穴按揉 3 ～ 5 分钟，肌肉丰厚处腧穴可适当增加 2 分钟，以按压有酸胀感为度，也可加灸以增强疗效。发作期每日治疗 1 ～ 2 次，缓解期每日或隔日治疗 1 次。

【按语】①西医学中，哮喘多见于支气管哮喘、喘息性支气管炎、肺炎、慢性阻塞性肺疾病、心源性哮喘等疾病中。②哮喘可见于多种疾病，发作缓解后，应积极治疗原发病。③注意将息调理；属过敏体质者，避免食入或接触致敏原。

第十二章　心脑系病证

第一节　心　悸

心悸又称"惊悸""怔忡"，是以自觉心中悸动、惊惕不安，不受自主控制为表现的病证。

【病因病机】本病的发生多与体虚劳倦、七情所伤、感受外邪、药食不当等因素有关。本病的病位在心，与肝、脾、肾、肺关系密切。基本病机是气血阴阳亏虚，心失濡养，或邪扰心神，心神不宁。

【辨证要点】主症：自觉心中悸动、惊惕不安，不受自主控制。

1. 心虚胆怯　因惊恐而发，兼见气短自汗、神倦乏力、少寐多梦，舌淡，苔薄白，脉弦细。

2. 心血不足　兼见头晕、失眠健忘、面色不华，舌淡，苔薄白，脉细弱。

3. 心阳不振　兼见胸闷气短、面色苍白、形寒肢冷，舌淡，苔白，脉沉细或结代。

4. 阴虚火旺　兼见心烦少寐、头晕目眩、五心烦热、耳鸣腰酸，舌红，少苔或无苔，脉细数。

5. 心血瘀阻　兼见胸闷不舒、心痛时作，或唇甲青紫，舌紫暗或有瘀斑，脉涩或结代。

6. 水气凌心　兼见眩晕脘痞、形寒肢冷，或下肢浮肿、渴不欲饮、恶心不舒、小便短少，苔白腻或白滑，脉弦滑。

【治疗】

1. 治则　宁心定悸。取手少阴、手厥阴经和背俞穴、募穴为主。

2. 治疗方法

（1）刮痧：除心经和心包经外还可选取心俞、脾俞、膻中至巨阙、神门、胆俞、足三里。操作：在局部涂抹适量刮痧油。先刮手臂经络，重刮内关穴，后刮背部，从心俞经膈俞一直到脾俞，从上向下不停顿，以出痧为度。再刮拭腹部正中线巨阙穴，用力轻柔，以出痧为度。最后重刮足三里穴 30 次，不出痧。

（2）耳穴：取心、交感、神门、皮质下、小肠。使用压籽法。

（3）拔罐：①取心俞、内关、膻中，心气虚弱配小肠俞、足三里、内关；心血不足配膈俞、关元、足三里；气阴两虚配肾俞、三阴交；心血瘀阻配脾俞、肾俞、血海。②操作：采用闪火拔罐法，留罐 10 分钟，每日 1 次。

（4）家庭常用按揉腧穴：①主穴：心俞、厥阴俞、巨阙、膻中、神门、内关。②配穴：心虚胆怯配胆俞；心血不足配脾俞、足三里；心阳不振配关元；阴虚火旺配太溪、三阴交；心血瘀阻配膈俞；水气凌心配水分、阴陵泉。③操作：每穴按揉 3 ～ 5 分钟，着重按压内关穴，肌肉丰厚处腧穴可适当增加 2 分钟，以按压有酸胀感为度，也可加灸以增强疗效。发作期每日治疗 1 ～ 2 次，缓解期每日或隔日治疗 1 次。

【按语】①西医学中，心悸多见于心脏神经官能症、风湿性心脏病、冠状动脉硬化性心脏病、肺源性心脏病、贫血、甲状腺功能亢进症等。②在器质性心脏病出现心衰倾向时，应及时采用综合治疗措施，以免延误病情。

第二节　胸痹心痛

胸痹心痛又称心痛，多由于正气亏虚，饮食、情志、寒邪等所引起的痰浊、瘀血、气滞、寒凝痹阻心脉，以膻中或左胸部发作性憋闷、疼痛为主要临床表现的一种病证。

【病因病机】本病多由劳累、饱餐、寒冷及情绪激动而诱发，亦可无明显诱因或安静时发病。本病的病位在心，与肝、肾、脾、胃密切相关。基本病机是心脉失养或心络不畅。

【辨证要点】主症：左侧胸膺或膻中处突发憋闷而痛，疼痛性质为灼痛、绞痛、刺痛或隐痛，含糊不清的不适感等，疼痛常可窜及肩背、前臂、咽喉、胃脘部等，甚者可窜及手少阴、手厥阴经循行部位，延至中指或小指，常兼心悸。突然发病，时作时止，反复发作，持续时间短暂，一般几秒至数十分钟，经休息或服药后可迅速缓解。

1.寒凝心脉　猝然心痛如绞，或心痛彻背，背痛彻心，或感寒痛甚，心悸气短，形寒肢冷，冷汗自出，苔薄白，脉沉紧或促。多因气候骤冷或感寒而发病或加重。

2.气滞心胸　心胸满闷不适，隐痛阵发，痛无定处，时欲太息，遇情志不遂时容易诱发或加重，或兼有脘腹胀闷，得嗳气或矢气则舒，苔薄或薄腻，脉细弦。

3.痰浊闭阻　胸闷重而心痛轻，形体肥胖，痰多气短，遇阴雨天而易发作或加重，伴有倦怠乏力、纳呆便溏、口黏、恶心、咳吐痰涎，苔白腻或白滑，脉滑。

4.瘀血痹阻　心胸疼痛剧烈，如刺如绞，痛有定处，甚则心痛彻背，背痛彻心，或痛引肩背，伴有胸闷、日久不愈，可因暴怒而加重，舌质暗红或紫暗，有瘀斑，舌下瘀筋，苔薄，脉涩或结、代、促。

5.心气不足　心胸阵阵隐痛，胸闷气短，动则益甚，心中动悸，倦怠乏力，神疲懒言，面色㿠白，或易出汗，舌质淡红，舌体胖且边有齿痕，苔薄白，脉细缓或结代。

6.心阴亏损　心胸疼痛时作，或灼痛，或隐痛，心悸怔忡，五心烦热，口燥咽干，潮热盗汗，舌红少津，苔薄或剥，脉细数或结代。

7.心阳不振　胸闷或心痛较著，气短，心悸怔忡，自汗，动则更甚，神倦怯寒，面色㿠白，四肢欠温或肿胀，舌质淡胖，苔白腻，脉沉细迟。

【治疗】

1.治则　行气通阳，活血止痛。取手厥阴、手少阴经腧穴为主。

2.治疗方法

（1）刮痧：①取穴：厥阴俞、心俞、神堂、至阳、天突、膻中、巨阙、内关、足三里、三阴交、太溪。②操作：刮厥阴俞、心俞、神堂、至阳；点揉天突、膻中、巨阙，刮曲泽、内关及上肢前侧、足三里、三阴交；点揉太溪。

（2）耳穴：取心、神门、交感、皮质下、内分泌。每次选用 3 ～ 4 穴，使用压籽法。

（3）穴位贴敷：取穴膻中、巨阙、心俞、厥阴俞。

（4）家庭常用按揉腧穴：①主穴：内关、阴郄、郄门、膻中。②配穴：瘀血痹阻配太冲、血海；寒凝心脉配神阙、至阳；痰浊闭阻配丰隆、中脘；心阳不振配心俞、至阳。③操作：每穴按揉 3 ～ 5 分钟，着重按压内关穴，肌肉丰厚处腧穴可适当增加 2 分钟，以按压有酸胀感为度。

（5）灸法：寒凝心脉、心阳不振宜用灸法着重灸上述相应穴位。

【按语】本病多见于中年以上者，常因情志波动、气候变化、多饮暴食、劳累过度等而诱发，亦有无明显诱因或安静时发病者。

第三节　不　寐

不寐是以经常不能获得正常睡眠为特征的一种病证，又称“不得卧”“目不眠”“不得眠”。

【病因病机】本病的发生多与饮食不节、情志失常、劳逸失调、病后体虚等因素有关。本病的病位在心，与肾、肝、脾密切相关。基本病机是心神不安，或阳盛阴衰，阴阳失交。

【辨证要点】主症：轻者入寐困难或寐而易醒，醒后不寐，重者彻夜难眠。

1. 肝火扰心　兼烦躁易怒、胸闷胁痛、头痛眩晕、面红目赤、尿黄，舌红，苔黄，脉弦数。

2. 痰热扰心　兼心烦懊侬、胸闷脘痞、口苦痰多、头晕目眩，舌红，苔黄腻，脉滑数。

3. 心脾两虚　兼心悸健忘、头晕目眩、神疲乏力、面色不华，舌淡，苔白，脉细弱。

4. 心肾不交　兼手足心热、头晕耳鸣、腰膝酸软、咽干少津，舌红，少苔，脉细数。

5. 心胆气虚　兼易于惊醒、胆怯心悸、气短倦怠，舌淡，苔薄，脉弦细。

【治疗】

1. 治则　交通阴阳，宁心安神。取阴跷、阳跷脉及手少阴经腧穴为主。

2. 治疗方法

（1）刮痧：①足部反射区：选取足部 6 个基本反射区，即肾上腺、肾、输尿管、膀胱、腹腔神经丛；酌加脑垂体、甲状腺、生殖腺。②腧穴：百会、安眠、风池、内关、神门。③操作：用刮痧板边缘自上而下与足部的皮肤呈 45° 进行刮拭，刮拭时每个反射区根据病情程度可反复多次刮拭 30 ～ 50 次，一个反射区刮拭完毕再刮拭另一个反射区。然后刮拭百会、安眠、风池、内关、神门各个腧穴区域，以出现痧痕为度。

（2）耳穴：取心、肾、脾、神门、皮质下、交感。使用压籽法。

（3）拔罐：选穴大椎、关元、中脘、内关、身柱、风池、阴郄、心俞。留罐 20 分钟。每日 1 次，10 次为 1 个疗程。

（4）灸法：①取穴：百会、神门、三阴交。心脾两虚加心俞、脾俞；心肾不交加心俞、肾俞、涌泉；胃腑不和加中脘、足三里、内关；肝火扰心加胆俞。②操作：艾条温和灸，每次每穴灸 10 ～ 15 分钟，7 次为 1 个疗程。每日 1 次，睡前灸治。

（5）家庭常用按揉腧穴：①主穴：照海、申脉、神门、三阴交、安眠、四神聪。②配穴：肝火扰心配行间；痰热扰心配丰隆；心脾两虚配心俞、脾俞；心肾不交配太溪；心胆气虚配心俞、胆俞。③操作：每穴按揉 3 ～ 5 分钟，以按压有酸胀感为度。

【按语】①西医学中，本病可见于神经官能症、更年期综合征、焦虑症、抑郁症、贫血等多种疾病。②中医治疗失眠有较好的疗效，但在治疗前应进行各种检查以明确病因，积极治疗原发病。

第四节 健 忘

健忘是指记忆力差、遇事易忘的症状。

【病因病机】脑髓空虚是本病的基本病理变化，肾气肾精亏虚是其基本病机。本病多因心脾亏损、年老精气不足，或瘀痰痹阻等所致，常见于神劳、脑萎、头部内伤、中毒等脑系为主的疾病之中。

【辨证要点】主症：善忘前事，而思维意识仍属正常，与痴呆之智能减退、不晓其事可以鉴别。

1. 心脾气血两虚 记忆力减退，或健忘前事，精神疲倦，食少腹胀，心悸不寐，舌淡，脉弱。

2. 阴虚火旺 健忘，多梦，心烦不寐，五心烦热，午后潮热，盗汗，男子遗精，女子梦交，舌红瘦小，少苔，脉细数。

3. 肾精不足 健忘，精神萎靡，腰酸乏力，甚则滑精早泄，舌淡，脉沉细无力。

4. 瘀痰内阻 健忘，头晕而痛，身体困重，胸闷脘痞，心悸不宁，舌暗，苔腻，脉沉弦。

【治疗】

1. 治则 补肾填精。

2. 治疗方法

（1）刮痧：①取穴：百会、太阳、膏肓、心俞、志室、次髎、中脘、大柱、内关、神门、足三里、复溜、中封。②操作：用刮痧板从前向后刮百会 50 次，从上向下刮太阳 50 次；刮膏肓至心俞区域，刮志室至次髎区域，以出现痧痕为度；刮内关至神门区域，以出现痧痕为度；最后刮足三里、复溜、中封，各 50 次。

（2）足底按摩：①取穴：肾、肾上腺、膀胱、输尿管、脑垂体、腹腔神经丛、甲状腺、甲状旁腺、生殖腺、心脏、肝、脾、胃、小肠、失眠点。②操作：依次点按上述部位，用力可稍重，以局部酸胀疼痛为宜。擦涌泉 100 次，以局部感觉发热为度。擦时要呼吸自然，不要屏气，速度要均匀，80 ～ 100 次 / 分。

（3）耳穴：取心、肝、肾、神门、肾上腺。每次选用 3 ～ 5 穴，使用压籽法。

（4）家庭常用按揉腧穴：①主穴：百会、四神聪、风府、太溪、悬钟、足三里。

②配穴：髓海不足配肾俞；脾肾两虚配脾俞、肾俞；痰浊蒙窍配丰隆；瘀血内阻配膈俞、内关。②操作：每穴按揉 3～5 分钟，以按压有酸胀感为度。

【按语】①老人健忘明显者，常见于脑络痹、脑萎、脏躁等病证。②必要时，可考虑进行脑血流图、脑电图、头颅 X 线平片及 CT 扫描等检查。

第五节　头　痛

头痛是自觉头部疼痛的病证，是临床常见病，可见于多种急、慢性疾病，如脑及眼、口、鼻等头面部病变和许多全身性疾病。

【病因病机】本病的病因常与外感风邪，以及情志、饮食、体虚久病等因素有关。本病的病位在头，与手、足三阳经和足厥阴肝经、督脉联系紧密，上述经络与头痛密切相关。基本病机是气血失和经络不通或脑络失养。

【辨证要点】主症：头痛连及项背，发病较急，痛无休止，外感表证明显，为外感头痛。头痛较缓，反复发作，时轻时重，多伴头晕，遇劳或情志刺激而发作、加重，为内伤头痛。

1. 阳明头痛　疼痛部位在前额、眉棱、鼻根部，也称前额痛。

2. 少阳头痛　疼痛部位在侧头部，也称侧头痛、偏头痛。

3. 太阳头痛　疼痛部位在后枕部，或下连于项，也称后枕痛。

4. 厥阴头痛　疼痛部位在颠顶部，或连于目系，也称颠顶痛。

5. 肝阳头痛　头胀痛或抽痛、跳痛，目眩，心烦易怒，面赤口苦，舌红，苔黄，脉弦数。

6. 血虚头痛　头空痛，头晕，神疲无力，面色不华，劳则加重，舌淡，脉细弱。

7. 痰浊头痛　头痛昏蒙，脘腹痞满，呕吐痰涎，苔白腻，脉滑。

8. 瘀血头痛　头痛迁延日久，或头部有外伤史，痛处固定不移，痛如锥刺，舌暗，脉细涩。

【治疗】

1. 治则　调和气血，通络止痛。取局部腧穴为主，配合循经远端取穴。

2. 治疗方法

（1）刮痧：①取穴：风池、翳风、头维、率谷、太阳、合谷、列缺、阳陵泉、足临泣、印堂。②操作：采用直接刮法，相应部位涂抹刮痧油。先刮颈部风池，点揉头部翳风、头维、率谷、太阳；刮手部合谷、列缺；刮下肢部阳陵泉及足部足临泣。风池、合谷、列缺、阳陵泉、足临泣可重刮；翳风、头维、率谷、印堂和太阳同时采用拇指揉法。

（2）撮痧：①取头部太阳、印堂，颈部风池。②操作：各穴夹撮 6～8 次，常可缓解头痛。应用本法时，手法的轻重、抓撮穴位的多少、每穴抓撮的次数，要视年龄、体质、病情等具体情况而定，不要千篇一律。儿童与年老体弱者，手法宜轻，撮穴宜少；体质壮实者，手法宜重，撮穴宜多。

（3）点穴：取穴印堂、攒竹、鱼腰、风府、哑门、百会、太阳、头维、风池、合谷、内关、外关、后溪、昆仑、太冲。手法由轻而重，由缓到急，循序渐进，最后再以轻柔手法予以缓解。

（4）耳穴：取枕、额、神门、皮质下。使用压籽法。

（5）家庭常用按揉腧穴：①主穴：阳明头痛，取头维、印堂、阳白、阿是穴、合谷、内庭。少阳头痛，取太阳、丝竹空透率谷、风池、阿是穴、外关、侠溪。太阳头痛，取天柱、后顶、风池、阿是穴、后溪、申脉。厥阴头痛，取百会、四神聪、阿是穴、太冲、中冲。②配穴：外感头痛配风府，列缺；肝阳头痛配行间、太溪；血虚头痛配气海、足三里；痰浊头痛配丰隆、中脘；瘀血头痛配血海、膈俞。③操作：每穴按揉 3 ～ 5 分钟，以按压有酸胀感为度。头痛急性发作时每日治疗 1 ～ 2 次，慢性头痛每日或隔日治疗 1 次。

【按语】①西医学中，高血压、偏头痛、丛集性头痛、紧张性头痛、感染性发热、脑外伤及五官科病证等，均可见到头痛。②对于头痛经多次治疗无效或逐渐加重者，要查明原因，尤其要排除颅内占位性病变。

第六节　眩　晕

眩晕是以头晕目眩、视物旋转为主要表现的一种病证，又称"头眩""掉眩"等。

【病因病机】本病的发生多与忧郁恼怒、嗜食厚味、劳伤过度、跌仆损伤、头脑外伤等因素有关。本病的病位在脑，与肝、脾、肾相关。基本病机：虚证是气血虚衰，清窍失养；实证多与风、火、痰、瘀扰乱清窍有关。

【辨证要点】主症：以头晕目眩、视物旋转为主要表现。轻者如坐车船，飘摇不定，闭目少顷即可复常；重者两眼昏花缭乱，视物不明，旋摇不止，难以站立，昏昏欲倒，甚则跌仆。

1. 肝阳上亢　眩晕耳鸣，头目胀痛，烦躁易怒，失眠多梦，面红目赤，口苦，舌红，苔黄，脉弦数。

2. 痰湿中阻　头重如裹，视物旋转，胸闷恶心，呕吐痰涎，口黏，纳差，舌淡，苔白腻，脉弦滑。

3. 瘀血阻窍　眩晕头痛，耳鸣耳聋，失眠，心悸，精神不振，面唇紫暗，舌暗有斑，脉涩。

4. 气血亏虚　头晕目眩，面色淡白或萎黄，神倦乏力，心悸少寐，腹胀纳呆，舌淡，苔薄白，脉弱。

5. 肾精不足　眩晕久发不已，视力减退，少寐健忘，心烦口干，耳鸣，神疲乏力，腰酸膝软，舌红，苔薄，脉弦细。

【治疗】

1. 治则　补虚泻实，调整阴阳。

2. 治疗方法

（1）刮痧：①取穴：百会、血海、膈俞、足三里、三阴交、气海。②操作：在需刮痧部位涂抹适量刮痧油。先按揉头顶百会穴，约 3 分钟。刮拭背部膈俞穴，用力要轻，以出痧为度；刮拭腹部正中线气海穴、下肢内侧部血海至三阴交穴，由上向下刮，在三阴交穴处重刮，刮 30 次，以出痧为度；最后重刮足三里，各 30 次。

（2）耳穴：取肾上腺、皮质下、枕、神门、额、内耳；肝阳上亢加肝、胆；痰湿中阻加脾、缘中；气血亏虚加脾、胃；肾精不足加肾。使用压籽法。

（3）家庭常用按揉腧穴：①主穴：百会、风池、肾俞、肝俞、足三里，督脉及肝、肾的背俞穴。②配穴：气血亏虚配脾俞、气海；肾精不足配悬钟、太溪。③操作：每穴按揉 3～5 分钟，以按压有酸胀感为度。

【按语】在治疗的同时应测血压，检查血红蛋白、红细胞计数及心电图、脑诱发电位、眼震电图及颈椎 X 线片等。如有必要还应做 CT、MRI 检查等。应注意与中风、厥证的鉴别。

第七节　中　风

中风表现为突然昏倒、不省人事，伴口角歪斜、语言不利、半身不遂为主要表现的病证。

【病因病机】本病的发生多与饮食不节、情志内伤、思虑过度、年老体衰等因素有关。本病的病位在脑，与心、肾、肝、脾关系密切。本病的病机复杂，但归纳起来不外虚、火、风、痰、气、瘀，基本病机是气血逆乱，上犯于脑。

【辨证要点】主症：半身不遂，舌强语謇，口角歪斜而无意识障碍。

1. 风痰阻络　兼肢体麻木或手足拘急、头晕目眩，苔白腻，脉弦滑。

2. 风阳上扰　兼面红目赤、眩晕头痛、心烦易怒、口苦咽干、尿黄便秘，舌红或绛，苔黄或燥，脉弦有力。

3. 痰热腑实　兼口黏痰多、腹胀便秘，舌红，苔黄腻或灰黑，脉弦滑大。

4. 气虚络瘀　兼肢体软弱、偏身麻木、手足肿胀、面色淡白、气短乏力、心悸自汗，舌暗，苔白腻，脉细涩。

5. 阴虚风动　兼肢体麻木、心烦失眠、眩晕耳鸣、手足拘挛或蠕动，舌红，少苔，脉细数。

【治疗】

1. 治则　疏通经络，醒脑开窍。取督脉和手厥阴、手少阴经腧穴为主。

2. 治疗方法

（1）刮痧：①头颈部：百会至风府；双侧风池至肩井。②背部：大椎、神道至至阳；双侧风门至心俞。③胸腹部：膻中至鸠尾。④上肢：双侧曲泽至内关。⑤下肢：双侧太冲；双侧京骨；双侧丰隆。

（2）家庭常用按揉腧穴：①主穴：水沟、百会、内关、极泉、尺泽、委中、三阴交。②配穴：风痰阻络配丰隆、合谷；风阳上扰配太冲、太溪；痰热腑实配内庭、丰隆；气虚络瘀配气海、血海；阴虚风动配太溪，风池。口角歪斜配颊车，地仓；上肢不遂配肩贞、曲池、手三里、合谷；手指不伸配腕骨；下肢不遂配环跳、阳陵泉、阴陵泉、太冲、风市；头晕配风池、天柱；便秘配天枢、支沟；尿失禁、尿潴留配中极。
③操作：脱证可配合灸法，关元、神阙用大艾炷重灸法。每穴按揉 3 ～ 5 分钟，着重按压内关穴，肌肉丰厚处腧穴可适当增加 2 分钟，以按压有酸胀感为度。

【按语】①西医学中，本病可见于急性脑血管病，如脑梗死、脑出血、脑栓塞、蛛网膜下腔出血等。②中风急性期，若出现高热、神昏、心衰、颅内压增高、上消化道出血等情况，应采取综合治疗措施。

第八节　痴　呆

痴呆又称呆病，是以呆傻愚笨为主要临床表现的神志类病证。

【病因病机】痴呆的发生多与先天遗传、年迈体虚、七情内伤、久病耗损、中毒外伤等因素有关。本病的病位在脑，与心、肝、脾、肾功能失调有关。基本病机是髓海不足，神机失用。

【辨证要点】主症：以呆傻愚笨为主要临床表现。轻者出现神情淡漠、寡言少语、善忘迟钝等症；重者出现神情呆滞、语言颠倒、思维异常、行为怪僻、智力衰退甚至呆傻等症。

1. 髓海不足　记忆力减退，词不达意，伴有头晕耳鸣、懒惰思卧、腰酸骨软、步履艰难，舌瘦色淡，苔薄白，脉沉细弱。

2. 脾肾两虚　行为、表情失常，步态不稳，面色淡白，气短乏力，或四肢不温，腹痛喜按，舌淡，苔白，脉细弱无力。

3. 痰浊蒙窍　表情呆板，行动迟缓，终日寡言，坐卧不起，记忆力丧失，二便失禁，舌胖嫩而淡，边有齿印，苔白厚而腻，脉滑。

4. 瘀血内阻　神情淡漠，反应迟钝，常默默无语，或离奇幻想，健忘易惊，舌质紫暗，有瘀点或瘀斑，脉细涩。

【治疗】

1. 治则　填精益髓，醒脑调神。取督脉腧穴为主。

2. 治疗方法

（1）耳穴：取心、肝、肾、枕、缘中、神门、肾上腺。每次选用 3 ～ 5 穴，使用压籽法。

（2）家庭常用按揉腧穴：①主穴：百会、四神聪、风府、太溪、悬钟、足三里。②配穴：髓海不足配肾俞；脾肾两虚配脾俞、肾俞；痰浊蒙窍配丰隆；瘀血内阻配膈俞、内关。③操作：每穴按揉 3 ～ 5 分钟，以按压有酸胀感为度。百会可以加灸。

【按语】①西医学中，痴呆多见于阿尔茨海默病、血管性痴呆、脑萎缩、脑积水、代谢性脑病、中毒性脑病等疾病中。②诊治痴呆时，要注意与健忘相鉴别。③目前，本病患者众多，但是对疾病的识别率、就诊率极低，不到发病患者的 20%。对于痴呆的治疗并不是主要的，预防才是重要的，要做到早诊断、早预防。

第十三章　脾胃系病证

第一节　胃　痛

胃痛是指上腹胃脘部发生的疼痛，又称"胃脘痛"。古代文献中的"心痛""心下痛"，多指胃痛而言。

【病因病机】胃痛的发生常与寒邪客胃、饮食伤胃、情志不畅和脾胃虚弱等因素有关。本病的病位在胃，与肝、脾关系密切。基本病机是胃气失和、胃络不通或胃失温养。无论是胃腑本身病变还是其他脏腑的病变影响胃腑，使胃络不通或胃失温煦濡养，均可导致胃痛。

【辨证要点】主症：上腹胃脘部疼痛。若暴发疼痛，痛势较剧，痛处拒按，饥时痛减，纳后痛增者，为实证；痛势隐隐，痛处喜按，空腹痛甚，纳后痛减者，为虚证。

1. 寒邪犯胃　胃痛暴作，得温痛减，遇寒痛增，恶寒喜暖，口不渴，喜热饮，苔薄白，脉弦紧。

2. 饮食伤胃　胃脘胀满疼痛，嗳腐吞酸，嘈杂不舒，呕吐或矢气后痛减，大便不爽，苔厚腻，脉滑。

3. 肝气犯胃　胃脘胀满，脘痛连胁，嗳气频频，吞酸，大便不畅，每因情志不畅而诱发，心烦易怒，喜太息，苔薄白，脉弦。

4. 瘀血停胃　胃痛拒按，痛有定处，或有呕血黑便，舌质紫暗或有瘀斑，脉细涩。

5. 脾胃虚寒　泛吐清水，喜暖畏寒，大便溏薄，神疲乏力，或手足不温，舌淡，苔薄白，脉虚弱或迟缓。

6. 胃阴不足　胃脘灼热隐痛，饥不欲食，口燥咽干，大便干结，舌红少津，脉弦细或细数。

【治疗】

1. 治则　和胃止痛。取胃的募穴、下合穴，以及足阳明经、腹部腧穴为主。

2. 治疗方法

（1）刮痧：①背部：脾俞、胃俞。②腹部：中脘、天枢。③上肢部：手三里、内关。④下肢部：足三里。多取足太阴、足阳明经循行路线及其腧穴。

（2）穴位按压：取至阳、灵台。俯伏位，用双手拇指按揉3～5分钟，用于急性胃痛。

（3）耳穴：取胃、十二指肠、脾、肝、神门、交感。每次选用3～5穴，使用压籽法。

（4）拔罐：取中脘、脾俞、胃俞、肝俞、至阳，每日治疗 1 次。

（5）家庭常用按揉腧穴：①主穴：中脘、足三里、内关、公孙。②配穴：寒邪犯胃配梁丘、胃俞；饮食伤胃配下脘、梁门；肝气犯胃配太冲、期门；瘀血停胃配三阴交、膈俞；脾胃虚寒配脾俞、关元；胃阴不足配胃俞、内庭。③操作：每穴按揉 3 ～ 5 分钟，着重按压内关穴，肌肉丰厚处腧穴可适当增加 2 分钟，以按压有酸胀感为度。

【按语】①西医学中，胃痛多见于急慢性胃炎、消化性溃疡、胃肠神经官能症、胃黏膜脱垂、胃痉挛、胃扭转、胃下垂等疾病。②胃痛的临床表现有时可与肝胆疾患及胰腺炎相似，应注意鉴别。也要注意与心肌梗死相鉴别。此外，若胃痛见于溃疡病出血、穿孔等重症，应及时采取相应的急救措施。③平时要注意饮食规律，忌食刺激性食物。

第二节　呕　吐

呕吐是指胃气上逆，胃中之物从口中吐出而言。一般有物有声谓之呕，有物无声谓之吐，无物有声谓之干呕。临床上呕与吐常同时出现，故称呕吐。

【病因病机】呕吐的发生常与外邪犯胃、饮食不节、情志失调、体虚劳倦等因素有关。本病的病位在胃，与肝、脾关系密切。基本病机是胃失和降，胃气上逆。无论是胃腑本身病变还是其他脏腑的病变影响胃腑，使胃失和降，胃气上逆，均可导致呕吐。

【辨证要点】主症：呕吐。若发病急，呕吐量多，吐出物多酸臭味，或伴寒热者，为实证；病程较长，发病较缓，时作时止，吐出物不多，腐臭味不甚者，为虚证。

1. 外邪犯胃　突发呕吐，发热恶寒，头身疼痛，胸脘满闷，苔白腻，脉濡缓。

2. 食滞内停　因暴饮暴食而呕吐酸腐，脘腹胀满，吐后反快，嗳气厌食，苔厚腻，脉滑实。

3. 肝气犯胃　每因情志不畅而呕吐或吐甚，嗳气吞酸，胸胁胀痛，苔薄白，脉弦。

4. 痰饮内停　呕吐清水痰涎，脘闷纳呆，头眩心悸，苔白腻，脉滑。

5. 脾胃虚弱　饮食稍有不慎即发呕吐，呕而无力，时作时止，面色无华，少气懒言，纳呆便溏，舌淡苔薄，脉弱。

【治疗】

1. 治则　和胃止呕。取胃的募穴、下合穴，以及足阳明经、腹部腧穴为主。

2. 治疗方法

（1）刮痧：①取穴：背部取脾俞、胃俞；腹部取中脘、天枢；上肢部取内关；下肢部取足三里。②操作：腹部腧穴手法宜轻，以各穴均已出痧为度。

（2）耳穴：取胃、贲门、食管、交感、神门、脾、肝。每次选用 3 ～ 4 穴，使用压籽法。

（3）穴位贴敷：取神阙、中脘、内关、足三里，以生姜切片贴敷。

（4）家庭常用按揉腧穴：①主穴：中脘、足三里、内关。②配穴：外邪犯胃配外关、大椎；食滞内停配下脘、梁门；肝气犯胃配太冲、期门；痰饮内停配丰隆、公孙；

脾胃虚弱配脾俞、胃俞。③操作：每穴按揉 3 ～ 5 分钟，着重按压内关穴，肌肉丰厚处腧穴可适当增加 2 分钟，以按压有酸胀感为度。虚证可加灸。

【按语】①西医学中，呕吐可见于胃神经官能症、急慢性胃炎、幽门痉挛（或梗阻）、功能性消化不良、胆囊炎、胰腺炎等疾病中。②对于上消化道严重梗阻、癌肿引起的呕吐和脑源性呕吐等，应重视原发病的治疗。③平时宜注意饮食调理，忌暴饮暴食，忌食不洁、肥甘、生冷、辛辣食物。

第三节　呃　逆

呃逆是以气逆上冲，喉间呃呃连声，声短而频，难以自制为主要表现的病证，俗称"打嗝"，古称"哕""哕逆"。

【病因病机】呃逆的发生多与饮食不当、情志不畅、正气亏虚等因素有关。本病的病位在膈，关键病变脏腑在胃，与肝、脾、肺、肾等脏腑有关。基本病机是胃气上逆动膈。凡上、中、下三焦诸脏腑气机上逆或冲气上逆，均可动膈而致呃逆。

【辨证要点】主症：气逆上冲，喉间呃呃连声，声短而频，不能自控。

1. 胃火上逆　呃声洪亮有力，冲逆而出，口臭烦渴，多喜冷饮，脘腹满闷，大便秘结，小便短赤，苔黄燥，脉滑数。

2. 气机郁滞　呃逆连声，常因情志不畅而诱发或加重，胸胁满闷，脘腹胀满，苔薄白，脉弦。

3. 脾胃虚弱　呃声低长无力，气不得续，泛吐清水，脘腹不舒，喜温喜按，面色㿠白，手足不温，食少乏力，舌质淡，苔薄白，脉细弱。

4. 胃阴不足　呃声短促而不得续，口干咽燥，饥不欲食，舌红少苔，脉细数。

【治疗】

1. 治则　理气和胃，降逆止呃。取胃的募穴、下合穴，以及足阳明、足太阴经腧穴为主。

2. 治疗方法

（1）刮痧：①取穴：天突、膈俞、内关、天枢、合谷、足三里、内庭、公孙、太冲。②操作：先刮颈部天突，然后刮背部膈俞，再刮腹部天枢，前臂内关、合谷，最后刮下肢公孙、足三里、内庭、太冲，以出痧为度。

（2）穴位按压：取攒竹、翳风。手指按揉 1 ～ 3 分钟。

（3）耳穴：取胃、神门等相应病变脏腑（肺、脾、肝、肾）耳穴。每次选用 3 ～ 5 穴，使用压籽法。

（4）穴位贴敷：取神阙穴，适用于实证呃逆，尤其以气机郁滞者取效更捷；吴茱萸 10g，研细末，用醋调成膏状，敷于双侧涌泉穴，适用于各种呃逆，对肝肾气逆引起的呃逆尤为适宜。

（5）家庭常用按揉腧穴：①主穴：中脘、足三里、内关、膻中、膈俞。②配穴：胃火上逆配内庭；气机郁滞配期门；脾胃虚弱或胃阴不足配脾俞、胃俞。③操作：每穴按揉 3 ～ 5 分钟，着重按压内关穴，肌肉丰厚处腧穴可适当增加 2 分钟，以按压有酸胀感为度。

【按语】①西医学中，呃逆多见于单纯性膈肌痉挛、胃肠神经官能症、胃炎、胃扩张、胃癌、肝硬化晚期、脑血管病、尿毒症，以及胃、食管手术后等疾病中。②如呃逆见于危重症后期，可能是胃气衰败，病情转重之象，宜加以注意，多预后不良。

第四节　腹　痛

腹痛是指胃脘以下、耻骨毛际以上部位发生的疼痛。腹痛可见于多种脏腑疾病。

【病因病机】腹痛的发生常与感受外邪、饮食不节、情志不畅、劳倦体虚等因素有关。本病的病位在腹，与肝、胆、脾、肾、膀胱及大、小肠有关。若脏腑气机阻滞不通或行于腹部的足阳明、足少阳、足三阴经，冲、任、带脉功能失调，均能导致腹痛。基本病机是腹部脏腑经脉气机不通，或脏腑经脉失养。

【辨证要点】主症：腹痛若发病急骤，痛势剧烈，拒按，多为实证；若病程较长，腹痛缠绵，喜按，多为虚证。

1. 寒邪内阻　腹痛急暴，得温痛减，遇冷则甚，大便稀或溏薄，四肢欠温，口不渴，小便清长，舌淡苔白，脉沉紧。

2. 饮食积滞　暴饮暴食后脘腹胀痛、拒按，嗳腐吞酸，恶食，得吐泻后痛减，苔厚腻，脉滑。

3. 肝郁气滞　腹痛胀闷，攻窜不定，痛引少腹，得嗳气或矢气则胀痛减轻，遇恼怒加剧，喜太息，苔薄白，脉弦。

4. 中虚脏寒　腹痛隐隐，时作时止，喜热恶冷，痛时喜按，饥饿、劳累后加剧，大便溏薄，神疲怯冷，舌质淡，苔薄白，脉沉细。

5. 瘀血内停　痛势较甚，疼痛固定不移，刺痛，舌质紫暗，脉弦或涩。

【治疗】

1. 治则　通调腑气，缓急止痛。取相应的募穴、下合穴为主。

2. 治疗方法

（1）刮痧：①取穴：腰阳关、关元、中极、血海、足三里、三阴交。②操作：刮腰阳关；点揉关元、中极；刮血海、足三里、三阴交，以出痧为度。

（2）耳穴：取胃、小肠、大肠、肝、脾、交感、神门、皮质下。每次选用3～5穴，使用压籽法。

（3）家庭常用按揉腧穴：①主穴：中脘、天枢、关元、足三里。②配穴：寒邪内阻配神阙；饮食积滞配下脘、梁门；肝郁气滞配期门、太冲；中虚脏寒配脾俞、神阙；瘀血内停配阿是穴、膈俞；脐周疼痛配上巨虚；脐下疼痛配下巨虚；少腹疼痛配曲泉。③操作：每穴按揉3～5分钟，以有酸胀感为度。

【按语】①西医学中，腹痛多见于急慢性肠炎、胃肠痉挛、肠易激综合征等疾病。②如属急腹症者，应严密观察，必要时采取其他的治疗措施。

第五节　泄　泻

泄泻是以大便次数增多，便质稀薄或完谷不化，甚至如水样为特征的病证，也称腹泻。

【病因病机】泄泻的发生常与感受外邪、饮食不节、情志失调、脾胃虚弱、年老体弱等因素有关。本病的病位在肠，与脾、胃、肝、肾有密切关系。脾失健运是关键。基本病机是脾虚湿盛，肠道分泌清浊、传导功能失司。

【辨证要点】主症：大便次数增多，便质清稀或完谷不化，甚至如水样。

1.寒湿内盛　大便清稀或如水样，腹痛肠鸣，脘闷食少，或兼见恶寒、发热等，苔白滑，脉濡缓。

2.食滞肠胃　暴饮暴食后腹满胀痛、拒按，泻后痛减，大便臭如败卵，纳呆，嗳腐吞酸，苔厚腻，脉滑。

3.肝气乘脾　素有胸胁胀闷，嗳气食少，泄泻、腹痛、肠鸣，每因情志不畅时发作或加重，攻窜作痛，矢气频作，舌淡白，脉弦。

4.脾胃虚弱　大便溏薄或完谷不化，迁延反复，稍进油腻食物则便次增多，腹部隐痛喜按，神疲乏力，面色萎黄，舌淡，苔薄白，脉细。

5.肾阳虚衰　晨起泄泻，泻下完谷，泻后则安，脐腹冷痛，喜暖喜按，形寒肢冷，面色黧黑，舌胖而淡，苔白，脉沉细。

【治疗】

1.治则　健脾利湿，调肠止泻。取大肠的背俞穴、募穴及下合穴，以及足阳明、足太阴经腧穴为主。

2.治疗方法

（1）刮痧：①脾胃虚弱取脾俞、胃俞、中脘、天枢、三阴交、足三里；肝气乘脾取内关、脾俞、足三里、太冲；寒湿内盛取足三里、中脘、气海、脾俞、胃俞、内关。肾阳虚衰取肾俞、胃俞、中脘、足三里、太溪。②操作：一般每个部位刮20次左右，每次刮拭时间以10～15分钟为宜。

（2）耳穴：取大肠、小肠、腹、胃、脾、神门。每次选用3～5穴，使用压籽法。

（3）穴位贴敷：取神阙穴。用五倍子适量，研末，调成膏状敷脐，2～3天更换1次。用于慢性腹泻。

（4）家庭常用按揉腧穴：①主穴：大肠俞、天枢、上巨虚、三阴交、神阙。②配穴：寒湿内盛配阴陵泉、脾俞；食滞肠胃配下脘、梁门；肝气乘脾配期门、太冲；脾胃虚弱配脾俞、足三里；肾阳虚衰配肾俞、命门；水样便配关元、下巨虚。

【按语】①西医学中，泄泻可见于急慢性肠炎、胃肠功能紊乱、肠易激综合征、慢性非特异性溃疡性结肠炎、肠结核等疾病中。②治疗期间应注意清淡饮食，忌食生冷、辛辣、油腻之品，注意饮食卫生。③若急性胃肠炎或溃疡性结肠炎等因腹泻频繁而出现脱水现象者，应及时到医院综合治疗。

第十四章　肝胆系病证

第一节　胁　痛

胁痛是指以一侧或两侧胁肋部疼痛为主要表现的病证，属临床较常见的自觉症状。

【病因病机】胁痛的发生主要由情志不遂、饮食不节、跌仆损伤、久病体虚等因素所致。上述因素引起肝气郁结、肝失条达，或瘀血停着、痹阻胁络，或湿热蕴结、肝失疏泄，或肝阴不足、络脉失养等诸多病理变化，最终发为胁痛。其病位主要责之于肝、胆，亦与脾、胃及肾有关。基本病机属肝络失和，可概括为不通则痛与不荣则痛两类。

【辨证要点】

1. 辨气血　大抵胀痛多属气郁，且疼痛游走不定，时轻时重，症状轻重与情绪变化有关；刺痛多属血瘀，且痛处固定不移，疼痛持续不已，局部拒按，入夜尤甚。

2. 辨虚实　胁痛实证之中以气滞、血瘀、湿热为主，多病程短，来势急，症见疼痛较重而拒按，脉实有力。虚证多为阴血不足，脉络失养，症见其痛隐隐，绵绵不休，且病程长，来势缓，伴见全身阴血亏耗之证。

【治疗】

1. 治则　疏利肝胆，通络止痛。以背俞穴、募穴及手、足少阳经腧穴为主。

2. 治疗方法

（1）刮痧：①以手少阳、足少阳经为主进行推经刮拭。具体选穴：肝郁气滞选膻中；肝胆湿热选行间、侠溪；瘀血阻络选膈俞、阿是穴；肝阴不足选肾俞、三阴交；胆病胁痛选日月、丘墟；胆道蛔虫选迎香、四白；胆绞痛急性发作选胆囊穴；恶心呕吐选内关、中脘。②操作：在局部涂抹适量刮痧油，自上而下进行刮拭，力量适中，以皮肤潮红为度。对于皮肤表浅的腧穴，可用刮痧板点按，以患者能耐受为度。

（2）耳穴：取胆、肝、胃、十二指肠、神门、交感、皮质下。行压丸法。多用于胆囊炎、胆石症。

（3）拔罐：以足少阳经为主，当以肌肉丰厚部位循经取穴，每次选穴 5～10 个，加火罐，留罐 10～15 分钟，每周 1 次。

（4）家庭常用按揉腧穴：①主穴：期门、肝俞、胆俞、阳陵泉、支沟。②配穴：肝郁气滞配膻中、太冲；肝胆湿热配行间、侠溪；瘀血阻络配膈俞、阿是穴；肝阴不足配肾俞、三阴交；胆病胁痛配日月、丘墟；胆道蛔虫配迎香、四白；胆绞痛急性发作配胆囊穴；恶心呕吐配内关、中脘。③操作：每穴按揉 3 ～ 5 分钟，肌肉丰厚处腧穴可适当增加 2 分钟，以按压有酸胀感为度。

【按语】①西医学中，胁痛多见于急慢性肝炎、胆囊炎、胆系结石、胆道蛔虫病、肋间神经痛等疾病中。②若胁痛日久兼见或转化为黄疸等，可参考相关章节进行辨治。

第二节 黄 疸

黄疸是以目黄、身黄、小便黄为主症的一种病证，其中尤以目睛黄染为主要特征。

【病因病机】黄疸病因分为外感、内伤两个方面。外感多属湿热疫毒所致；内伤常与饮食、劳倦、病后有关，内、外病因又互有关联。其病理因素有湿邪、热邪、寒邪、疫毒、气滞、瘀血，但其病机关键是湿。《金匮要略·黄疸病脉证并治》指出："黄家所得，从湿得之。"由于湿邪壅阻中焦，脾胃失健，肝气郁滞，疏泄不利，致胆汁排泄失常，外溢肌肤，下注膀胱，而发为目黄、肤黄、小便黄之病证。

【辨证要点】黄疸应区别急黄、阳黄与阴黄，以及病证虚实、湿热偏重等，及时掌握其病机转化，进行相应的处理。

1. 辨急黄、阳黄、阴黄 急黄因湿热疫毒而致，起病急骤，变化迅速，身黄如金，伴热毒炽盛，或神志异常，或动血，或正虚邪实、错综复杂等危重症，需紧急救治。阳黄乃湿热为患，起病速，病程短，黄色鲜明如橘色，常伴口干、发热、小便短赤、大便秘结、舌苔黄腻、脉弦数等热证、实证的表现，若治疗及时，一般预后良好。阴黄多以寒湿为主，起病缓，病程长，黄色晦暗或黧黑，常伴纳少、脘腹胀满、大便不实、神疲形寒、口淡不渴、舌淡苔白腻、脉濡滑或沉迟等虚证、寒证及血瘀证的表现，病情多缠绵，不易速愈。

2. 辨阳黄湿热偏胜 由于感受湿与热邪的程度、素体阴阳偏盛之不同，临床中阳黄有湿与热孰轻孰重之分。阳黄热重于湿者，见身目俱黄，黄色鲜明，伴发热口渴、小便短少黄赤、便秘、苔黄腻、脉滑数等；湿重于热者，黄色不及前者鲜明，常伴身热不扬、头身困重、胸脘痞闷、恶心呕吐、口黏、便溏、苔白腻、脉滑迟缓之象。

3. 辨阴黄虚实不同 寒湿阻遏、肝郁血瘀多为阴黄实证，或虚实夹杂；脾虚血亏为阴黄虚证。具体而言，黄色晦暗，伴脘腹痞闷、畏寒神疲、苔白腻多属阴黄寒湿证；色黄晦暗，面色黧黑，舌质紫暗有瘀斑，多属阴黄血瘀证；目黄、身黄而色淡，伴心悸气短、纳呆便溏、舌淡苔薄等，为阴黄虚证。

【治疗】

1. 治则 化湿利胆退黄。以取胆的背俞穴、下合穴，以及足少阳、足太阳经腧穴为主。

2. 治疗方法

（1）刮痧：①以足太阳经为主进行推经刮拭。具体选穴：阳黄选内庭、太冲；阴黄选脾俞、三阴交。②操作：背部腧穴可自上而下进行刮拭，以皮肤潮红为度；局部皮肤较表浅腧穴可用刮痧板点按，以患者能耐受为度。阴黄可进行艾灸。

（2）耳穴：取肝、胆、脾、胃。行压籽法。

（3）拔罐：以足太阳经为主，每次选穴 5 ～ 10 个，留罐 10 ～ 15 分钟，每周 1 次。

（4）家庭常用按揉腧穴：①主穴：胆俞、阳陵泉、阴陵泉、至阳。②配穴：阳黄配内庭、太冲；阴黄配脾俞、三阴交。③操作：每穴按揉 3 ～ 5 分钟，肌肉丰厚处腧穴可适当增加 2 分钟，以按压有酸胀感为度。

【按语】①本病与西医学所述黄疸意义相同，可涉及西医学肝细胞性黄疸、阻塞性黄疸和溶血性黄疸。临床常见的急慢性病毒性肝炎、自身免疫性肝炎、药物性肝炎、肝硬化、胆囊炎、胆石症等，以及蚕豆病、钩端螺旋体病、消化系统肿瘤等以黄疸为主要表现的疾病，均可参照本病辨证论治。②黄疸消退后，有时并不意味着病情痊愈，应注意疏肝健脾等善后调理，以免残湿余热不清，或肝脾气血损伤不复，致黄疸复发或转为鼓胀等病证。

第三节 瘿 病

瘿病又名瘿气、瘿瘤，是以颈前喉结两旁结块肿大为主要临床特征的一类疾病。西医学中单纯性甲状腺肿、甲状腺结节、甲状腺功能亢进症、甲状腺炎、甲状腺腺瘤、甲状腺癌均属本病范畴，可参照本病辨证论治。

【病因病机】瘿病的发生主要是因为情志内伤、饮食及水土失宜、体质等因素。肝郁则气滞，脾伤则气结，气滞则津停，脾虚则酿生痰湿，痰气交阻，血行不畅，则气、血、痰壅结而成瘿病。

【辨证要点】

1. 辨痰与瘀 本病初期，多为气机郁滞，津凝痰聚，痰气搏结颈前，临床表现为颈前喉结两旁结块肿大，质软不痛，颈部觉胀，当从痰论治，重在理气化痰；本病日久，深入血分，血液运行不畅，瘀阻于颈前，临床表现为颈前喉结两旁结块肿大，按之较硬或有结节，肿块经久未消，当从瘀论治，重在活血化瘀。

2. 辨火旺与阴伤 本病常表现为肝火旺盛及阴虚火旺之证。如兼见烦热、易汗、性情急躁易怒、眼球突出、手指颤抖、面部烘热、口苦、舌红苔黄、脉数者，为火旺；如见心悸不宁、心烦少寐、易出汗、手指颤动、两目干涩、头晕目眩、耳鸣、腰膝酸软、倦怠乏力、舌红、苔少或无苔、脉弦细数者，为阴虚。

【治疗】

1. 治则 理气化痰，消瘿散结。以阿是穴、任脉和足阳明经腧穴为主。

2. 治疗方法

（1）刮痧：①以任脉、足阳明经为主推经刮拭。气滞痰瘀选太冲、内关；阴虚火旺选太溪、行间；气阴两虚加气海、照海；单纯性甲状腺肿及腺瘤选水突、人迎；甲亢加平瘿穴（颈 4 ～ 5 椎间旁开 0.7 寸）；心悸选内关、神门；汗多选复溜。②操作：颈部阿是穴及任脉、足阳明经腧穴，可自上而下进行刮拭，以皮肤潮红为度，颈动脉附近腧穴需用刮痧板轻柔点按，慎刮痧。

（2）穴位叩击：在瘿肿局部、胸 5 ～ 11 夹脊、脊柱两侧膀胱经，以及翳风、肩井、曲池、合谷、足三里等穴反复轻叩，以皮肤潮红为度，隔日 1 次。

（3）耳穴：神门、内分泌、皮质下、交感、对屏尖、颈、肝、胃。每次选穴 2～3个，行压籽法。

（4）拔罐：沿腹部任脉及足阳明经循行路线常规排罐；颈部可行力度较轻的闪罐。

（5）家庭常用按揉腧穴：①主穴：阿是穴、天突、膻中、合谷、丰隆。② 配穴：气滞痰瘀加太冲、内关；阴虚火旺加太溪、行间；气阴两虚加气海、照海。单纯性甲状腺肿及腺瘤加水突、人迎；甲亢加平瘿穴（颈 4～5 椎间旁开 0.7 寸）；心悸加内关、神门；汗多加复溜。③操作：每穴按揉 3～5 分钟，肌肉丰厚处腧穴可适当增加 2 分钟，以按压有酸胀感为度。颈动脉附近腧穴需谨慎按揉。

【按语】①西医学中，瘿病常见于单纯性甲状腺肿、甲状腺结节、甲状腺功能亢进症、甲状腺炎、甲状腺腺瘤、甲状腺癌等疾病。②本病防止情志内伤，并注意饮食调摄。

第十五章 肾膀胱系病证

第一节 水 肿

水肿是体内水液滞留，泛滥肌肤，以头面、眼睑、四肢、腹背，甚至全身浮肿为特征表现的一类病证。严重者还可能伴有胸水、腹水等。

【病因病机】水肿的病因有风邪袭表、疮毒内犯、外感水湿、饮食不节及禀赋不足、久病劳倦。基本病机为肺失通调、脾失传导、肾失开阖、三焦气化不利。病位在肺、脾、肾，而关键在肾。

【辨证要点】

1. 辨阳水、阴水 阳水多由感受风邪、疮毒而来，发病较急，每成于数日之间，浮肿由面目开始，自上而下，继及全身，肿处皮肤绷急光亮，按之凹陷即起，身热烦渴，小便短赤，大便秘结，脉滑有力。阴水多因饮食劳倦、先后天脏腑亏损，或阳水失治、误治转化所致，发病缓慢，浮肿由足踝开始，自下而上，继及全身，肿处皮肤松弛，按之凹陷不易恢复，甚则按之如泥，身冷不热，不渴，小便或短但不赤涩，大便溏薄，脉沉细无力。

2. 辨病邪性质 水肿以头面为主，恶风头痛者，多属风；水肿以下肢为主，纳呆身重者，多属湿；水肿伴有咽痛、溲赤者，多属热；因疮痍、猩红赤斑而致水肿者，多属疮毒。

3. 辨脏腑 水肿有在肺、脾、肾、心之差异。若水肿较甚，咳喘少气，不能平卧者，病变部位多在肺；水肿日久，纳食不佳，身重倦怠，苔腻者，病变部位多在脾；水肿反复，腰膝酸软者，病变部位多在肾；水肿下肢明显，心悸怔忡，甚则不能平卧者，病变部位多在心。

4. 辨虚实 年青体壮，病程短，发病迅速，肿势急剧，咽喉肿痛或皮肤疮疡，小便短赤或不通，大便秘结，多属实；年老体衰，病程长，浮肿按之如泥，畏寒肢冷，腰膝酸软，小便清长，大便稀溏，多属虚。阳水病久，失治误治形成阴水，由实转虚；阴水复感外邪，而致水肿加剧，则转阳水，但证属本虚标实。

【治疗】

（一）全身性水肿

1. 治则 疏风清热，健脾温肾，利水消肿。以任脉及三焦背俞穴、下合穴为主。

2. 治疗方法

（1）刮痧：①以任脉、足太阳经为主进行推经刮拭。阳水之风水相搏选肺俞、风池、少商；湿热内蕴选中极、曲池、丰隆；阴水之脾虚湿困选脾俞、足三里；阳虚水泛选肾俞、命门；心源性水肿选心俞、内关；肾源性水肿选肾俞、阴谷；肝源性水肿选肝俞、期门；黏液性水肿选阿是穴（甲状腺局部）、鱼腰、承泣、颧髎、足三里、三阴交；经前期综合征性水肿选百会、印堂、神门、合谷、昆仑、照海；特发性水肿选脾俞、肝俞、肾俞、合谷、三阴交、足三里、照海；营养不良性水肿选气海、关元、脾俞、足三里、悬钟；腹水选中极；胸水选膻中、中府；面部浮肿显著选承泣、颧髎。②操作：在局部涂抹适量刮痧油，自上而下进行刮拭，力量适中，以皮肤潮红为度。对于皮肤表浅的腧穴，可用刮痧板点按，以患者能耐受为度，肌肉较丰厚处腧穴可重刮。

（2）艾灸及拔罐：阳水可在背部腧穴行拔罐法。阴水可在下肢和腹部、背部腧穴行艾炷灸、艾条灸；或在神阙、关元、肾俞、命门行隔附子饼灸。

（3）家庭常用按揉腧穴：①主穴：水分、水道、三焦俞、委阳、阴陵泉。②配穴：阳水之风水相搏加肺俞、风池、少商；湿热内蕴加中极、曲池、丰隆；阴水之脾虚湿困加脾俞、足三里；阳虚水泛加肾俞、命门；心源性水肿加心俞、内关；肾源性水肿加肾俞、阴谷；肝源性水肿加肝俞、期门；黏液性水肿加阿是穴（甲状腺局部）、鱼腰、承泣、颧髎、足三里、三阴交；经前期综合征性水肿加百会、印堂、神门、合谷、昆仑、照海；特发性水肿加脾俞、肝俞、肾俞、合谷、三阴交、足三里、照海；营养不良性水肿加气海、关元、脾俞、足三里、悬钟；腹水加中极；胸水加膻中、中府；面部浮肿显著加承泣、颧髎。③操作：每穴按揉 3～5 分钟，肌肉丰厚处腧穴可适当增加 2 分钟，以按压有酸胀感为度。

（二）局限性水肿

1. 治则　通经活血，祛瘀消肿。

2. 治疗方法

（1）刮痧：①以手厥阴经、足阳明经为主，选肌肉较丰厚部位进行推经刮拭。上肢肿胀选极泉、曲池、外关；手背肿胀选阳池、合谷、八邪；下肢肿胀选阳陵泉、足三里、三阴交、悬钟；足背肿胀选解溪、丘墟、八风。②操作：在局部涂抹适量刮痧油，自上而下进行刮拭，力量适中，以皮肤潮红为度。对于皮肤表浅的腧穴，可用刮痧板点按，以患者能耐受为度。肌肉较丰厚处腧穴可重刮。

（2）穴位贴敷：取车前子 10g 研为细末，与独头蒜 5 枚、田螺 4 个共捣成泥，敷神阙穴；或用蓖麻子 50 粒、葱白 3～5 个共捣烂，敷涌泉，适用于全身性水肿或腹水。

（3）艾灸及拔罐：于肿胀明显部位（阿是穴）行艾条温和灸，以使局部有温热感而无灼痛为宜，至皮肤出现红晕为度；亦可在拔罐后加灸法。

（4）家庭常用按揉腧穴：①主穴：阿是穴。②配穴：上肢肿胀加极泉、曲池、外关；手背肿胀加阳池、合谷、八邪；下肢肿胀加阳陵泉、足三里、三阴交、悬钟；足背肿胀加解溪、丘墟、八风。③操作：每穴按揉 3～5 分钟，肌肉丰厚处腧穴可适当增加

2 分钟，以按压有酸胀感为度。

【按语】西医学中，水肿常见于急慢性肾小球肾炎、肾病综合征继发性肾小球疾病等。

第二节　淋　证

淋证是以小便频数，淋沥刺痛，欲出未尽，小腹拘急，或痛引腰腹为主症的病证。

【病因病机】淋证的发生主要因外感湿热、饮食不节、情志失调、禀赋不足或劳伤久病引起。其主要病机为湿热蕴结下焦，肾与膀胱气化不利。病理因素以湿热为主，病位在膀胱与肾。病理性质初病多实，久则转虚，或虚实夹杂。

【辨证要点】

1. 辨淋证类别　六种淋证均有小便频涩、滴沥刺痛、小腹拘急引痛的表现，但各种淋证又有不同的特殊表现。热淋起病多急骤，小便赤热，溲时灼痛，或伴有发热，腰痛拒按；石淋以小便排出砂石为主症，或排尿时突然中断，尿道窘迫疼痛，或腰腹绞痛难忍；气淋则小腹胀满较明显，小便艰涩疼痛，尿后余沥不尽；血淋为溺血而痛；膏淋症见小便浑浊如米泔水，或滑腻如膏脂；劳淋则小便不甚赤涩，溺痛不甚，但淋沥不已，时作时止，遇劳即发。

2. 辨证候虚实　根据病程、症状、脉象等辨别淋证的虚实。初起或在急性发作阶段属实，以膀胱湿热、砂石结聚、气滞不利为主，主要表现为小便涩痛不利、舌红苔黄、脉实数；久病多虚，病在脾、肾，以脾虚、肾虚、气阴两虚为主，表现为小便频急、痛涩不甚、舌淡苔薄、脉细软。同一种淋证，也有虚实之分。如气淋既有实证又有虚证，实证由于气滞不利，虚证源于气虚下陷。同为血淋，由于湿热下注，热盛伤络者，属实；由于阴虚火旺，扰动阴血者，属虚。再如热淋经过治疗，有时湿热未尽，又出现肾阴不足或气阴两伤等虚实并见的证候。石淋日久亦可伤及正气，阴血亏虚，而表现为气血俱虚的证候。在淋证虚实转化中，每多虚实夹杂，故必须分清标本虚实的主次和症情之缓急。

3. 辨标本缓急　各种淋证可以互相转化，也可以同时存在，这就有一个标本缓急的问题。一般是以正气为本，邪气为标；病因为本，证候为标；旧病为本，新病为标，来进行分析判断。治疗上急则治其标，缓则治其本。如劳淋复感外邪，发作时治标为主，缓解时固本为主。

【治疗】

1. 治则　清热化湿，利水通淋。以膀胱背俞穴、募穴，以及足太阴经腧穴为主。

2. 治疗方法

（1）刮痧：①以足太阳经、足太阴经为主进行推经刮拭。热淋选行间、三阴交；血淋选血海、膈俞；石淋选水道、曲骨；气淋选期门、太冲；膏淋选气海、足三里；劳淋选肾俞、足三里。尿路感染选曲骨、曲池、血海、大椎、耳尖；尿道综合征选曲骨、会阴、神门、三阴交；前列腺炎选曲骨、大椎、曲池、秩边、水道；乳糜尿选脾俞、肾俞、足三里、三阴交。②操作：在局部涂抹适量刮痧油，自上而下进行刮拭，力量适中，以皮肤潮红为度。对于皮肤表浅的腧穴，可用刮痧板点按，以患者能耐受为度，肌肉较丰厚处腧穴可重刮。

（2）艾灸：取穴关元或神阙，可行艾条灸，或神阙隔盐大艾炷灸、关元隔姜灸，至皮肤潮红为度。适用于劳淋。

（3）皮肤针：取关元、曲骨、水道、归来、三阴交、曲泉、腰 3～骶 4 夹脊。用皮肤针轻刺激，至皮肤红润为度。

（4）穴位贴敷：甘遂 30g，麝香少许（也可用冰片代替），面粉适量。将甘遂研细末装瓶备用，用时取 10g 药末兑入麝香或冰片、面粉，加温开水调成糊状，将其贴于中极穴，直径约 2 寸，用保鲜膜覆盖，胶布固定。每日 1～2 次，排尿后取下。加热敷则疗效更佳。

（5）拔罐：沿足太阴经、足太阳经排罐，每周 2 次，每次 20 分钟。

（6）家庭常用按揉腧穴：①主穴：中极、膀胱俞、次髎、阴陵泉。②配穴：热淋加行间、三阴交；血淋加血海、膈俞；石淋加水道、曲骨；气淋加期门、太冲；膏淋加气海、足三里；劳淋加肾俞、足三里。尿路感染加曲骨、曲池、血海、大椎、耳尖；尿道综合征加曲骨、会阴、神门、三阴交；前列腺炎加曲骨、大椎、曲池、秩边、水道；乳糜尿加脾俞、肾俞、足三里、三阴交。③操作：每穴按揉 3～5 分钟，肌肉丰厚处腧穴可适当增加 2 分钟，以按压有酸胀感为度。

【按语】①西医学中，淋证常见于急慢性尿路感染、泌尿道结核、尿路结石、急慢性前列腺炎、化学性膀胱炎、乳糜尿及尿道综合征等疾病。②热淋、血淋、石淋初起，病情轻者一般预后良好。久淋不愈，脾肾两虚，则可发为劳淋，甚者脾肾衰败，成为水肿、癃闭、关格；或久淋肾虚肝旺，发为头痛、眩晕；或石阻水道，出现水气上凌心肺等重证。

第三节　阳　痿

阳痿是指成年男子性交时阴茎痿软不举，或举而不坚，或坚而不久，无法进行正常性生活的病证。

【病因病机】本病的病因主要有劳伤久病、情志失调、饮食不节、外邪侵袭等。基本病机为脏腑受损，精血不足，或邪气郁滞，宗筋失养而不用。

【辨证要点】

1. 辨虚实　实证多因七情所伤、饮食不节、外邪侵袭所致，多见于中青年。虚证多因恣情纵欲、思虑惊恐、久病体衰所致，多见中老年。同时应注意虚实的转化，阳痿久病，每多虚实夹杂或久病入络，常见湿热伤肾、肾虚痰瘀。

2. 辨病位　情志所伤，郁怒所致，或肝经湿热，病在肝；大惊卒恐、房室劳伤，命门火衰，病在肾；思虑太过，心脾受损，病在心脾。湿热内蕴者，往往先犯脾，后侮肝，继则及肾；久病可见痰湿或瘀滞，则病在血脉与宗筋。临床常见累及多个脏腑、经络。

【治疗】

（一）实证

1. 治则 疏肝利湿，通络起痿。以任脉、足厥阴经腧穴为主。

2. 治疗方法

（1）刮痧：①沿任脉、足厥阴经进行推经刮拭。肝郁气滞选期门、肝俞；湿热下注选阴陵泉、行间。②操作：在局部涂抹适量刮痧油，沿任脉、足厥阴经自上而下进行刮拭，力量适中，以皮肤潮红为度。

（2）刺络拔罐：选穴肝俞、行间。肝俞可用三棱针点刺出血，加拔罐，拔出瘀血2～3mL；行间可点刺出血3～5滴。

（3）家庭常用按揉腧穴：①主穴：中极、曲骨、次髎、三阴交、太冲。②配穴：肝郁气滞加期门、肝俞；湿热下注加阴陵泉、行间。③操作：每穴按揉3～5分钟，肌肉丰厚处腧穴可适当增加2分钟，以按压有酸胀感为度。

（二）虚证

1. 治则 益肾养心，荣筋起痿。以背俞穴、任脉及手少阴经腧穴为主。

2. 治疗方法

（1）艾灸：命门火衰选命门、气海；心脾亏虚选心俞、足三里；惊恐伤肾选百会、志室。温和灸30分钟。命门火衰者，命门、气海均用大艾炷隔附子饼灸3～7壮，灸至皮肤潮红、全身微微汗出为度。

（2）耳穴：取外生殖器、内生殖器、内分泌、肾、神门。每次选2～4穴，药丸按压。

（3）拔罐：颈项及腰骶部夹脊穴，配合下腹部排罐，腹股沟局部可行力量较轻的闪罐。

（4）刮痧：沿任脉、手少阴经、足太阳经进行推经刮拭，以振奋身体阳气，力度不宜过重，以皮肤潮红为度。

（5）家庭常用按揉腧穴：①主穴：关元、曲骨、肾俞、神门、三阴交。②配穴：命门火衰加命门、气海；心脾亏虚加心俞、足三里；惊恐伤肾加百会、志室。③操作：每穴按揉3～5分钟，肌肉丰厚处腧穴可适当增加2分钟，以按压有酸胀感为度。

【按语】①西医学中，各种功能性及器质性疾病造成的男子阴茎勃起功能障碍等属于本病范畴。②本病在临床中当辨明脏腑、虚实、寒热、阴阳，随证施治，切勿一见阳痿便是肾亏阳虚，不可滥用补肾壮阳之品。

第十六章　气血津液病证

第一节　郁　证

郁证是以心情抑郁、情绪不宁、胸部满闷、胁肋胀痛，或易怒易哭，或咽中如有异物梗阻等为主要临床表现的一类病证。郁有广义和狭义之分。广义的郁，包括外邪、情志等因素所致之郁。狭义的郁，单指情志不舒之郁。本节所论之郁主要为狭义之郁。

【病因病机】郁证多因郁怒、忧思、恐惧等七情内伤，使气机不畅，出现湿、痰、热、食、瘀等病理产物，进而损伤心、脾、肾，致使脏腑功能失调，加之机体脏气易郁，最终发为本病。其病位主要在肝，可涉及心、脾、肾等脏；基本病理因素为气、血、火、痰、食、湿。

【辨证要点】

1. 辨受病脏腑　郁证的发生主要为肝失疏泄，但病变影响的脏腑有所侧重，应依据临床症状，结合六郁，辨明受病脏腑。一般来说，气郁、血郁、火郁主要与肝有关；食郁、湿郁、痰郁主要与脾有关；而虚证则与心的关系最为密切。

2. 辨证候虚实　实证病程较短，表现为精神抑郁、胸胁胀痛、咽中梗塞、时欲太息、脉弦或滑。虚证则病已久延，症见精神不振、心神不宁、虚烦不寐、悲忧善哭。病程较长的患者，亦有虚实互见的情况。正气不足，或表现为气血不足，或表现为阴精亏虚，同时又伴有气滞、血瘀、痰结、火郁等病变，则成为虚实夹杂之证。

【治疗】

1. 治则　调神疏肝，理气解郁。以督脉及手、足厥阴经腧穴为主。

2. 治疗方法

（1）刮痧：以振奋阳气、疏肝解郁为主，沿督脉、手厥阴经及足厥阴经，自上而下进行刮拭，力量适中，以皮肤潮红为度。对于皮肤表浅的腧穴，可用刮痧板点按，以患者能耐受为度，肌肉较丰厚处腧穴可重刮。

（2）艾灸：心脾两虚者，心俞、脾俞可加灸施治。

（3）耳穴：取心、枕、皮质下、肝、内分泌、神门。每次选 3～5 穴，王不留行籽压丸。

（4）拔罐：沿督脉、手厥阴经及足厥阴经排罐，每周 2 次，每次 20 分钟。

（5）家庭常用按揉腧穴：①主穴：印堂、百会、风府、内关、神门、太冲。②配穴：肝气郁结加期门、肝俞；气郁化火加膻中、行间；痰气郁结加膻中、丰隆；心神失养加水沟、心俞；心脾两虚加心俞、脾俞；心肾阴虚加心俞、太溪。较重的郁证加水沟、中冲；失眠较重加四神聪、安眠。③操作：每穴按揉3～5分钟，肌肉丰厚处腧穴可适当增加2分钟，以按压有酸胀感为度。

【按语】①西医学中，郁证多见于抑郁症、焦虑症、癔症等。②本病一般预后良好。

第二节　消　渴

消渴是由先天禀赋不足、饮食不节、情志失调、劳倦内伤等导致阴虚内热，以多饮、多尿、乏力、消瘦或尿有甜味为主要症状的病证。

【病因病机】

1. 禀赋不足　肾为先天之本，寓元阴、元阳，主藏精。肾阴亏虚是消渴病机中最为关键的因素。先天禀赋不足，阴虚体质者最易罹患本病。肾阴亏虚，水竭火烈，上燔心肺则烦渴多饮，中灼脾胃则胃热消谷。肾失濡养，开阖固摄失权，则水谷精微直趋下泄，随小便排出体外，故尿多甜味。

2. 饮食失节　常因长期过食肥甘、醇酒厚味、辛辣香燥之品，导致脾胃损伤。胃主腐熟水谷，脾主运化，为胃行其津液。燥热伤脾胃，胃火炽盛，脾阴不足，则口渴多饮、多食善饥；脾气虚，不能转输水谷精微，则水谷精微下流注入小便，则小便味甘；水谷精微不能濡养肌肉，则形体日渐消瘦。

3. 情志失调　长期过度的情志刺激，如郁怒伤肝，肝气郁结不得疏泄，或劳心竭虑，营谋强思等郁久化火，消灼肺胃阴津而发为消渴。肺为水之上源，主输布津液，若木火刑金，燥热伤肺，则津液不能敷布而口渴多饮；津液直趋下行，随小便排出体外，故小便频数量多。

4. 劳欲过度　房劳过度，损伤肾精，可致虚火内生，火因水竭益烈，水因火烈而益干，终致肾虚、肺燥、胃热俱现，发为消渴。

消渴病机主要在于阴津亏损，燥热偏盛，阴虚为本，燥热为标。肺、胃、肾为主要病变脏腑，尤以肾为关键。三脏之间既互相影响又有所偏重。

消渴病日久，易发生以下病变：一是阴损及阳，导致阴阳俱虚。阴虚为本，燥热为标是消渴基本病机特点，由于阴阳互根，若病程日久，阴损及阳，可致阴阳俱虚，其中以肾阳虚及脾阳虚较为多见。严重者可因阴液极度耗损，虚阳浮越，而见烦躁、头痛、呕恶、呼吸深快等，甚则出现昏迷、肢厥、脉细欲绝等阴竭阳亡危象。二是病久入络，血脉瘀滞。消渴病是一种病及多个脏腑的疾病，气血运行失常，阴虚内热，耗伤津液，又可导致血行不畅、血脉瘀滞。

消渴病病变影响广泛，涉及多个脏腑，未及时医治及病情严重者，常可并发其他多种病证。如肺喜润恶燥，肺失濡养，日久可并发肺痨；肾阴亏损，肝失濡养，肝肾精血不足，不能上承耳目，可并发圆翳内障、雀目、耳聋等；燥热内结，脉络瘀阻，毒蕴成脓，可发为疮疖痈疽；阴虚燥热，血脉瘀滞，可致胸痹；脑脉闭阻或血溢脉外，可发为中风等。

【辨证要点】

1. 辨病位　消渴的"三多"症状，往往同时存在，但根据其程度的轻重不同，而有上、中、下三消之分，以及肺燥、胃热、肾虚之别。通常以肺燥为主，多饮症状较突出者，称为上消；以胃热为主，多食症状较为突出者，称为中消；以肾虚为主，多尿症状较为突出者，称为下消。

2. 辨标本　本病以阴虚为主，燥热为标，两者互为因果。常以病程长短及病情轻重的不同，而阴虚和燥热的表现各有侧重。一般初病多以燥热为主，病程较长者则阴虚与燥热互见，日久则以阴虚为主，进而由于阴损及阳，导致阴阳俱虚。

3. 辨本症与并发症　多饮、多食、多尿和乏力、消瘦为消渴本症的基本临床表现，其显著程度有较大的个体差异，临证当注意细心分析辨别。本病的另一特点是易发生诸多并发症。一般以本症为主，并发症为次。多数患者，先见本症，随病情的发展而出现并发症。但亦有少数患者与此相反，如少数中老年患者，"三多一少"的本症不明显，常因痈疽、眼疾、心脑病等线索，最后确诊为消渴。瘀血为患是消渴并发症的发病基础，如消渴眼疾，消渴肾劳，消渴脉痹、中风等。

【治疗】

1. 治则　清热润燥，养阴生津。以背俞穴为主。消渴患者的皮肤破损大多不易愈合，故行外治法时需谨慎。

2. 治疗方法

（1）耳穴：取胰（胆）、内分泌、肾、三焦、耳迷根、神门、心、肝、肺、胃等。每次选穴 3～4 个，用王不留行籽贴压。

（2）艾灸：阴阳两虚者，命门穴可行温和灸。

（3）皮肤针：取胸 6～12 夹脊、腰 1～5 夹脊，用梅花针轻叩或中等强度叩刺，以皮肤潮红为度。

（4）刮痧：根据并发症情况，当出现皮肤破损者不宜刮痧，合并其他并发症者可沿足太阳经进行刮拭，但力度也不宜过重，以皮肤潮红为度。

（5）拔罐：作用效果等同于刮痧，可沿足太阳经排罐，每周 2 次，每次 20 分钟。注意不要烧伤皮肤。

（6）家庭常用按揉腧穴：①主穴：胃脘下俞、肺俞、胃俞、肾俞、三阴交、太溪。②配穴：上消加太渊、少府；中消加内庭、地机；下消加复溜、太冲。阴阳两虚加关元、命门；合并眼病加球后、睛明；胃轻瘫加中脘、足三里；上肢疼痛或麻木加肩髃、曲池、合谷；下肢疼痛或麻木加风市、阳陵泉、解溪；皮肤瘙痒加风池、曲池、血海。③操作：每穴按揉 3～5 分钟，肌肉丰厚处腧穴可适当增加 2 分钟，以按压有酸胀感为度。切记不要损伤皮肤。

【按语】①西医学的糖尿病属于本病范畴，可参照本病辨证论治；其他具有多尿、烦渴的临床特点，与消渴有某些相似之处的疾病或症状，如尿崩症等，亦可参考本病辨证论治。②消渴易发生血脉瘀滞、阴损及阳的病变，故临床常见多种并发症，应注意及时诊断和治疗。

第三节 汗 证

汗证是以汗液外泄失常为主症的一类病证。不因外界环境因素的影响，白昼时时汗出，动辄益甚者称为自汗；寐中汗出，醒来即止者称为盗汗。

【病因病机】汗证的病因主要有体虚久病、情志失调、饮食不节。基本病机是阴阳失调，腠理不固而致汗液外泄失常。

【辨证要点】汗证应着重辨别阴阳虚实。自汗多属气虚不固，然实证也或有之；盗汗多属阴虚内热，然气虚、阳虚、湿热也或有之。

1. 辨自汗、盗汗 不因外界环境因素的影响，而白昼时时汗出，动辄益甚者为自汗；寐中汗出，醒来即止者为盗汗。汗证以属虚者为多，自汗多由气虚不固，盗汗多因阴虚内热。由邪热郁蒸所致者，则属实证。

2. 辨伴随症状 动辄汗出、气短，平时易患感冒，多属肺卫气虚；汗出伴有恶风、周身酸楚、时寒时热，多属营卫不和；盗汗伴有五心烦热、潮热、颧红、口干，多属阴虚火旺；自汗或者盗汗伴有心悸失眠、头晕乏力、面色不华，多属心血不足；伴有脘腹胀闷、大便燥结或口苦、烦躁，多属湿热肝火。

3. 辨汗出部位 头面汗出，食后尤甚，手足汗出，多为湿热蕴蒸；腋下、阴部汗出，多属肝经有热；半身或局部汗出，为营卫不和；心胸部汗出，多为心脾两虚、心血不足；遍身汗出，鼻尖尤甚，多为肺气不足。

【治疗】

1. 治则 调和营卫，固表止汗。以手阳明、足少阴经腧穴及夹脊穴为主。

2. 治疗方法

（1）刮痧及拔罐：取背部足太阳经进行推经刮拭或走罐，以背腰部皮肤出现潮红为度。

（2）耳穴：取神门、枕、心、肺、内分泌、交感，以王不留行籽压丸。

（3）艾灸：肺卫不固者，肺俞、气海可加灸；自汗较重者，肾俞、命门、大椎可加灸。

（4）家庭常用按揉腧穴：①主穴：合谷、复溜、胸夹脊。②配穴：肺卫不固加肺俞、气海；心血不足加心俞、膈俞；阴虚火旺加太溪、鱼际；邪热郁蒸加大椎、少商。间脑病变引起偏身多汗加风池、天柱、曲池、外关、足三里、三阴交；脊髓病变引起节段性多汗加病变部位的夹脊穴，并根据受累的部位及相关症状循经配穴；多发性神经炎引起的多汗加曲池、外关、内关、八邪、足三里、三阴交、悬钟、太冲、八风；颈交感神经节病变或引起的一侧面部多汗加颈夹脊、阳白、颧髎、颊车；面神经麻痹出现一侧面部多汗、流泪、颧红加阳白、承泣、颧髎、翳风、颊车、地仓；结核病汗多加膏肓、肾俞、肺俞、太渊；慢性消耗性疾病或病后恢复期加脾俞、足三里、关元、气海；围绝经期综合征汗多加心俞、肾俞、肝俞、三阴交；甲亢多汗加廉泉、天突、人迎、心俞、肝俞、太冲；自汗加肾俞、命门、大椎；盗汗加太溪、三阴交、关元。③操作：每穴按揉3～5分钟，肌肉丰厚处腧穴可适当增加2分钟，以按压有酸胀感为度。

【按语】①西医学中的甲状腺功能亢进症、自主神经功能紊乱、风湿热、低血糖、虚脱、休克及结核病、肝病、黄疸等所致的以自汗、盗汗为主要表现者，可参照本病辨证论治。②汗证应与脱汗、战汗鉴别。脱汗发生于疾病危重之时，表现为大汗淋漓、肢厥脉微。战汗发生于热病过程中，先战栗，后汗出，为正邪交争之象。

第四节　肥　胖

肥胖是由于过食、缺乏体力活动等多种原因导致体内膏脂堆积过多，使体重超过一定范围，或伴有头晕乏力、神疲懒言、少动气短等症状的一种疾病，是多种其他疾病发生的基础。

【病因病机】肥胖多因年老体弱、过食肥甘、缺乏运动、情志所伤、先天禀赋等导致湿浊、痰瘀内聚，留滞不行，形成肥胖。

【辨证要点】

1. 辨虚实　本病辨证虽有虚实之不同，但由于实邪停滞是导致体重增加的根本，故总体上是实多而虚少，早期以虚为主，病久可由虚致实，证见虚实夹杂。实主要在于胃热、痰湿、气郁、血瘀。虚主要是脾气亏虚，进而出现脾肾阳气不足。虚实相兼者，当同时有虚实两类证候，又当细辨其虚与实孰多孰少之不同。

2. 辨标本　本病之标主要是膏脂堆积，可同时兼有水湿、痰湿壅郁。而导致膏脂堆积的根本，多在于胃热消灼、脾虚失运、脾肾阳气不足等；痰湿、气郁、瘀血久留，也是导致膏脂堆积不化的原因。临床辨证须抓住标本关键，若以脾胃等脏腑功能失调为主，痰湿、瘀血症状不重时，视其标缓可先治其本，后治其标；若痰浊、气滞、血瘀作祟，阻滞气机变生急证者，视其标急则先治其标，后治其本；标本并重者，可标本同治。

3. 辨脏腑　病位以脾、胃为主，涉及五脏。肥胖而多食，或伴口干、大便偏干，病多在胃；肥胖伴乏力、少气懒言、疲倦少动，或伴大便溏薄、四肢欠温，病多在脾；或伴腰酸背痛，或腿膝酸软、尿频清长、畏寒足冷，病多在肾；或伴心悸气短、少气懒言、神疲自汗等，则常病及心、肺；或伴胸胁胀闷、烦躁眩晕、口干口苦、大便秘结、脉弦等，则常病及肝胆。

【治疗】

1. 治则　健脾祛湿，化痰消浊。以腹部腧穴及手、足阳明经，足太阴经腧穴为主。

2. 治疗方法

（1）刮痧及拔罐：肥胖者可以腹部腧穴及手阳明经、足阳明经、足太阴经为主，或沿局部肥胖部位刮痧及走罐、拔罐。手法可稍重一些，每周1次。

（2）耳穴：取口、胃、脾、三焦、内分泌等。用王不留行籽贴压，每次餐前30分钟压耳穴 3～5 分钟，以有胀热感为宜。

（3）艾灸：脾虚湿阻、脾肾阳虚者，足三里、中脘、天枢、脾俞、命门可加灸，以重灸为宜。

（4）家庭常用按揉腧穴：①主穴：中脘、天枢、曲池、丰隆、三阴交、阴陵泉、太冲。②配穴：脾虚湿阻加内关、足三里；胃肠腑热加合谷、内庭；肝郁气滞加期门、膻中；脾肾阳虚加脾俞、命门。腹部肥胖较重加归来、下脘、中极；便秘加支沟。③操作：每穴按揉 3～5 分钟，肌肉丰厚处腧穴可适当增加 2 分钟，以按压有酸胀感为度。

【按语】①西医学的单纯性（体质性）肥胖、代谢综合征等属本病范畴，其他具有明确病因的继发性肥胖，应以治疗原发病为主。对于无症状的 2 型糖尿病有肥胖者，可参考本病辨证论治。②本病应注意早期预防，治疗应配合生活调理。

第五节　癌　病

癌病是由于脏腑组织发生异常增生，以肿块逐渐增大、表面高低不平、质地坚硬、时有疼痛，常伴发热、乏力、纳差、消瘦并进行性加重为主症的疾病。

【病因病机】癌病的发生多由正气内虚、外感邪毒、内伤七情、饮食失调，或宿有旧疾等因素致脏腑功能失调，气血津液运行失常，产生气郁、血瘀、痰凝、湿浊、毒聚等病理产物，蕴结于脏腑，相互搏结，日久渐积而成的一类恶性疾病。病机以本虚标实为特点。

【辨证要点】

1. 辨病期　①早期：邪实为主，痰湿、气滞、血瘀与热毒互结成癌块，正虚不显。②中期：正虚渐甚，癌块增大、变硬，侵及范围增大。③晚期：正衰为主，正气消伐，邪气侵袭范围广泛，或有远处转移，呈大虚大实状态。

2. 辨正虚　①辨阴虚：干咳或痰少，口咽干燥，形体消瘦，潮热盗汗，颧红目涩，舌红少津，脉细数。多见于放疗之后。②辨气虚：咳喘无力，短气，动则加重，声音低怯，神疲体倦，自汗，纳食不馨，腹胀，腰膝酸软。多见于放化疗或手术之后。③辨血虚：面黄无华，口唇淡白，疲劳，腿软，失眠，头昏，心慌、心悸，眼睑苍白，舌淡，脉细。多见于癌病中晚期或手术、放化疗之后。④辨阳虚：形寒怕冷，肢端发凉，面色白，小便清长，五更泄泻，夜尿频多，舌淡胖有齿印，脉沉细。多见于癌病晚期。

3. 辨邪实　①辨气郁：情志抑郁，或性情急躁，胁肋胀痛，或胸闷，或咽部有异物感，嗳气，泛恶，纳食减少，或乳房胀痛。多见于甲状腺癌、乳腺癌等。②辨痰浊：咳嗽咯痰（注意痰的颜色、形状、稀稠度、气味等），固定部位肿块质地不甚坚硬，形体肥胖，肢体关节僵硬或疼痛，舌胖苔白腻，脉滑。多见于肺癌、甲状腺癌、淋巴癌等。③辨湿浊：口黏，身重，大便溏烂不爽，小便不畅，白带偏多，苔厚浊腻。多见于胃肠道、泌尿系癌病。④辨瘀血：固定部位肿块，疼痛，出血，发绀，舌质紫暗或有瘀点瘀斑，脉涩等。多见于癌病中晚期或术后。⑤辨热毒：发热，口苦，口干多饮，大便干结，体表癌变局部红肿灼热，舌质深红，舌苔黄燥。多见于头面部癌病或放疗后。

⑥辨寒毒：畏寒怕冷，脘腹冷痛，便溏，小便清长，面黄晦暗，局部肿块色白或暗，舌质暗淡，舌苔白腻水滑。多见于癌病晚期，或素体阳虚或久用苦寒者。

【治疗】

（一）肿瘤疼痛

1. 治则　活血祛瘀，通络止痛。以疼痛部位选穴为主。

2. 治疗方法

（1）刮痧：可选最明显的压痛点，用刮痧板进行小范围刮拭。

（2）拔罐：可起到活血化瘀、缓解疼痛的作用，可沿足太阴经、足阳明经排罐，每周2次，每次20分钟。

（3）家庭常用按揉腧穴：①主穴：阿是穴、合谷、太冲、血海。②配穴：可根据不同癌病加选相应的背俞穴，如肺癌加肺俞、胃癌加胃俞等。③操作：每穴按揉3～5分钟，肌肉丰厚处腧穴可适当增加2分钟，以按压有酸胀感为度。

（4）耳穴：相应耳穴部位压痛点、枕部、皮质下、神门等。耳穴埋丸，疼痛时强力按压。

（二）肿瘤发热

1. 治则　扶正清热。以任脉、督脉及手阳明经腧穴为主。

2. 治疗方法

（1）家庭常用按揉腧穴：①主穴：关元、大椎、曲池、合谷、足三里。②配穴：实性发热加耳尖、内庭；虚性发热加太溪、三阴交。③操作：每穴按揉3～5分钟，肌肉丰厚处腧穴可适当增加2分钟，以按压有酸胀感为度。

（2）刺络拔罐：用三棱针在大椎穴刺络拔罐，或耳尖点刺放血。

（3）拔罐：可沿任脉、督脉、手阳明经排罐，每周2次，每次20分钟。

（三）放疗后副反应

1. 胃肠道反应

（1）治则：和胃降逆，健脾益气。以胃、大肠募穴及足阳明经腧穴为主。

（2）治疗方法

1）家庭常用按揉腧穴：①主穴：中脘、天枢、内关、足三里。②配穴：食欲下降加胃俞、脾俞；腹泻加脾俞、神阙；口腔咽喉反应加列缺、照海、廉泉。③操作：每穴按揉3～5分钟，肌肉丰厚处腧穴可适当增加2分钟，以按压有酸胀感为度。可配合艾灸。

2）刮痧：可沿足阳明经刮拭，力度可稍大些，以患者可耐受为度。

3）拔罐：可围绕脐中、沿足阳明经排罐。每周2次，每次20分钟。

2. 骨髓抑制

（1）治则：益气养血，补肾填精。以任脉、督脉、足阳明经腧穴及背俞穴为主。

（2）治疗方法

1）家庭常用按揉腧穴：①取穴：气海、膈俞、脾俞、肾俞、大椎、足三里、悬钟。②操作：每穴按揉3～5分钟，肌肉丰厚处腧穴可适当增加2分钟，以按压有酸胀感为度。

2）艾灸：大椎、足三里、三阴交、膈俞、脾俞、胃俞、肾俞、命门。用艾条温和灸，每次选用2～3穴，每穴施灸15～20分钟。或用隔姜灸，艾炷如枣核大，每穴施灸7壮。用于放化疗后副反应。尤其是以大椎、膈俞、悬钟、足三里为重点，行重灸。

3）刮痧：以任脉、督脉、足阳明经为主进行推经刮拭，力度不宜过大，以皮肤潮红为度。

4）拔罐：可沿任脉、督脉、足阳明经排罐。每周2次，每次20分钟。

【按语】①西医学的各种恶性肿瘤可参照本病辨证论治，也可与积聚、噎膈、瘿病等互参。②癌病的预后较差，强调早期发现、早期诊断、早期治疗，加强对个体化治疗方案的合理选择，采用包括中医药在内的综合疗法，对于提高疗效、减少毒副反应、提高生存质量、延长生存期等具有积极意义。

第十七章 经络肢体病证

第一节 痹 证

痹证是以肢体筋骨、关节、肌肉等处发生疼痛、酸楚、重着、麻木，或关节屈伸不利、僵硬、肿大、变形及活动障碍为主要表现的病证。因其发病多与风、寒、湿、热之邪相关，故病情呈反复性，病程有黏滞性、渐进性等特点。

【病因病机】痹证的发生主要因禀赋不足、外邪入侵、饮食不节、年老久病、劳逸不当等，导致素体亏虚，卫外不固；或风、寒、湿、热阻滞经络；或痰热内生，痰瘀互结；或肝肾不足，筋脉失养；或精气亏损，外邪乘袭，导致经络痹阻，气血不畅，发为痹证。病机多从风、寒、湿、热、痰、瘀、虚立论。病位在经脉，累及肢体、关节、肌肉、筋骨，日久损伤肝肾。

【辨证要点】

1. 辨邪气偏盛 风、寒、湿、热为病各有偏盛，可根据临床主症辨别。如疼痛游走不定者为行痹，属风邪盛；疼痛剧烈，痛有定处，遇寒加重，得热则减者为痛痹，属寒邪盛；痛处重着、酸楚、麻木不仁者为着痹，属湿邪盛；病变处发红灼热、疼痛剧烈者为热痹，属热邪盛。

2. 辨别虚实 根据发病特点及全身症状辨别虚实。一般痹证新发，风、寒、湿、热之邪明显者多为实证；经久不愈，耗伤气血，损及脏腑，肝肾不足者多为虚证；病程缠绵，痰瘀互结，肝肾亏虚者为虚实夹杂证。

【治疗】

1. 治则 通痹止痛。以病痛局部腧穴为主。

2. 治疗方法

（1）刮痧：①以足太阳经、足阳明经为主推经刮拭。肩关节痛选肩髃、肩髎；肘关节痛选曲池、曲泽、天井；腕关节痛选阳池、阳溪、大陵；髋关节痛选环跳、秩边；膝关节痛选犊鼻、内膝眼；踝关节痛选解溪、丘墟。行痹选膈俞、血海；痛痹选肾俞、关元；着痹选阴陵泉、足三里；热痹选大椎、曲池。另可根据病痛部位循经配穴。②操作：在局部涂抹适量刮痧油，自上而下进行刮拭，力量适中，以皮肤潮红为度。对于皮肤表浅的腧穴，可用刮痧板点按，以患者能耐受为度，肌肉较丰厚处腧穴可重刮。

（2）拔罐：针对行痹、着痹、痛痹可在局部腧穴拔罐或走罐，每次拔罐不宜超过

15 分钟，走罐以皮肤起痧为度。

（3）艾灸：寒痹、湿痹可加灸法。

（4）皮肤针：对于关节病痛部位，可用皮肤针重叩。

（5）家庭常用按揉腧穴：①主穴：阿是穴。②配穴：肩关节痛加肩髃、肩髎；肘关节痛加曲池、曲泽、天井；腕关节痛加阳池、阳溪、大陵；髋关节痛加环跳、秩边；膝关节痛加犊鼻、内膝眼；踝关节痛加解溪、丘墟。行痹加膈俞、血海；痛痹加肾俞、关元；着痹加阴陵泉、足三里；热痹加大椎、曲池。另可根据病痛部位循经配穴。③操作：每穴按揉 3～5 分钟，肌肉丰厚处腧穴可适当增加 2 分钟，以按压有酸胀感为度。

【按语】①西医学的痛风、风湿性关节炎、类风湿关节炎、强直性脊柱炎、骨性关节炎均属本病范畴，可参照本病辨证论治。②本病在平时及发作时均应注意保暖、节制饮食并加强护理，以降低复发率。

第二节　痿　证

痿证是以肢体筋脉弛缓，软弱无力，不能随意运动，或伴有肌肉萎缩的一种病证。临床以下肢痿弱较为常见，亦称"痿躄"。"痿"是指机体痿弱不用；"躄"是指下肢软弱无力，不能步履之意。

【病因病机】痿证的发生主要因感受温毒、湿热浸淫、饮食毒物所伤、久病房劳、跌仆瘀阻等，引起五脏受损，精津不足，气血亏耗，进而肌肉筋脉失养，发为痿证。病机以肺燥、脾虚、湿盛、湿热、阴亏、瘀阻互为因果立论。病位在肌肉、筋脉，与肝、肾、肺、脾、胃密切相关。

【辨证要点】

1.辨脏腑病位　痿证初起，症见发热、咳嗽、咽痛，或在热病之后出现肢体软弱不用者，病位多在肺；凡见四肢痿软、食少便溏、面浮、下肢微肿、纳呆腹胀，病位多在脾胃；凡以下肢痿软无力明显，甚则不能站立，腰脊酸软，头晕耳鸣，遗精阳痿，月经不调，咽干目眩，病位多在肝肾。

2.审标本虚实　因感受温热毒邪或湿热浸淫者，多急性发病，病程发展较快，属实证。热邪最易耗津伤正，故疾病早期就常见虚实错杂。先天禀赋不足，内伤积损，久病不愈，主要为肝肾阴虚和脾胃虚弱，多属虚证，可兼夹郁热、湿热、痰浊、瘀血，而虚中有实。跌打损伤，瘀阻脉络，或痿证日久，气虚血瘀，也属常见。

【治疗】

1.治则　调和气血，濡养筋肉。以手足阳明经腧穴和夹脊穴为主。

2.治疗方法

（1）刮痧及拔罐：以手阳明经、足阳明经为主进行推经刮拭或走罐。刮痧每周 1 次，拔罐每周 2 次，每次 20 分钟。

（2）经络叩击法：可每天在家中沿手阳明经、足阳明经自上而下进行敲打，力度均匀，以患者能耐受为度。

（3）家庭常用按揉腧穴：①主穴：颈臂取肩髃、曲池、合谷、颈胸夹脊；下肢取环跳、髀关、伏兔、阳陵泉、足三里、三阴交、腰夹脊。②配穴：肺热伤津加尺泽、肺俞、二间；湿热浸淫加阴陵泉、大椎、内庭；脾胃虚弱加脾俞、胃俞、关元；肝肾亏损加太溪、肾俞、肝俞。上肢肌肉萎缩加手阳明经腧穴；下肢肌肉萎缩加足阳明经腧穴。③操作：每穴按揉 3～5 分钟，肌肉丰厚处腧穴可适当增加 2 分钟，以按压有酸胀感为度。

【按语】①西医学的格林－巴利综合征、重症肌无力、运动神经元疾病、脊髓病变、肌肉病变、周期性瘫痪等均属本病范畴，可参照本病辨证论治。②本病常于早期病情恶化，宜及时采取救治措施，精心护理。同时，在早期还要积极治疗，以减少复发率，降低病死率和病残率。

第三节 颤 证

颤证是以头部或肢体摇动、颤抖，不能自制为主要临床表现的一种病证。轻者表现为头摇动或手足微颤，重者可见头部振摇、肢体颤动不止，甚则肢节拘急，失去生活自理能力。

【病因病机】颤证的发生主要因年老体虚、情志过极、饮食不节、劳逸失当等，引起风阳内动，或热极动风，或瘀血夹风，或肾精气血亏虚，进而筋脉失养或风邪扰动筋脉，发为颤证。病机多从虚、风、痰、火、瘀立论，病位在筋脉，但与肝、肾、脾、肺等脏腑密切相关。

【辨证要点】本病为本虚标实。肝肾阴虚、气血不足为病之本，属虚；风、火、痰、瘀等病理因素多为病之标，属实。一般震颤较剧、肢体僵硬、烦躁不宁、胸闷体胖、遇郁怒而发者，多为实证；颤抖无力、缠绵难愈、腰膝酸软、体瘦眩晕、遇烦劳而加重者，多为虚证。但病久常标本虚实夹杂，临证需仔细辨别主次偏重。

【治疗】

1.治则 柔肝息风，宁神定颤。以督脉、手足少阳经腧穴为主。

2.治疗方法

（1）家庭常用按揉腧穴：①主穴：百会、四神聪、风池、曲池、合谷、阳陵泉、太冲。②配穴：风阳内动加行间、侠溪；痰热风动加中脘、内庭；气血亏虚加气海、膈俞；阴虚风动加三阴交、太溪；阳气虚衰加气海、命门。颤抖甚加后溪、三间；汗多加肺俞、脾俞；口干舌麻加廉泉、承浆。③操作：每穴按揉 3～5 分钟，肌肉丰厚处腧穴可适当增加 2 分钟，以按压有酸胀感为度。

（2）艾灸：气海、命门可行艾条温和灸。

（3）经络叩击：可每天沿督脉、手少阳经、足少阳经自上而下进行敲打，力度均匀，以患者能耐受为度。

（4）拔罐：可沿督脉、足厥阴经排罐，以镇肝息风。每周 2 次，每次 20 分钟。

【按语】①西医学的帕金森病、肝豆状核变性、小脑病变的姿势性震颤、原发性震颤、甲状腺功能亢进症等，具有颤证临床特征的锥体外系疾病和某些代谢性疾病，均属本病范畴，可参照本病辨证论治。②本病为难治病证，部分患者呈逐年加重倾向，除药物治疗外，还应重视日常调摄。

第四节 腰 痛

腰痛又称"腰脊痛"，是以腰脊或脊旁部位疼痛为主要表现的病证。其发病有急性和慢性之分。急性腰痛的病程较短，腰部多拘急疼痛、刺痛，脊柱两旁常有明显的按压痛；慢性腰痛的病程较长，时作时止，腰部多隐痛或酸痛。

【病因病机】腰痛的发生主要因外邪侵袭、体虚年老、跌仆闪挫引起经脉受阻，气血不畅；或肾气亏虚，腰府失养；或气血阻滞，瘀血瘀滞，进而痹阻经脉，气血不通，发为腰痛。病位在肾，与经脉相关。病理因素主要是瘀血、气滞、痰积等。

【辨证要点】

1. 辨虚实 外感腰痛多起病较急，腰痛明显，常伴表证，多属实；内伤者多起病隐袭，腰部酸痛，病程缠绵，常伴有脏腑症状，多属虚；跌仆闪挫所致者，起病急，疼痛部位固定，多属瘀血为患，亦以实证为主。

2. 辨病理性质 腰部冷痛，得热则舒，足寒肢冷，属寒；腰部疼痛重着，难以转侧，身体困重，属湿；腰部热痛，身热汗出，小便热赤，属热；腰痛如刺，痛处拒按，多为闪挫或瘀血。

【治疗】

1. 治则 活血通经，通络止痛。以局部腧穴及足太阳经腧穴为主。

2. 治疗方法

（1）刮痧及拔罐：①以疼痛局部及足太阳经为主，进行推经刮拭或排罐、走罐。寒湿腰痛加腰阳关；瘀血腰痛加膈俞；肾虚腰痛配悬钟、志室；督脉病证加后溪；太阳经证加申脉；少阳经证加阳陵泉。②操作：在局部涂抹适量刮痧油，自上而下进行刮拭，力量适中，以皮肤潮红为度。对于皮肤表浅的腧穴，可用刮痧板点按，以患者能耐受为度。肌肉较丰厚处腧穴可重刮。拔罐主要以腰部腧穴及下肢腧穴为主，每次不宜超过20分钟。走罐方法同刮痧。

（2）艾灸：寒湿腰痛、瘀血腰痛、肾阳虚腰痛可在局部腧穴行温和灸。

（3）家庭常用按揉腧穴：①主穴：肾俞、大肠俞、阿是穴、委中。②配穴：寒湿腰痛加腰阳关；瘀血腰痛加膈俞；肾虚腰痛配悬钟、志室；督脉病证加后溪；太阳经证加申脉；少阳经证加阳陵泉。③操作：每穴按揉 3 ～ 5 分钟，肌肉丰厚处腧穴可适当增加2分钟，以按压有酸胀感为度。

【按语】①西医学的腰肌纤维炎、强直性脊柱炎、腰椎骨质增生、腰椎间盘病变、腰肌劳损等腰部病变均属本病范畴，可参照本病辨证论治。②本病应综合治疗，根据病情选用牵拉复位、推拿、针灸、拔罐、理疗、穴位注射、药物外敷等方法，有助于疾病的治疗与康复。

附篇　子午流注时辰经络养生

子午流注学说是中医学的组成部分，是研究人体气血运行的时刻表。中医学认为，自然界与人是统一的整体，自然界的年、季、日、时周期变化，影响着人体的生理、病理相应的周期变化，如人的脉象，春弦、夏洪、秋毛、冬石；人的病情变化多半是早晨轻、中午重、夜晚更重，这些情况和人体气血运行有关，也就是在不同的时辰，气血运行到不同的经络，对人体的生理、病理有直接的影响，恰如现代科学提出的生物钟效应。子午流注学说认为，人体气血的运行是按照一定的时间循环无端，连成一个大的循环通道。

十二时辰气血流注歌诀：寅时气血注于肺，卯时大肠辰时胃，巳脾午心未小肠，申属膀胱酉肾位，戌时心包亥三焦，子胆丑肝各定位。

1. 寅时（凌晨 3 ~ 5 时）——肺经旺　寅时睡得熟，色红精气足。

肺朝百脉，肝在丑时把血液推陈出新之后，将新鲜血液提供至肺，通过肺送往全身。所以，人在清晨时面色红润，精力充沛。寅时，有肺病者反应最为强烈，如剧咳或哮喘而醒。

2. 卯时（凌晨 5 ~ 7 时）——大肠经旺　卯时大肠蠕动，排毒渣滓出。

肺与大肠相表里，肺将充足的新鲜血液布满全身，促进大肠进入兴奋状态，完成吸收食物中的水分和营养、排出渣滓的过程。清晨起床后最好排大便。

3. 辰时（7 ~ 9 时）——胃经旺　辰时吃早餐，营养身体安。

7 ~ 9 时这段时间，大部分人已经起床，如果平时有胃痛、胃酸等表现，建议可以在这个时间段养胃，胃经旺，则有利于消化。此时胃部吸收营养的能力增强，需要进食吸收充足的营养，也正是人们进食早餐的时间。因此，辰时吃些养胃的食物，效果是最明显的。起床健身后，饮一杯白开水，用木梳梳发百余遍，有醒脑明目的作用。早餐宜食粥，宜清淡，宜饱。

4. 巳时（9 ~ 11 时）——脾经旺　巳时脾经旺，造血身体壮。

脾主运化，脾统血，是消化、吸收、排泄的总调度，又是人体血液的统领。脾开窍于口，其华在唇。脾的功能强健，则消化吸收好，气血充足，故嘴唇红润。唇白提示血气不足，唇暗、唇紫提示寒入脾经。

5. 午时（11 ~ 13 时）——心经旺　午时一小憩，安神养精气。

心主神明，开窍于舌，其华在面。心气推动血液运行，养神、养气、养筋。午时饭后小睡一会儿，对身体功能的恢复特别是对心脏的保护，有很大的帮助。午餐的食物应暖软，不要吃生冷坚硬的食物，且只吃八分饱。食后可用茶漱口。

6. 未时（13～15时）——小肠经旺 未时分清浊，饮水能降火。

小肠分清浊，把水液归于膀胱，糟粕送入大肠，精华上输于脾。小肠经在未时对人一天的营养进行调整。如小肠有热，人会出现干咳、排气的表现，此时多喝水、喝茶，则有利于清小肠热。

7. 申时（15～17时）——膀胱经旺 申时津液足，养阴身体舒。

膀胱贮藏水液和津液，水液排出体外，津液在体内循环。若膀胱有热，可致膀胱咳，且咳而遗尿。申时体温较高，阴虚的人最为突出。此时适当的活动有助于体内津液循环，喝滋阴泻火的茶饮对阴虚的人最有效。

8. 酉时（17～19时）——肾经旺 酉时肾藏精，纳华元气清。

肾藏生殖之精和五脏六腑之精，为先天之根。人体经过申时泻火排毒，肾在酉时则进入贮藏精华的阶段。此时不适宜太强的运动量，也不适宜大量喝水。

9. 戌时（19～21时）——心包经旺 戌时护心脏，减压心舒畅。

心包为心之外膜，附有脉络，气血通行之道，邪不能容，容之心伤。心包是心的保护组织，又是气血通道。心包经戌时最兴旺，可保护心脏处于完好状态。此时一定要保持心情舒畅，选择看书、听音乐、做SPA、跳舞、打太极等，能起到放松心情、释放压力的作用。

10. 亥时（21～23时）——三焦经旺 亥时百脉通，养身养娇容。

三焦是六腑中最大的腑，具有主持诸气、疏通水道的作用。人如果在亥时睡觉，百脉可得到最好的休养生息，对身体健康、对美容养颜十分有益。有研究表明，百岁老人有个共同特点，即在亥时睡觉。此时可听音乐、看书、看电视、练瑜伽，有促进睡眠的效果。但最好不要超过亥时入睡。

11. 子时（23～凌晨1时）——胆经旺 子时睡得足，黑眼圈不露。

肝之余气，泄于胆，聚而成精。人在子时前入眠，胆方能完成代谢。子时前入睡者，晨醒后头脑清晰、气色红润，没有黑眼圈。反之，常于子时内不能入睡者，则气色青白，眼眶昏黑，同时因胆汁代谢不良，更容易形成结石。

12. 丑时（凌晨1～3时）——肝经旺 丑时不睡晚，脸上不长斑。

人卧则血归于肝。如果丑时不能入睡，肝脏还在输出能量支持人的思维和行动，就无法完成新陈代谢。所以，丑时前未能入睡者，面色青灰，情志怠慢而急躁，易生肝病，脸色晦暗长斑。

主要参考文献

［1］张光霁.论十二经脉气血运行始自手太阴肺经［J］.中华中医药杂志，2006，21（12）：717-718.

［2］马淑然，汤二嬢.漫谈手阳明大肠经的保健与调养——十二经脉与养生保健系列之二［J］.生命世界，2019（3）：56-63.

［3］刘水馨，刘洁."胃藏神"的现代认识［J］.中医学报，2021，36（7）：1409-1413.

［4］张石，裴景春.调理足太阴脾经治疗肥胖［J］.实用中医内科杂志，2013，27（1）：162-163.

［5］王红民，王居易.手少阴心经与手厥阴心包经主病区别新解［J］.北京中医药，2013，32（10）：773-774.

［6］安培桢.试述足少阴肾经及临床证治［J］.现代中医，1999，12（2）：28-30.

［7］孙立艳.手厥阴心包经［J］.开卷有益：求医问药，2017（11）：57-59.

［8］孙立艳.手少阳三焦经［J］.开卷有益：求医问药，2017（12）：44-46.

［9］程宝书.简明针灸辞典［M］.北京：中医古籍出版社，1989.

［10］沈雪勇.经络腧穴学［M］.北京：中国中医药出版社，2003.

［11］孙立艳.足少阳胆经［J］.开卷有益：求医问药，2017（1）：54-56.

［12］孙立艳.足厥阴肝经［J］.开卷有益：求医问药，2017（2）：56-57.

［13］陈天琪，彭科志.论五音与情志养生［J］.贵阳中医学院学报，2011，33（5）：111-113.

［14］郝万山，素心.妙音通经焕新生——五音治疗原理［J］.中国气功科学，2000（12）：42-43.

［15］颜妙璇，付于.中医五行音乐疗法的研究进展［J］.湖南中医杂志，2015，9（31）：185-187.

［16］杨舒涵.五音经络疗法思想探析［J］.世界科学技术——中医药现代化，2017，19（12）：2040-2044.

［17］翟双庆，黎敬波.内经选读［M］.4版.北京：中国中医药出版社，2016.

［18］张银娟，杨志新，杨佳琦.刮痧与保健［J］.家庭医学，2016（4）：30-31.

［19］左海燕.《难经》经脉脏腑相关理论研究［D］.合肥：安徽中医药大学，2019.

［20］张正海.《金匮要略·脏腑经络先后病篇》"先后"之我见［J］.甘肃中医，2007，20（6）：1-3.

［21］张倩.《黄帝内经》经脉脏腑相关理论研究［D］.合肥：安徽中医药大学，2019.

［22］廖华萍，郑美凤.经络脏腑之相关性［J］.中医药临床杂志，2016，28（2）：197-199.

［23］胡云慧.中医经络穴位养生对老年病的护理作用［J］.中外医学研究，2019，17（29）：186-188.

［24］李凤迪，郭雯，赵娜，等.面部刮痧治疗黄褐斑的临床研究进展［J］.内蒙古中医药，2020，39（2）：133-135.

［25］顾圣琴.头部刮痧在头痛患者护理中的应用效果［J］.中国医药指南，2021，19（7）：134-135.

［26］张君.论《黄帝内经》的养生智慧［J］.临床医药文献电子杂志，2017，4（82）：16234-16236.

［27］詹强.经络养生［C］//2013中医中药健康行第八届全国中医药科普高峰论坛文集.北京：中华中医药学会：145-148.

［28］梁繁荣.针灸学［M］.北京：中国中医药出版社，2021.

［29］李济生.《黄帝内经》大全集［M］.昆明：云南人民出版社，2012.

［30］王健，张光霁.中医基础理论［M］.3版.上海：上海科学技术出版社，2018.

［31］刘明军.推拿手法学［M］.北京：人民卫生出版社，2021.

［32］侯江红，吕沛宛.中医养生适宜技术操作规范（海外版）［M］.郑州：中原农民出版社，2022.

［33］陈春艳.经络养生［M］.上海：上海科学普及出版社，2018.

［34］程凯.百年程氏经络养生操［M］.北京：中国医药科技出版社，2018.

［35］郭长青，段莲花，郭妍.九种体质经络养生与治疗［M］.2版.北京：中国中医药出版社，2019.

［36］《养生》栏目组.312经络养生法［M］.北京：中国城市出版社，2009.

［37］谢春亮.经络养生10堂课［M］.杭州：浙江科学技术出版社，2010.

［38］王喜臣.经络养生美容全书［M］.西安：西安交通大学出版社，2016.

［39］萧言生.老年人经络养生经［M］.北京：中国画报出版社，2009.

［40］王晓巍.经络养生智慧：人体阴阳新论［M］.北京：中央编译出版社，2010.